中国壮医药文库

黄汉儒 主审

秦祖杰 曾翠琼 主编

新编壮医临床诊疗规范

U0201261

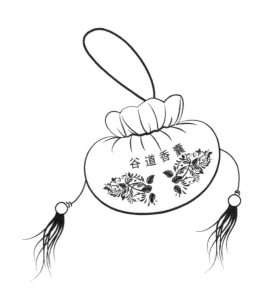

谷道香囊

广西科学技术出版社

·南宁·

图书在版编目（CIP）数据

新编壮医临床诊疗规范 / 秦祖杰，曾翠琼主编. ——
南宁：广西科学技术出版社，2022.7（2023.8重印）
　ISBN 978-7-5551-1543-4

Ⅰ. ①新… Ⅱ. ①秦… ②曾… Ⅲ. ①壮医—诊疗—规范
Ⅳ. ①R291.8-65

中国版本图书馆CIP数据核字（2022）第120171号

新编壮医临床诊疗规范

XINBIAN ZHUANGYI LINCHUANG ZHENLIAO GUIFAN

秦祖杰　曾翠琼　主编

策划组稿：罗煜涛	责任校对：冯　靖	
责任编辑：李　媛	装帧设计：梁　良	
助理编辑：梁佳艳	责任印制：韦文印	

出　版　人：卢培钊
出版发行：广西科学技术出版社　　　　社　　　址：广西南宁市东葛路 66 号
邮政编码：530023　　　　　　　　　　网　　　址：http://www.gxkjs.com

经　　销：全国各地新华书店
印　　刷：北京虎彩文化传播有限公司

开　　本：787 mm × 1092 mm　　1/16
字　　数：430 千字　　　　　　　　　印　　张：21
版　　次：2022 年 7 月第 1 版
印　　次：2023 年 8 月第 2 次印刷
书　　号：ISBN 978-7-5551-1543-4
定　　价：120.00 元

编委会

资助项目

秦祖杰广西名中医传承工作室

广西中医药重点学科"壮医学"（GZXK-Z-20-60）

黄汉儒全国名中医传承工作室

黄汉儒全国名老中医药专家传承工作室

全国名中医黄汉儒学术思想与临床诊疗传承发展推广中心（2022V004）

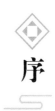

序

　　古老的壮医药在党和国家的重视及支持下，经过多年的发掘整理和研究提高，如今已形成自己独特的理论体系和医教研体系，进入一个崭新的发展阶段。广西国际壮医医院的成立，是壮医发展史上又一块新的里程碑。

　　为了进一步加快壮医药事业的发展步伐，促进壮医药在国内外的推广应用，广西国际壮医医院组织有关专家，对壮医常用的诊疗技术进行系统深入的规范化研究，并辑成《新编壮医临床诊疗规范》一书，介绍 15 种壮医诊法和 51 种壮医外治法，以及这些常用诊疗技术在临床上的具体应用。我深信，此书的出版发行会受到广大壮医药工作者和爱好者的欢迎，成为他们工作的重要参考书，也为国内外各界人士提供一部便于了解壮医药的工具书。

　　书稿即将付梓，作为多年从事民族医药研究的工作者，我谨表祝贺并聊表数言以为序。

黄汉儒

2022 年 6 月

　　黄汉儒，主任医师，全国名中医，享受国务院政府特殊津贴专家，桂派中医大师，壮医博士研究生导师，第五批全国老中医药专家学术经验继承工作指导老师。广西壮族自治区民族医药研究院名誉院长，广西中医药大学壮医药学院名誉院长，广西国际壮医医院壮医学术首席专家。广西壮族自治区第六届、第八届政协委员，广西壮族自治区第八届全国人大代表。

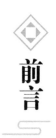

前言

　　壮族人民从远古的布洛陀时代一路走来，留下了大量的文化遗产，形成了适合岭南地区人民需要的民族医药。随着壮医药学的逐步发展及其与祖国医学的进一步融会贯通，现代壮医药学得到了较大程度的发展，临床应用也更加广泛。

　　为了更好地在临床上推广应用壮医独特有效的诊疗技术，广西国际壮医医院的一批壮医药工作者在前人发掘整理的基础上，运用传统的和现代的方法及手段，对壮医常用的诊疗技术进行系统深入的规范化研究，传承和创新并驱，使之从学术理论到临床运用更加系统化、标准化。

　　本书分上、中、下三编。上编为总论，简要介绍壮医诊疗技术的源流与发展，及其所依托的壮医药基础理论；中编为壮医诊疗技术规范，包括壮医诊断技术规范和壮医治疗技术规范两个部分，涵盖15种壮医诊法和51种壮医外治法，分别从概述、历史沿革、机理、功效、适应证、禁忌证、操作内容、注意事项等方面对壮医常用诊疗技术进行规范化整理；下编为壮医常见病证治疗技术的临床应用，从内科、外科、妇科、儿科的临床常见病证入手，从概述、病因病机、临床表现、治疗原则、内服验方和外治疗法等方面对各个病证进行详细介绍。本书末尾附有诊疗术语中文与壮文对照表、骨度折量寸表、壮医外治常用腧穴等内容供临床医师和科研工作者参考使用。

　　本书在编写过程中得到了广西国际壮医医院、广西中医药大学、广西壮族自治区卫生健康委员会、广西壮族自治区科学技术厅、广西科学技术出版社等单位的许多专家和科技工作者的大力支持，全国名中医黄汉儒教授在百忙中为本书作序，在此一并表示衷心的感谢。

在本书的编写过程中，我们参考了国内有关中医类、壮医类的著作和资料，谨对各位原著作者深表谢意。本书内容难免有疏漏和不妥之处，恳请同道和广大读者批评指正。

编者

2022 年 6 月

壮医特色疗法

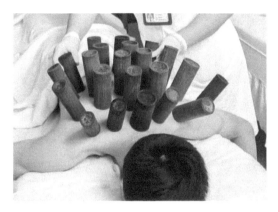

壮医药物竹罐疗法

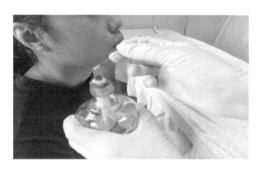

壮医火针疗法

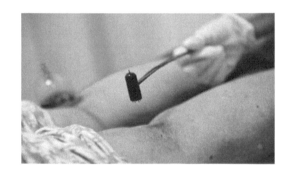

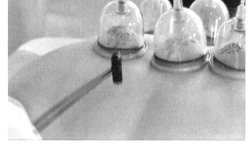

壮医莲花针拔罐逐瘀疗法

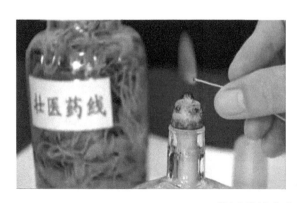

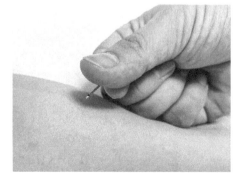

壮医药线点灸疗法

1

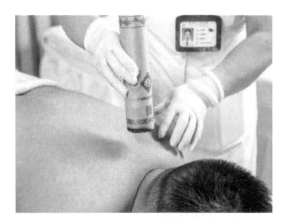
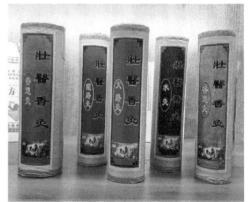

壮医艾灸疗法

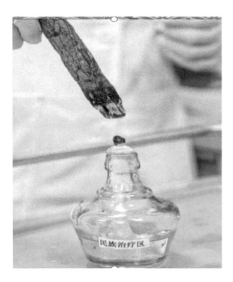
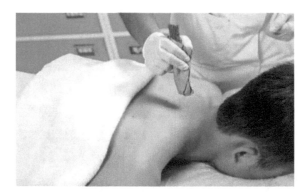

壮医火功疗法

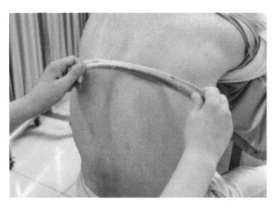
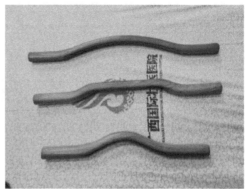

壮医刮痧疗法

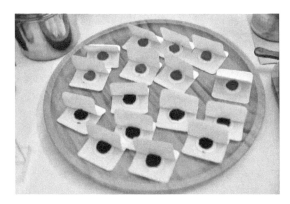
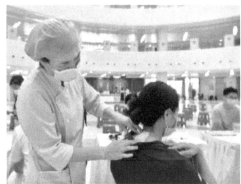

壮医敷贴疗法

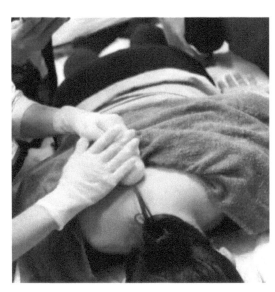

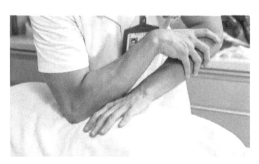

壮医经筋疗法

壮医滚蛋疗法

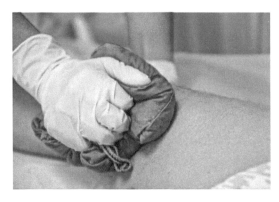
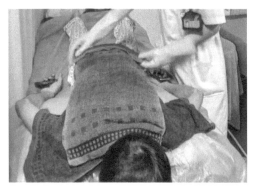

壮医热熨疗法

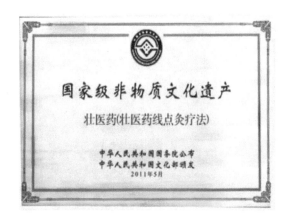

壮医药（壮医药线点灸疗法）列入国家级非物质文化遗产代表性项目名录

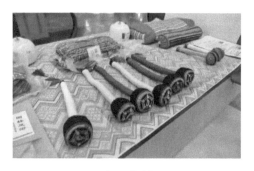

壮医药槌

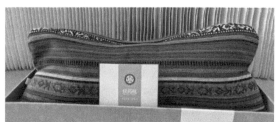

壮医药枕

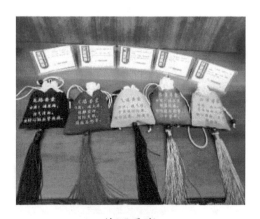

壮医香囊

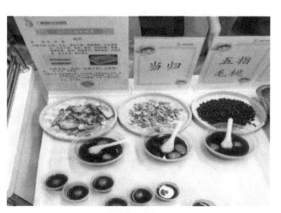

壮医药膳

部分壮医著作

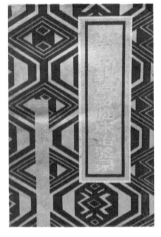

《壮医药线点灸临床治验录》

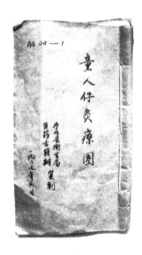

《童人仔灸疗图》

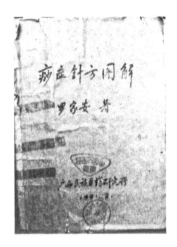

《痧症针方图解》

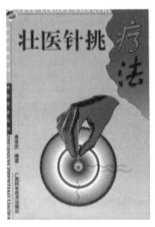

《壮医针挑疗法》

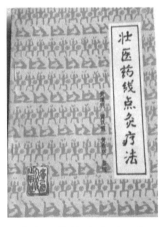

《壮医药线点灸疗法》

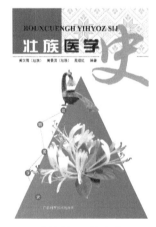

《壮族医学史》

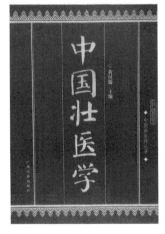

《中国壮医学》

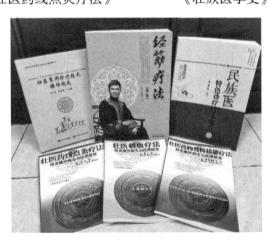

其他壮医著作

广西国际壮医医院建设成果

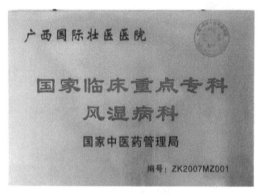

国家临床重点专科风湿病科

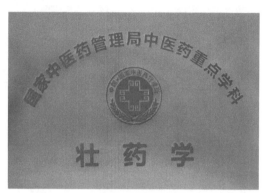

国家中医药管理局中医药重点学科壮药学

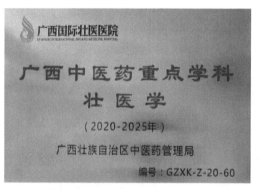

广西中医药重点学科壮医学

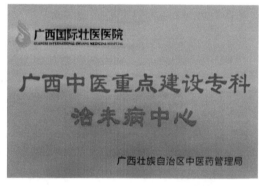

广西中医重点建设专科治未病中心

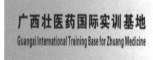

广西壮医药国际实训基地　　广西壮医药国际远程会诊中心　广西壮医药国际合作交流基地

所有图片来源：广西中医药大学、广西国际壮医医院

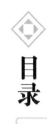

目录

上编　总　论

第一章　壮医诊疗技术的源流与发展 ··· 3

　第一节　疾病认识的源流与发展 ··· 3

　第二节　诊断技术的源流与发展 ··· 5

　第三节　治疗技术的源流与发展 ··· 6

　　一、内治法 ··· 6

　　二、外治法 ··· 6

第二章　壮医诊疗技术的基础理论 ··· 8

　第一节　天人自然观 ··· 8

　　一、阴阳为本 ·· 8

　　二、三气同步 ·· 8

　第二节　生理病理观 ··· 9

　　一、脏腑气血骨肉 ·· 9

　　二、谷道气道水道 ·· 10

　　三、龙路火路 ··· 10

　第三节　病因病机 ··· 11

　第四节　治疗原则 ··· 12

中编　壮医诊疗技术规范

第一章　壮医诊断技术规范 ··· 17

　第一节　壮医诊法的基本特点 ··· 17

第二节　壮医诊法的基本原则 …………………………… 17

一、整体诊察，数诊合参 ………………………… 17

二、全面诊查，突出重点 ………………………… 18

三、循序诊查，综合判断 ………………………… 18

第三节　壮医诊法的技术规范 …………………………… 19

一、壮医基本诊法 ……………………………… 19

二、壮医特色诊法 ……………………………… 45

第二章　壮医治疗技术规范 …………………………… 71

第一节　壮医疗法的基本特点 …………………………… 71

一、重视外治，偏重祛毒 ………………………… 71

二、有病早治，无病早防 ………………………… 71

三、用药简便，贵在功专 ………………………… 71

四、补虚常配血肉之品 …………………………… 72

第二节　壮医内治法的主要内容 ………………………… 72

一、对因治疗，辨病论治 ………………………… 72

二、对症治疗，辨症论治 ………………………… 72

三、辨病为主，专方专药 ………………………… 73

第三节　壮医外治法的主要内容 ………………………… 73

一、壮医针刺法 ………………………………… 74

二、壮医挑法 …………………………………… 94

三、壮医灸法 …………………………………… 100

四、壮医罐法 …………………………………… 118

五、壮医刮法 …………………………………… 125

六、壮医敷法 …………………………………… 133

七、壮医熏浴法 ………………………………… 147

八、壮医芳香疗法 ……………………………… 156

九、壮医筋骨推按疗法 ………………………… 159

十、壮医其他疗法 ……………………………… 167

第四节　壮医外治可能出现的意外情况和处理措施 …………………………… 175
　　一、晕针、晕罐、晕推、晕刮等 ……………………………………………… 175
　　二、断针 ………………………………………………………………………… 176
　　三、滞针 ………………………………………………………………………… 176
　　四、疼痛 ………………………………………………………………………… 176
　　五、头晕 ………………………………………………………………………… 177
　　六、过敏 ………………………………………………………………………… 177
　　七、血肿 ………………………………………………………………………… 177
　　八、出血 ………………………………………………………………………… 177
　　九、烫（灼）伤 ………………………………………………………………… 178
　　十、皮肤破损 …………………………………………………………………… 178
　　十一、气胸 ……………………………………………………………………… 178
　　十二、骨折 ……………………………………………………………………… 179

下编　壮医常见病证治疗技术的临床应用

第一章　壮医内科病证 ………………………………………………………… 183
　第一节　六毒病 ………………………………………………………………… 183
　　一、痧病（贫痧 Baenzsa） …………………………………………………… 183
　　二、毒病（病叮笃 Binghdengdoeg） ………………………………………… 184
　　三、湿病（兵湿 Binghcaep） ………………………………………………… 186
　第二节　三道两路病 …………………………………………………………… 189
　　一、气道病（病啰嘿 Binghroenheiq） ……………………………………… 189
　　二、谷道病（兵根埃 Bingroenhaeux） ……………………………………… 192
　　三、水道病（兵啰林 Binghroenraemx） …………………………………… 199
　　四、龙路病、火路病（兵啰垄 Binghlohlungz、兵啰虎 Binghlohhuj） ……… 202
　第三节　大脑病 ………………………………………………………………… 208
　　一、失眠（年闹诺 Ninzmboujndaek） ……………………………………… 208
　　二、眩晕（兰奔 Ranzbaenq） ………………………………………………… 209

三、中风（麻邦 Mazbang） ································· 210

第四节 杂病 ································· 211

一、痿证（缩印糯哨 Sukinnohsauj） ················· 211

二、消渴（屙幽脘 Oknyouhvan） ··············· 213

第二章 壮医外科病证 ································· 214

一、疖肿（狠尹 Hwnjin） ················· 214

二、疔疮（呗疔 Baezding） ················· 215

三、臁疮（能嘎累 Naenggalaih） ··············· 217

四、骨镰（柔活唃痨 Gyaeujhoq baenzlauz） ··············· 217

五、猪头肥（航靠谋 Hangzgauqmou） ··············· 219

六、风疹（麦蛮 Maekman） ················· 219

七、痔疮（仲嘿唃尹 Conghhaex baenzin） ··············· 220

八、盲肠炎（兵西弓 Binghsaejgungz） ··············· 221

九、冻疮（哎唠北 Oemqlauxbaeg） ··············· 223

第三章 壮医妇科病证 ································· 224

第一节 月经病 ································· 224

一、月经不调（约京乱 Yezginghluenh） ··············· 224

二、崩漏（兵淋嘞 Binghlwed） ··············· 226

三、痛经（经尹 Ging'in） ················· 227

第二节 带下病 ································· 228

第三节 妊娠病 ································· 230

一、胎气上冲（咪裆噜 Mizndangrueg） ··············· 230

二、胎漏、胎损（吠偻 Daihlaeuh） ··············· 231

三、妊娠转胪（觅裆闲佛 Mizndang cienq foeg） ··············· 232

第四节 产后病 ································· 233

一、产后血晕（产呱嘞恩 Canjgvaq lwedngunh） ··············· 233

二、产后缺乳（产呱嘻馁 Canjgvaq cij noix） ··············· 233

第四章 壮医儿科病证 ····················· 235

一、小儿伤风（嘞爷叮凉 Lwgnyez dengliengz） ··········· 235

二、小儿咳嗽（嘞爷贫埃 Lwgnyez baenzae） ··········· 236

三、百日咳（唉百银 Aebakngoenz） ··········· 237

四、小儿哮喘（嘞爷墨病 Lwgnyez haebgyawh） ··········· 238

五、小儿泄泻（嘞爷白冻 Lwgnyez baedungx） ··········· 239

六、小儿疳积（嘞爷唪疳 Lwgnyez baenzgam） ··········· 241

七、小儿厌食症（嘞爷兵卟哏 Lwgnyez binghmbwqgwn） ··········· 242

八、小儿虫症（胴西咪暖 Dungxsaej miznon） ··········· 243

九、小儿惊风（嘞爷狠风 Lwgnyez hwnjfung） ··········· 244

十、小儿夜啼（嘞爷降很咃 Lwgnyez gyanghwnz daej） ··········· 246

十一、小儿虚弱（嘞爷耐亚 Lwgnyez naiqnyieg） ··········· 247

附 录

附录 1 诊疗术语中文与壮文对照表 ··········· 251

一、基础理论 ··········· 251

二、病因病机 ··········· 253

三、诊法 ··········· 254

四、治则治法 ··········· 267

五、壮医内科 ··········· 271

六、壮医外科 ··········· 278

七、壮医妇科 ··········· 279

八、壮医儿科 ··········· 280

九、壮医五官科 ··········· 281

十、壮医骨伤科 ··········· 281

附录2 骨度折量寸表 ·· 286

附录3 壮医外治常用腧穴 ·· 287

　　一、壮医特有经验穴 ·· 287

　　二、龙路、火路浅表反应点（阿是穴） ····························· 290

　　三、中医针灸腧穴 ·· 290

参考文献 ·· 314

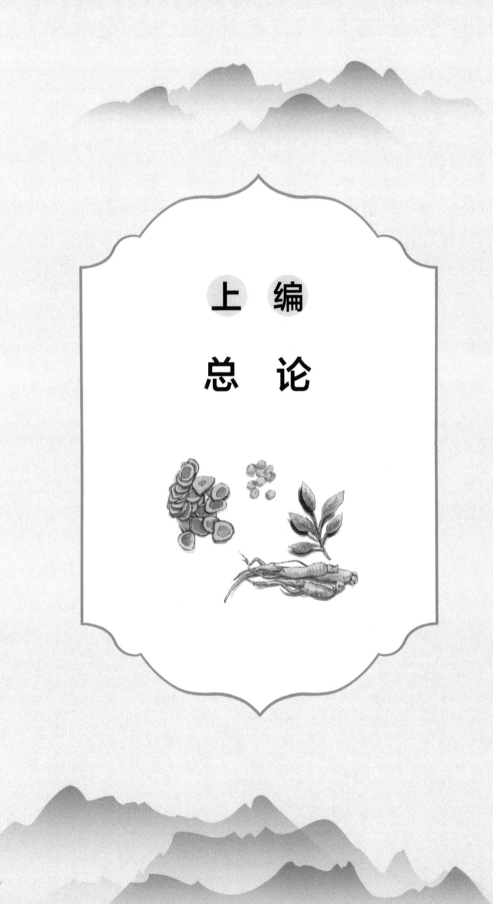

上　编

总　论

第一章 壮医诊疗技术的源流与发展

壮族作为我国南疆的一个人口众多的少数民族,是我国最早种植水稻和最先培植棉花的民族之一,高山畜牧业也较为发达。壮族人民在生产生活中采集食物进而识别百药,并制造简单的医疗工具,壮医药文化由此逐步萌芽和形成。从柳州、桂林、南宁等地发掘出土的旧石器时代和新石器时代的遗物中发现,壮族先民所使用的工具先后有砍砸器、刮削器、尖状器、石片、骨器、骨针及陶器等,并发现捕获生物及用火的遗迹。这些原始工具中,就有可供医疗用的砭石、陶针、骨针。随着壮族地区社会经济、政治、文化的发展,壮医药逐步形成自己的特色并有所发展。

第一节 疾病认识的源流与发展

痧、瘴、蛊、毒、风、湿既是岭南和壮族地区常见的致病因素,又是该地区的常见病和多发病。

《后汉书·马援列传》载:"又出征交趾,土多瘴气。"马援南征时,"军吏经瘴疫死者十四五",可见瘴气为害之烈。宋·周去非《岭外代答》不仅较为详细地记述了瘴疾的壮医治疗方法,而且指出瘴的病因病机:"盖天气郁蒸,阳多宣泄,冬不闭藏,草木水泉,皆禀恶气。人生其间,日受其毒,元气不固,发为瘴疾。"宋·范成大《桂海虞衡志》载:"瘴,二广惟桂林无之。自是而南,皆瘴乡矣。""邕州两江水土尤恶,一岁无时无瘴。春曰青草瘴,夏曰黄梅瘴,六七月曰新禾瘴,八九月曰黄茅瘴。土人以黄茅瘴为尤毒。"两江(左江和右江)流域是壮族聚居地之一,这些记载虽不是直接出自壮医的手笔,但作者在广西为官多年,是对当地的风土民情了解较多的文人,因此该记载有重要参考价值。所称"土人",当指民间壮医。可知那时的壮医,已经知道按发病季节对瘴疾进行分类,并从实践中得知,发作于八九月的黄茅瘴病情最重。这和壮族地区民间谚语"青草黄茅瘴,不死成和尚(指头发掉光)"的说法是一致的。从周去非对瘴气病因病机的描述中也可以看到,壮医的天、地、人三气同步理论和毒、虚致病理论,早在宋代就已被文人流官们接受。

壮医所称的"痧"，系指患病后以头晕眼花，发热头痛，胸脘满闷，或上吐，或下泻，腹痛如绞，大汗淋漓，唇甲青紫，胸部或背部常透发斑点（壮医称"斑麻"）为临床特征的一类内科急症。如今民间壮医对痧症的分类已达数十种之多，且针对不同的主症和病因有不同的治疗方法。如刮痧、挑痧等治疗技法，在壮族民间广为流行，几乎尽人皆知。而究其源，早在宋代的文献中，就已经有壮医"挑草子"和针刺放血治疗斑麻痧的记载。

壮医所称的"蛊"对许多人来说颇为神秘。唐·刘恂《岭表录异》载："岭表山川，盘郁结聚，不易疏泄，故多岚雾作瘴。人感之多病，腹胀成蛊。俗传有萃百虫为蛊，以毒人。盖湿热之地，毒虫生之，非第岭表之家性惨害也。"宋·周去非《岭外代答》谓："广西蛊毒有二种，有急杀人者，有慢杀人者，急者顷刻死，慢者半年死。"明·邝露《赤雅》中有云："五月五日，聚诸虫豸之毒，并置器内，自相吞食，最后独存者曰蛊。有蛇蛊、蜥蜴蛊、蜣螂蛊。视食者久暂，卜死者迟速。"追溯起来，远在唐宋时期，壮族民间就已认识到蛊病与虫蛇毒气有关，发病后主要表现为心腹刺痛、胸胁支满、吐血下血、寒热闷乱、腹大如鼓等，能致人于死命。治疗上可选用金钗石斛、古漏子、人肝藤等草药。《岭表录异》特别提到："陈家白药子，本梧州陈氏有此药，善解蛊毒，每有中者即求之，前后救人多矣……诸解毒药，功力皆不及陈家白药。"广州府每年都要将陈家白药作为贡品上送京城。

毒的内涵非常广泛，可以是多种病证的临床表现，更是招致百病的主要病因。据文献记载和实地调查资料显示，壮医和壮族民间使用的毒药和解毒药在百种以上，这在我国的传统民族医药中是具有特色和优势的。

风毒涉及的疾病非常广泛，民间有 36 种风和 72 种风之分。如在壮族民间收集的壮医手抄本《此风三十六样烧图》就列举了中风、肚痛风、急惊风、哎迷风、撒手风、鲫鱼风、马蹄风、慢惊风、天吊风、看地风、弯弓风、蛇风、夜啼风、乌缩风、蚂蟥痧风、疳风、上吐下泻风等。风毒所致病证以抽搐、昏迷为主，由于风毒闭阻龙路、火路，可出现发热、头痛、汗出恶风、咳嗽、鼻塞、流涕，或肢体麻木、强直、痉挛、四肢抽搐、角弓反张、皮肤瘙痒，目诊见脉络散乱等。民间壮医常根据风毒致病的不同临床表现对疾病进行分类，如按患者抽搐姿势的不同，分为鸡爪风、撒手风、看地风、弯弓风、地倒风等；按兼症的不同，分为水泻风、黑沙风、肝痛风、夜啼风、呃逆风、肝胀风、潮热风、昏迷风、发冷风、迷魂风等；按患者发病时声音的不同，分为羊风、马风、鹦鹉风、猪母风等。以动物命名的疾病有老鸦风、鹊惊风、蛇风、羊癫风、癫猪风、路鸟子邪风、鱼口风、马蹄风、鲫鱼风、螺蛳风等。此外还有寒风、五鬼风、散惊风、乌缩风、虎口风、内吊风、天吊风、缩沙风等。

湿毒与壮族所处的地理气候特点有关。《素问·异法方宜论》明确指出："南方者，天地所长养，阳之所盛处也。其地下，水土弱，雾露之所聚也。"明《广西通志》云："岭南外区，瘴疠熏蒸，北方戍人，往者九死一生……今闻发北兵逾万人戍岭外，下湿上蒸，病死必多。""盖以其地炎燠卑湿，瘴疠特甚，中原土卒不服水土，不待戈矛之及。"壮族聚居区地处亚热带，气候炎热，阴湿多雨，故壮医认为，很多疾病皆与湿毒有关。湿毒致病，若湿毒滞留于肢体骨肉，可见关节酸痛重着，肢节疼痛，头身困重，头重如蒙，全身倦怠；若湿毒滞留于谷道、气道和水道，可见食少、胸闷腹胀、泛恶呕吐、黄疸、水肿、腹泻、痢疾、小便清长，目诊嘞嗒（眼睛）脉络混浊等。

第二节　诊断技术的源流与发展

壮族先民的早期医疗活动，为壮医的起源和形成打下了基础。先秦时期，随着生产力的发展，人们对医疗卫生范围和层次的要求也相应地扩大和提升，同时也可能创制出更先进的医疗工具，认识、使用和总结更好、更多样的疾病诊断方法。望诊、闻诊、询诊、按诊、目诊、舌诊、脉诊、甲诊、腹诊等综合诊断方法的逐步发展和完善，加深了人们对疾病本质和规律的认识，从而提高了治疗水平。

壮医目诊的形成和发展是壮医诊断方法进步的一个重要标志。壮医称眼睛为"嘞嗒"，认为它是天地赋予人类洞察事物的窗口，是光明的使者，是天、地、人三气的精华所在。人体脏腑之精上注于目，故眼睛能包含一切，洞察一切，也能反映百病。因此在疾病诊断上，目诊的地位十分重要。目诊可以诊断疾病，可以推测预后，可以确定死亡。人体内的脏腑气血、三道（谷道、气道、水道）、两路（龙路、火路）及巧坞（大脑）等的器质性病变或功能性病变，都可以通过目诊获得相对准确的信息。壮医目诊专家黄老五借助放大镜对目诊进行发掘整理和研究，使壮医目诊诊断结果与现代医学仪器诊断结果的符合率进一步提高，因此壮医目诊被患者誉为"壮医的CT"。

壮医重视目诊，但并不排斥其他诊断方法，把询诊得到的主诉当作症状诊断的主要依据。在实际调查中发现，一些造诣较深的老壮医往往掌握多种诊断方法，在临床上合参运用，得心应手。

第三节 治疗技术的源流与发展

壮医药于先秦时期开始草创萌芽，经过汉魏等六朝的发展，约略于唐宋之际，已大抵形成了草药内服、外洗、熏蒸、敷贴、佩药和骨刮、角疗、灸法、挑针等多种内涵的多层次结构，并逐步具备理论的雏形。

一、内治法

农业是社会经济发展的基础，农业的发展必然会促进各行各业的发展。秦至隋这一时期，随着农业及狩猎的发展，先民们逐渐认识植物药及动物药；随着采矿业的兴起，逐渐认识矿物药；并总结了一些临床知识，如某些草药内服可减轻疲劳，某些植物有大毒不可内服；同时积累了一些临床经验，如用蒿苏（即紫苏）煮螺蚌以解毒去腥，佩戴某些草木根以防病治病等。

东汉时期的《神农本草经》中收载的薏苡仁等诸多药物，壮族地区均有出产，当时壮医对许多植物药的广泛应用，由此可见一斑。另外，对出土文物的考证，也从侧面反映了这一时期壮医药已得到了较广泛的应用，如广西贵港市罗泊湾二号汉墓出土的药用铁冬青叶（盛于陶盒内）及一号汉墓出土的广东含笑、花椒，平乐银山岭汉墓出土的薏苡仁（盛于陶簋中）等。1976 年，广西贵县（今贵港市）罗泊湾一号汉墓出土了大批植物种子和果实，经广西农学院（今广西大学农学院）及广西植物研究所鉴定，计有稻、粟、大麻、黄瓜、香瓜、番木瓜、葫芦、橘子、李、梅、青杨梅、橄榄核、罗浮栲、广东含笑、金银花、花椒、姜、芋及纤维状物品。这些植物中，有不少是药用植物，说明当时在壮族地区已普遍使用植物药治病防病，药物疗法已有一定的根基。但总的来说，这时的壮医药还处于萌芽和草创阶段。

二、外治法

原始社会人兽杂处，碰撞搏斗在所难免，而部落间的械斗也是经常发生，再加上原始生产工具落后，劳动中的意外伤害必然较多。因此外伤常见，并且也是当时重要的致死原因之一。原始人遇到外伤如何处理，现已难查证，但从近代一些交通极其闭塞、经济文化极度落后的地区，人们往往以泥土、香灰、树叶等敷裹创口的做法来推断，原始人也可能用泥土、野草和树叶等敷裹外伤创口，久而久之，人们逐渐地发现了一些适合敷治外伤的外用药，这便是外治疗法的起源。瓯骆先民们在生产劳动过程中，有时被树枝、石块等硬物撞到或刮到某些部位，发现由此能缓解某些病痛，经过长期反复实践而产生了药槌疗法、刮疗法（如药物刮疗、骨弓刮疗等）等外治法。

《素问·异法方宜论》谓："南方者，天地所长养，阳之所盛处也，其地下，水土弱，雾露之所聚也。其民嗜酸而食胕，故其民皆致理而赤色，其病挛痹，其治宜微针。故九针者，亦从南方来。"这是汉族中医经典著作关于针刺疗法来源的直接记载。诚然，这里的"南方"不一定特指壮族地区，但应当包括壮族地区。对现存壮医陶针的考证说明，其针型与《黄帝内经》中的九针之首最为相似，二者又与砭石最为相近。"九针"已是金属医疗工具，按人类历史发展的规律，在石器时代与铜器时代之间，曾有一段灿烂的陶器文化，陶针当是陶器时代的产物。可知在汉族中医"九针"形成齐备之前，由于防病治病需要，壮族先民已经知道在砭石的基础上敲击陶片，使其比砭石更锋利，并用其有目的地进行针刺治疗。陶针在壮族地区的使用，至少在战国之前就相当流行。1985 年 10 月，考古工作者在壮族聚居地区广西武鸣县马头乡（今南宁市武鸣区马头镇）的西周至春秋时期古墓中，出土了 2 枚青铜浅刺针（其中 1 枚出土时已残断），针体通长 2.7 厘米，针柄长 2.2 厘米、宽 0.6 厘米、厚 0.1 厘米，呈扁长方形；针身短小，长仅 0.5 厘米，直径仅 0.1 厘米，针锋锐利。经考证认为是 2 枚浅刺用的医疗用针。其锋微细，与古人对"微针"的描述是一致的。广西"微针"是迄今为止在我国范围内唯一见诸报道的、年代最早的"微针"，它为研究壮医的历史提供了可靠的实物依据。事实证明，壮族是最早创用针刺疗法的民族之一。

对壮族聚居的左江和右江地区的古代大型岩画——花山岩画的考察表明，先秦时期壮族先民已经广泛应用气功导引、引舞疗疾的防治方法。宁明县一处面积约 6000 平方米的岩壁上，绘制了 1370 多个人像。这些人像正面的多为半蹲状，两膝关节亦弯曲成 90° ～ 110°，两手上举，肘部弯曲成 90° ～ 110°；侧身的多排列成行，两腿向前弯曲，两手向上伸张。可以说，不管是正面图还是侧面图，都是一种典型的舞蹈动作或功夫动作形象，且似有首领示教。人们可能会对这些舞蹈动作间接表现的社会生活内容做出种种猜测和分析，但决不能忽视的是它的直接效果——祛病强身，特别是对腰、膝、肩、肘等部位和关节肌肉的锻炼，是显然且肯定的。此外，在壮族地区出土的铜鼓饰纹上，也有大量的舞蹈气功图案。

第二章　壮医诊疗技术的基础理论

经过长期的生产、生活和医疗实践，以及独特的自然环境和地理位置，加上各民族文化的交流，壮医药逐步形成自己独特的理论体系。壮医诊疗法以壮医基本理论体系为基础来指导各科病证的诊断和治疗。

第一节　天人自然观

一、阴阳为本

壮族聚居和分布的地区处于亚热带，虽平均气温较高，但四季仍较分明。日月穿梭，昼夜更替，寒暑消长，冬去春来，壮族先民的意识中很早就产生了阴阳的概念。加上与中原汉族文化的交流并受其影响，阴阳概念在生产、生活中的应用就更为广泛，自然也被壮医作为解释大自然和人体生理病理之间种种复杂关系的说理工具。明《广西通志·卷十六》载壮族民间"笃信阴阳"。著名壮医罗家安在所著《痧症针方图解》一书中，就明确以阴盛阳衰、阳盛阴衰、阴盛阳盛对各种痧症进行分类，作为辨证的总纲。总之，壮医认为大自然的各种变化，都是阴阳对立、阴阳互根、阴阳消长、阴阳平衡、阴阳转化的反映和结果。阴盛阳盛的说法较为特殊，其形成是否与壮族地区气温偏高、降水量充沛的自然现象及某些痧症的特殊症状表现有关，尚有待深入探讨。壮医有时也引用中医五行学说作为说明工具，但大抵停留在事物属性上，很少涉及五行生克传变之类。因此，总的来说，五行学说并未成为壮医理论体系的组成部分。

二、三气同步

壮医的天、地、人三气同步学说，是原柳州地区民族医药研究所名老壮医覃保霖先生在《壮医学术体系综论》一文中首先提出的，原广西民族医药研究所的科研人员在对河池、柳州、南宁、百色等壮族聚居地区的民间壮医进行实地调查后，也证实确有此说。

天、地、人三气同步，是根据壮语"人不得逆天地"或"人必须顺天地"意译过来的，其主要内涵有以下几点。①人禀天地之气而生，为万物之灵。②人的生、长、壮、老、死生命周期，受天地之气涵养和制约，人气与天地之气息息相通。③天地之气为人体造就了生存和健康的一定"常度"，但天地之气又是不断变化着的，甚至妇女月事也与月亮的盈亏周期有关。日夜小变化，四季大变化，是为正常变化；地震、火山爆发、台风、洪水、陨石雨等则是异常变化，是为灾变。人作为万物之灵，对天地之气的变化有一定的主动适应能力，如天黑了会引火照明，天热了会纳凉，天冷了会加衣被保暖，洪水来临会登高躲避等。对于天地之气的这些变化，人如能主动适应，就可维持生存和健康的"常度"；如不能适应，就会受到伤害并导致疾病的发生。④人体也是一个小天地，是一个有限的小宇宙单元。壮医认为，人体可分为三部：上部天（壮语称为"门"），包括外延；下部地（壮语称为"地"），包涵内景；中部人（壮语称为"文"）。人体内的三部之气也是同步运行，制约化生，才能生生不息。形体与功能相协调，大体上天气主降，地气主升，人气主和。升降适宜，中和涵养，则气血调和，阴阳平衡，脏腑自安，并能适应大自然的变化。⑤人体的结构与功能，先天之气与后天之气，共同构成人体的适应与防卫能力，从而达到天、地、人三气同步的健康状态。

第二节　生理病理观

一、脏腑气血骨肉

壮医认为，脏腑和气血骨肉是构成人体的主要物质基础。位于颅内、胸腔和腹腔内相对独立的实体都称之为脏腑，没有很明确的"脏"和"腑"的观念区分。颅内容物壮语称为"坞"，"巧坞"即大脑，含有统筹、思考和主宰精神活动之意。如精神病出现精神症状，壮医统称为"坞乱"或"巧坞乱"，即总指挥部功能紊乱之意。壮语称心脏为"心头"，有脏腑之首之意；称肺为"钵"、肝为"叠"、胆为"楣"、肾为"芒"、胰为"曼"、脾为"隆"（意为"被遗忘的器官"）、胃为"咪胴"、肠为"虽"、膀胱为"弄幽"、妇女胞宫为"虽华"。这些脏腑无表里之分，各有自己的功能，并共同维持人体的正常生理状态，当脏腑实体受损伤或其他原因引起脏腑功能失调时，就会引起疾病。壮医因为没有五行配五脏的理论，所以认为脏腑疾病也没有必然的生克传变模式。

壮医对气（壮语称为"嘘"）极为重视，这里主要指人体之气。气为阳，血为阴。

气是动力，是功能，是人体生命活动力的表现。气虽肉眼看不见，但可以感觉得到：活人的气息，一吸一呼，进出的都是气。壮医判断患者是否已经死亡，主要依据 3 点。①巧坞（大脑）是否还清醒：人死亡巧坞（大脑）就停止活动，再不会清醒和思考。②心头（心脏）是否还在跳动：人死亡心头（心脏）就会停止跳动。③鼻孔是否还有呼吸，即有无气进出：人死亡呼吸就会停止，自然不会有气进出。可见有气无气，是生与死界限的标志。在这个意义上，可以说人体生命以气为原，以气为要，以气为用，有了疾病则以为治。气是壮医临床的重要理论基础之一。

壮医认为，血液（壮语称为"嘞"）是营养全身骨肉脏腑、四肢百骸的极为重要的物质，得天地之气而化生，赖天地之气运行。血液的颜色、质量和数量有一定的"常度"，血液的变化可以反映出人体的许多生理和病理变化。刺血、放血、补血是壮医治疗多种疾病的常用方法。血液颜色和黏稠度的变化，是壮医判断疾病预后的重要依据。

骨（壮语称为"夺"）和肉（壮语称为"诺"）构成人体的框架和形态，并保护人体内的脏器在一般情况下不受伤害。骨肉还是人体的运动器官，而且人体内的谷道、水道、气道和龙路、火路都往返运行于骨肉之中，骨肉损伤可导致上述通道受阻而引发其他疾病。

二、谷道气道水道

壮医三气同步理论主要表现为人体内的谷道、气道、水道及其相关枢纽脏腑的制化协调作用。壮族是我国最早种植水稻的民族之一，知道五谷禀天地之气以生长，赖天地之气以收藏，得天地之气以滋养人体。

五谷进入人体得以消化吸收的通道称为"根埃（谷道）"，主要指食道和胃肠；其化生的枢纽脏腑为肝、胆、胰。

气道是人体之气与自然之气相互交换的通道，气进出于口鼻，气道的枢纽脏腑为肺。三道畅通，调节有度，人体之气就能与天地之气保持同步协调平衡，即健康状态。三道阻塞或调节失度，则三气不能同步而疾病丛生。

水为生命之源，人体通过水道进水和出水，与大自然发生最直接、最密切的联系。水道的枢纽脏腑为肾和膀胱。水道与谷道同源而分流，水道吸取水谷精微等营养物质后，通过谷道排出粪便，水道主要排出汗、尿。

三、龙路火路

龙路与火路虽未直接与大自然相通，但却是维持人体生机和反映疾病动态的两条极为重要的内封闭通路。

壮族传统认为龙是制水的，龙路在人体内即是血液的通道，故有些壮医又称龙路为血脉、龙脉。龙路有干线和网络遍布全身，循环往来，其中枢在心脏。龙路的功能主要是为内脏、骨肉输送营养。

火为触发之物，其性迅速，感之灼热。壮医认为火路在人体内为传感之道，现代描述为"信息通道"。火路同龙路一样，有干线和网络遍布全身，其中枢在大脑。火路使正常人体能在极短的时间内感受外界的各种信息和刺激，并经大脑的处理，迅速做出反应，以此来适应外界的各种变化，实现三气同步的生理平衡。火路受阻，则人体失去对外界信息的反应和适应能力，可导致疾病甚至死亡。

壮医对脾脏的生理功能认识较晚。因长期弄不清楚其功能作用，好像是多余的被遗忘的器官，故壮语称之为"隆"（意为"被遗忘的器官"）或"蒙隆"（意为"不知其作用的器官"）。后来大约在屠宰禽畜及解剖时，一再发现脾脏内藏血较多，加之人生气时称"发脾气"，遂逐渐领悟到脾脏可能是人体气血的贮藏调节库。

壮医认为，人体的生殖繁殖机能也是由天地阴阳之气交感而形成的。男精为阳精，女精为阴精；男精产生于恩壬（睾丸），女精产生于虽华（胞宫）。人体顺应着生长壮老死的自然规律，到一定年龄就会具有产生繁衍后代的"精"的能力。两精相搏，形成胚胎，然后在胞宫内发育成人。人生易老天难老，天地授予人类繁衍后代的能力，故人类能与天地并存并保持三气同步。

壮医将人的精神活动、语言及思考能力，归结为巧坞的功能。故凡是精神方面的疾病，在治疗上都要着眼于调整巧坞的机能。巧坞为上部天，位高权重，全身骨肉气血、内脏器官都要接受巧坞的指挥，是名副其实的人体总指挥部。"巧坞乱"或"巧坞坏"就会指挥失灵，导致其他脏腑功能失调，使三气不能同步而引发全身性疾病甚至死亡。

第三节　病因病机

壮医的病因病机论为毒虚致百病论。壮族地区位于亚热带，山林茂盛，气候湿热，动植物腐败产生瘴毒，野生有毒的动植物和其他毒物尤多，如毒草、毒树、毒虫、毒蛇、毒水、毒矿等。无怪乎唐·陈藏器《本草拾遗》称："岭南多毒物，亦多解物，岂天资之乎？"无数因毒致病甚至死亡的实例和教训，使壮族先民对毒有着特别直接和深刻的感受，并总结了丰富的解救治疗方法。据文献记载和实地调查得知，壮医认识和使用的毒药和解毒药在百种以上。邪毒、毒物进入人体后，是否发病，取决于人体对毒的抵抗能力和自身解毒能力的强弱，即人体内正气的强弱。中毒后邪毒阻滞通道或损耗正气致正气虚极衰竭，都会导致死亡。隋·巢元方《诸病源候论》记载了岭南俚人（壮族先民）使用的五种毒药：不强药、蓝药、焦铜药、金药、菌药。晋·葛洪《肘后备急方》也记载了岭南俚人防治沙虱毒、瘴毒、箭毒和蛇毒的经验方。特别值得一提的是唐·苏敬等人所撰的《新修本草》收载了两种壮族地区著名的解毒药——陈家白药和甘家白药。这些记载均可佐证壮族先民对因毒致病及其解救治疗方法的高度重视，并积累了丰富的经验，将经验提升到一定程度的理性认识，在此基础上形成壮医的病因论——毒虚论。

壮医认为，所谓毒，是以是否对人体构成伤害及伤害的程度为依据的。有的毒性猛烈，有的毒性缓和或起效缓慢；有的为有形之毒，有的为无形之毒；有的损伤皮肉，有的则损伤脏腑和体内的重要通道。毒之所以致病，一是因为毒性本身与人体正气势不两立，正气可以祛邪毒，邪毒也可损伤正气，两者争斗，正不胜邪，则影响三气同步而致病；二是某些邪毒在人体内阻滞三道两路，使三气不能同步而致病。因各种毒的性质不同，侵犯的主要部位有别，作用的机制各异，以及人体对毒的抵抗程度不同，故在临床上表现出各种不同的典型症状和体征，成为壮医诊断和鉴别诊断的重要依据。

虚即正气虚或气血虚，虚既是致病的原因，又是病态的反映。作为致病的两大因素之一，虚本身可有软弱无力、神色疲劳、形体消瘦、声低息微等临床表现，重者甚至衰竭死亡。虚可使人体的防卫能力和运化能力相应减弱，使人体特别容易遭受外界邪毒的侵袭，出现毒虚并存的复杂临床症状。虚的原因，壮医归结为两个方面。一是先天禀赋不足，父母羸弱，孕期营养不良或早产等。二是后天过度劳作，或与邪毒抗争致气血消耗过度而得不到应有的补充；或人体本身运化失常，摄入不足而致虚。

总之，毒和虚使人体失去"常度"而出现病态，如果这种病态得到适当的治疗，或人体的自我防卫、自我修复能力能够战胜邪毒，则人体"常度"逐步恢复而疾病趋于好转或痊愈，否则终因三气不能同步，导致人体气脱、气竭而亡。

第四节　治疗原则

壮医的基本治疗原则是调气、解毒、补虚。

调气，即通过各种具体的治疗方法（多用针灸、刺血、拔罐、引舞、气功等非药物疗法）调节、激发和通畅人体之气，使之正常运行，与天地之气保持同步。气病在临床上主要表现为疼痛及其他一些功能障碍性疾病，一般通过针灸、刺血、拔罐或药物调气即可恢复正常。

毒病在临床上主要表现为红肿热痛、溃烂、肿瘤、疮疖、黄疸、血液病等急性炎症，以及器官组织的器质性病变和同时出现的功能改变。解毒主要通过药物作用来达到治疗目的。有些毒在人体内可以化解，有些则需要通过"三道"来清除，毒去则正安，气复而痊愈。

以虚为主要临床表现的，多见于慢性病、老年病或邪毒祛除之后的恢复期内，治疗上以补虚为首务。壮医重视食疗和动物药，认为二者在补虚方面尤为适用。因人为灵物，同气相求，以血肉有情之动物药来补虚最为有效。人应顺其自然，通过食疗来补虚最为常用。

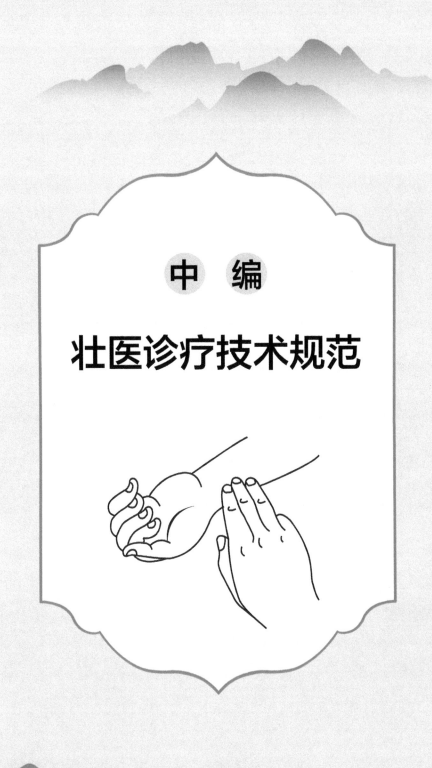

中 编

壮医诊疗技术规范

第一章　壮医诊断技术规范

第一节　壮医诊法的基本特点

壮医独具特色的诊断理论与临床技能，有效地指导着壮医药的临床研究与应用，形成了植根于壮族地区且特色鲜明的地域性民族医药学分支。壮医基于天、地、人三气同步和人体也是小天地的认识，逐步形成询诊、脉诊、指诊、甲诊、腹诊等特色诊断方法。壮医认为人体与外界相通的一些器官，如眼、耳、鼻、口、舌等可作为人体各部分的缩影或反映点，即见微知著、由外揣内的理念，在疾病诊断上具有特殊的定性定位和预后价值。壮医对三道的排泄物如尿、粪、泪、涕、汗、呕吐物等的观察也较认真和重视，以其颜色、形态、气味、数量的异常变化作为临床诊断的重要参考。

第二节　壮医诊法的基本原则

壮医诊断学是研究壮医临床上用以诊察疾病病因、病机、病位、病性或推断预后的多种技法的一门学科。数千年来，壮族人民在不断与疾病做斗争的过程中，总结、发明了许多行之有效的诊病方法，这些方法不仅具有十分丰富的内容，而且颇具地方特色和民族特色。壮医诊断学既是壮族医学的重要部分，也是祖国传统医学的重要组成部分。

壮医诊断疾病是在一定的指导原则下，按照一定的程序进行的，壮医诊断疾病的原则概括起来主要有以下几个方面。

一、整体诊察，数诊合参

壮医认为，人体是一个有机整体，其各个组成部分是不可分割的。在生理上，人体的门（天）、文（人）、地（地）三部与自然界同步运行，制约化生，生生不息，人体谷道、气道、水道畅通，龙路、火路无阻，则嘘（气）、嘞（血）得以运行，脏腑、夺（骨）、诺（肉）、肢节百骸皆得以涵养，则人体无病。在病理上，若正气不足，痧、瘴、蛊、毒等诸毒邪循龙路、火路内侵，谷道、气道、水道不畅，脏腑骨肉功能失调或失养，天、地、人三气同步被打破，则百病生。由于谷道、气道、水道的相互沟通，龙路、火路网络的相连，内部脏腑、巧坞的病变可反映于体表，即有诸内者必形诸外。体表病变亦可影响内脏，故壮医诊断疾病时注重的第一个原则就是整体诊察，强调医者对患者的检查应详尽，多从整体考虑，尽可能多地收集病变征象，为正确诊断提供足够的依据。

壮医除重视整体诊察外，还强调数诊合参，不可偏颇。壮医的每一种诊法都各具特点和最佳适用指征，如嘞嗒（眼睛）的状况，须望而知之；患者是否有巧坞乱所致的言语错乱，须闻而知之；谷道、水道废物之气味如何等，须闻而知之；患者是否有疼痛，所苦何在等，须问而知之；龙路、火路嘘（气）之多少，嘞（血）之充盈与否，须按而知之。故有经验的老壮医往往掌握多种诊断方法，在临床上合参运用，得心应手。

二、全面诊查，突出重点

全面诊查，突出重点，有两方面的含义。一方面是在全面诊查患者门（天）、文（人）、地（地）各部位的基础上，重点诊查与病变密切相关的部位。如叠（肝）的病变，应重点观察嘞嗒（眼睛）有无发黄，右上腹有无压痛、肿块等；虽华（胞宫）病变应重点检查中下腹，看有无肿物、压痛等。另一方面是在数诊合参的基础上，根据不同疾病的特点重点采用某一诊法。如对某些咪胴（胃）病、癌肿，可重点采用壮医目诊法；对某些女性的虽华（胞宫）病变，可重点运用农氏腹诊法等。总之，全面诊查，突出重点，是壮医诊断疾病的一个重要原则。

三、循序诊查，综合判断

壮医诊断的最终目的是为临床治疗提供依据。壮医诊断十分强调按一定的程序有步骤地进行，一般分为五步。第一步是从患者的主诉及询诊所得的资料来确定主要症状和典型症状，在此基础上判断该病属虚还是属毒。若病属虚，则明辨是阴虚还是阳虚，或是嘘（气）虚还是嘞（血）虚；若病属毒，则进一步判明毒邪的种类和性质，做出病名和病性的诊断。第二步是在目诊、闻诊、腹诊、指诊、按诊等多种诊法所得资料的基础上全面分析，做出病机和病位的判断。第三步是综合患者的全身情况，判别其属阴证还是阳证，做出疾病轻重和预后的诊断。第四步是在综合判断的基础上，确定治疗原则，选定主要方药和辅助方药。第五步是根据毒邪性质和病机病位，为患者制定饮食宜忌、护理注意事项等。

第三节 壮医诊法的技术规范

一、壮医基本诊法

（一）壮医望诊法

【概述】

壮医望诊法是有目的地观察患者，以收集病情资料、诊察病情的诊法。壮医望诊的主要内容是观察大脑的功能表现，面部的色泽，五官、皮肤、颈项、躯体、四肢、手指的形态和色泽，三道排泄物的色、量、质的变化，以及壮医已自成体系的目诊、舌诊、甲诊等，通过以上各项诊察来发现患者的异常体征。

壮医认为人体有谷道、气道、水道直接与自然界相通，龙路、火路网络沟通内外上下，故人体外部与内脏关系密切，特别是面部、目、舌和内脏的关系更为密切。因此，通过观察外部变化即可测知内部病变。

【方法】

望诊应在白天充足的自然光线下进行，如无白天的自然光线，则应在日光灯下进行，必要时白天再进行复诊，应避开有色光线，诊室温度要适宜。诊察时需充分暴露受检部位，以便能清楚地进行观察。为了更好地识别病理征象，必须熟悉人体各部位、组织的生理特点和正常表现，将病理征象与生理体征相比较。还要熟悉人体各部位、组织与内在三道两路的联系，运用整体观念进行分析。必要时还需要结合动态观察，从病情发展变化的角度判断病理体征所提示的临床意义。同时还要注意将望诊与其他诊法密切结合，诸诊合参，进行综合分析和判断方能全面把握病情。

【主要内容】

壮医望诊主要包括望神、望面色、望三道排泄物，以及目诊、舌诊和甲诊等。其中目诊、舌诊和甲诊为壮医自成体系和独具特色的诊法，将在相关章节中详细介绍。

1. 望神

望神是通过观察大脑的功能表现，即精神意识和神志活动来诊察病情的方法。

大脑壮语称为"巧坞"，壮医认为，巧坞在上部天，是人的精神意识、神志活动的主宰。人体三道两路、内脏和四肢百骸靠巧坞统筹、调节，才能发挥正常的功能，而巧坞又依赖三道两路、内脏和骨肉发挥正常功能以化生气血等物质的充养。因此，巧坞的功能不仅是人的精神意识和神志活动，而且与人体的生命活动密切相关。

巧坞功能的表现，按常态和病情的轻重可划分为巧坞正常、巧坞亏、巧坞坏、巧坞将崩，以及以神志失常为主要表现的巧坞乱。其临床表现和意义如下。

（1）巧坞正常。

神志清楚，双目有神，呼吸平稳，语言清晰，面色荣润，肌肉不削，动作自如，反应灵敏。提示气血充足，巧坞得养，机体功能正常，为健康的表现；或虽病但正气未伤，气血未衰，属病轻。

（2）巧坞亏。

精神不振，双目乏神，面色少华，肌肉松软，倦怠乏力，少气懒言，动作迟缓。提示正气不足，气血轻度损伤，机体功能较弱。多见于轻病或恢复期患者，亦可见于体质虚弱者。

（3）巧坞坏。

精神萎靡，面色无华，双目晦暗，呼吸气微或喘促，语言错乱，形体羸瘦，动作艰难，反应迟钝，甚则神志不清，循衣摸床，撮空理线。提示正气大伤，气血亏虚，机体功能严重衰减。多见于慢性久病者，属病重。

（4）巧坞将崩。

久病重病，巧坞变坏，突然神志清醒，目光转亮而浮光外露，言语不休，语声清亮，欲进饮食，欲见亲人，面色无华而两颧泛红如妆，局部症状的好转与整体病情的恶化不相符。提示气血极度衰竭，阴阳即将离决，属病危，常是病重患者临终的表现。

（5）巧坞乱。即神志失常或精神错乱，包括昏迷和癫、狂、痫等病的精神失常表现。

①昏迷。若伴壮热，烦躁谵语，多为热毒内盛，扰乱巧坞所致；若伴口眼㖞斜，半身不遂，多为气血逆乱，上冲巧坞所致。均多见于急性病患者，亦属病重。

②癫病。患者表情淡漠，神志痴呆，喃喃自语，哭笑无常，悲观失望。多由忧思气结，津凝为痰，痰毒蒙蔽巧坞所致。

③狂病。患者狂躁妄动，胡言乱语，登高而歌，弃衣而走，打人詈骂，不避亲疏。多由暴怒气郁化热，煎水为痰，痰热毒邪扰乱巧坞所致。

④痫病。俗称"羊癫风"，患者突然昏倒，口吐涎沫，双目上视，四肢抽搐，喉中似有羊叫声，醒后如常。多由气机逆乱，风痰毒邪上逆阻闭巧坞所致。

2. 望面色

望面色是通过观察患者面部皮肤的色泽变化来诊察病情的方法。面部分布着许多龙路、火路的网络，为气血之所荣。血之盛衰，毒邪之性质、轻重皆可从面部色泽诊察出来。望面色包括观察面部皮肤的颜色和光泽。

（1）面部皮肤的颜色，分为常色和病色。

①常色。常色即正常的、无病的生理状态下的面部色泽。常色的特点是明润、含蓄。常色又可分为主色和客色。

主色：人生来就有的基本面色，属个体素质，一生基本不变，故称为主色。壮族大部分属黄色人种，肤色一般呈微黄色，但由于遗传的不同，因此有偏青、偏赤、偏黄、偏白、偏黑等的不同。

客色：人体受季节气候、地理环境、饮食、情绪等因素影响，发生短暂、轻微的面部颜色变化的面色。

②病色。病色即因病而发生异常改变的面部色泽。病色又可分为善色和恶色，主要有青色、赤色、黄色、白色、黑色五种。

善色。面色光明润泽，说明虽病而内脏之气未衰，胃气尚能上荣于面，称为"气至"。属新病、轻病、阳证，易于治疗，预后较好。

恶色。面色枯槁晦暗，说明内脏之气已衰，胃气不能上荣于面，称为"气不至"。属久病、重病、阴证，不易治疗，预后较差。

青色：为气血瘀滞龙路所致，主寒毒、痛证、血滞和风毒。面色淡青或青黑，多为寒毒内盛、剧痛；面色青灰，口唇青紫，多为心阳虚、阴盛兼血行瘀阻；小儿高热，若见眉间、鼻柱、唇周色青者，多为惊风先兆。

赤色：为气血充盈龙路所致，主热毒，亦可见于虚阳浮越。满面通红，多为外感发热，或内脏火热炽盛、热毒内盛；午后两颧潮红，多为阴衰阳盛；久病、重病患者面色苍白，忽见两颧嫩红如妆，游移不定，是内脏气衰、阴不敛阳、虚阳浮越所致，属病重。

黄色：为胃虚或湿毒内蕴所致，主胃虚、湿毒。面色淡黄而晦暗不泽，称为萎黄，多为胃虚，气血不足；面色淡黄而兼虚浮，称为黄胖，为湿毒内盛。面、目、尿俱黄，称为黄病，若黄色鲜明如橘皮，为阳证，乃湿热毒邪熏蒸为患；黄色晦暗如烟熏，为阴证，乃寒湿毒邪郁阻。

白色：为血虚或阴盛阳衰所致，主血虚、寒毒、阴盛阳衰。面色白而无华，称为淡白，常伴有唇、舌色淡，多为血虚；面色淡白而虚浮，称为㿠白，为气虚或阴盛阳衰，水湿毒邪内停；面色白中透青，称为苍白，多为寒毒内盛。

黑色：为肾虚，寒水毒邪内盛，血滞龙路所致，主肾虚、寒水盛。

（2）面部皮肤的光泽。

面部皮肤光泽属气、属阳，可反映内脏之气的盛衰，对判断病情的轻重和预后有重要意义。凡面色荣润光泽，为内脏之气未衰，属无病或病轻；凡面色晦暗枯槁，为内脏之气已衰，属病重。

3. 望五官

（1）望耳。耳为肾之窍，为龙路、火路之所聚，与肾、胆的关系最为密切，望耳可察知肾、胆和全身的病变。望耳主要是观察耳郭的颜色、耳形及耳内分泌物的变化。

①耳色。正常人的耳色红润而有光泽，是气血充足的表现。耳色的变化主要如下。

耳轮色白：为暴受寒毒，直中脏腑；或气血亏虚，耳失血荣。

耳轮青黑：为体内龙路瘀闭而有剧痛。

耳轮焦黑：多为肾阴亏极的征象，可见于温病后期，肾阴久耗及消渴病之下消。

耳轮红肿：多为胆火毒邪上攻，或为肝胆湿热火毒上蒸。若小儿耳背见有红络，伴耳根发凉，多为麻疹先兆。

②耳形。正常人的耳形肉厚而润泽，是先天肾精充足的表现。耳形的变化主要如下。

耳薄而小：为先天亏损，肾气不足，耳窍失充。

耳瘦干枯：多为肾精或肾阴不足，耳窍失养。

耳轮甲错：耳轮皮肤干枯粗糙，状如鱼鳞，为血滞日久。

耳轮萎缩：为肾精竭绝，多属死证。

③耳内分泌物。正常外耳道有盯聍腺分泌的盯聍液，还有皮脂腺的分泌物，干后呈白色碎屑。有些人的盯聍液长期为油状液体，俗称"油耳"，属正常生理现象。

盯聍栓塞：若盯聍过多，结成硬块，阻塞耳道，可影响听力。

耳内流脓：为"脓耳"，为肝胆湿毒、热毒内蕴。

（2）望鼻。鼻为肺窍，为气道之门户，鼻头属胃，故望鼻不仅可以诊察肺和胃的病变，而且可以判断内脏的虚实、胃气的盛衰、病情的轻重和预后。望鼻应注意观察鼻的色泽、形态及鼻内分泌物的变化。

①鼻色。正常人的鼻色红黄隐隐，含蓄明润，是胃气充足的表现。

鼻头明润：为胃气未伤或病后胃气来复的表现，属无病或病轻。

鼻头枯槁：为胃气虚衰，胃气不能上荣之候，多属病重。

鼻头色青：为腹中寒毒致痛，乃寒凝血滞所致。

鼻头色黄：为内有湿热毒邪。

鼻头色白：为气血亏虚，鼻头失荣。

鼻头色赤：为肺胃热盛。

鼻色微黑：为肾阳衰，寒水毒邪内停之象。

鼻孔干黑：多见于热毒深重，为热毒伤阴之象。

②鼻形。

鼻肿生疮：鼻头红肿生疮，多为胃有热毒或血有热毒。

鼻红生疹：鼻头色红生疹，为酒渣鼻，多为肺胃蕴热、毒邪上攻。

③鼻态。

鼻翼煽动：新病多为痰热毒邪壅肺，气道不利；久病鼻煽，喘而汗出，可为肺肾之气衰败之象。

④鼻内分泌物。

鼻流清涕：多为外感风寒毒邪。

鼻流浊涕：多为外感风热毒邪。

鼻流脓涕：气味腥臭，为鼻渊，多为外感风热毒邪、湿热蕴阻或胆有热毒上攻于鼻。

鼻腔出血：多为肺胃热毒灼伤鼻络所致。

（3）望口唇。

①唇色。正常人的唇色红润，为胃气充足，气血调匀的表现。

唇色淡白：为血虚，因血少不能上荣于唇，故缺少血色。

唇色深红：为热毒，是因热而唇部龙路脉络扩张，血液充盈的表现。若伴唇干，为热毒伤水；唇干赤肿，则为热毒极盛。

唇色青紫：多为血滞，常见于心阳衰、心阴盛，或肺气郁闭，血行瘀滞。

唇色青黑：多为寒毒、痛极，为寒凝血滞或痛极而龙路脉络郁闭所致。

唇色如樱桃红：见于一氧化碳中毒。

②唇形。

口唇干裂：为水液损伤，不能滋润口唇，见于燥热毒邪伤水或阴衰。

口唇糜烂：为胃积热毒，热邪灼伤所致。

口角流涎：多属湿毒内盛，或胃中有热毒；或成人中风口喝，不能收摄所致。

口疮、口糜：唇内和口腔黏膜出现灰白色小溃疡，周围有红晕，局部灼痛，称为"口疮"，亦称"口破""口疳"，满口糜烂则称为"口糜"。多为热毒炽盛熏蒸或阴衰阳盛所致。

鹅口疮：婴幼儿满口白斑如雪片，为正气不足、湿热毒邪之气上蒸于口所致。

③口态。正常人口唇可随意开合，动作协调。异常口态如下。

口张：口开不合，主正虚；口开如鱼口、不能合，为胃气将绝；口开而气直，但出不还为肺气将绝。

口噤：牙关紧急，口闭而难开，为毒盛。多为风毒内动、筋脉拘急所致。

口撮：新生儿口唇收缩，变窄变小，不能吸吮。为毒邪与正气交争所致，见于小儿脐风。

口僻：口角向一侧㖞斜，又名"口㖞"。多为风痰毒邪阻络，可见于面瘫或中风患者。

口振：战栗鼓颔，口唇哆嗦。多为阳衰阴盛或毒邪与正气剧烈交争所致，可见于寒毒侵袭欲作战汗或疟疾发作时。

口动：口开频繁，不能自禁。为胃气虚弱之象；若口角掣动不止，则为热毒极盛而生风毒之象。

（4）望咽喉。咽喉为气道、谷道之门户，是呼吸、进食之要冲，为龙路和火路所络。正常的咽喉色泽淡红润滑，不肿不痛，呼吸、发声、吞咽皆通畅无阻。其异常表现主要如下。

①肿胀溃烂。

咽部一侧或两侧喉核红肿高起，甚则有黄白色脓点或溃烂，脓汁易拭去为乳蛾，多为肺、胃热毒壅盛所致。

咽部红肿，疼痛明显，为肺、胃有热毒；咽红娇嫩，肿痛不甚，反复发作，多为阴衰阳盛；咽喉漫肿，色淡红，多为痰毒凝聚。

咽喉腐烂，周围红肿，多为毒邪；腐烂分散浅表，为肺、胃之热毒尚轻；腐烂成片或洼陷，为热毒壅盛；溃腐日久，周围淡红或苍白，多属正虚。

②伪膜。咽部溃烂，创面上覆黄白色或灰白色膜，称为伪膜或假膜。

伪膜松厚，易拭去，去后不复生，此乃乳蛾的黄白色脓性分泌物，为肺、胃热毒聚于咽喉所致。

伪膜坚韧，不易剥离，重剥出血，随即复生，此乃白喉，又称疫喉假膜，为疫毒攻喉所致，多见于儿童，属烈性传染病，病情险重。

4. 望皮肤

望皮肤主要是观察皮肤色泽、外形的变化，以及斑疹、水疱和疮疡等病变。

（1）色泽。正常人的皮肤色泽微黄透红，病态肤色有以下几种。

①皮肤发红：皮肤发红，色如涂丹，热如火灼，伴见恶寒发热者，名"丹毒"。

因其发生部位不同而有多种名称。发于全身，游走无定，称"赤游丹"；发于头面，称"抱头火丹"；发于小腿，称"流火"。发于上部者多为风热火毒所致，发于下部者多为湿热毒邪化为火毒而成，也有外伤染毒引起的。小儿有些与胎毒有关。

②皮肤发黄：面目、皮肤、指甲皆黄，为"黄病"。黄色鲜明如橘子色，伴有汗、尿色深黄如黄柏汁，口渴，苔黄腻等，为阳证，多为湿热毒邪熏蒸，胆汁外溢肌肤所致；黄色晦暗如烟熏，伴有口淡，苔白腻等，为阴证，多因寒湿毒邪阻遏，胆汁外溢肌肤而发。

③皮肤发黑：皮肤黄黑晦暗，面额色黑，称"黑疸"，可由阴证黄病日久转变而来，也可为房劳伤肾所致。

④皮肤白斑：皮肤生白斑或遍身粉红斑中有白点，边界清楚，不痛不痒，病程缓慢，为"白癜风"。多为气血失和，血不养肤所致。

（2）外形。正常人的皮肤柔润光滑，富有弹性而无肿胀。

①皮肤干枯：皮肤枯槁无华，皱缩无弹性，为水液已伤，血亏日久，肌肤失养所致。

②肌肤甲错：皮肤干枯粗糙，状如鱼鳞，多为血虚、水枯，或血滞日久，肌肤失养所致。

③皮肤肿胀：皮肤浮肿，肤色不变，若按之凹陷，不能随手而起，为浮肿，多因水道功能失常，水毒泛溢所致；若皮厚色苍，按之随手而起，为气肿，多为气虚不能收摄，或气郁所致。

（3）斑疹。

①斑。色深红或青紫的斑点，点大相连则成片状，平摊于皮肤下，压之不褪色，摸之不碍手。因病机不同有阳斑与阴斑之别。

阳斑：色多红紫，形似锦纹，伴高热、心烦、便秘等，多由热毒郁于肺、胃，内迫阴血从肌肉龙路脉络而出所致。

阴斑：色多青紫，隐隐稀少，伴面白、肢凉、脉虚等，多由气虚不能摄血或阳衰阴盛，寒毒凝滞气血所致。

②疹。色红，形如粟粒或豆瓣，高于皮肤，压之褪色，摸之碍手。常见的有麻疹、风疹、瘾疹等。

麻疹：色桃红，形如麻粒，高于皮肤，从头面发际开始，延及胸腹四肢，逐渐稠密，后依出序渐消。是儿童常见的传染病，为外感风热毒邪，热毒郁肺，内迫阴血从皮肤龙路脉络而出所致。

风疹：色淡红，细小稀疏，稍稍隆起，瘙痒不甚。是临床上常见的一种皮肤疾患，为风热毒邪气与气血相搏，发于皮肤所致。

瘾疹：色淡红或淡白，小如粟粒，大似豆瓣，高于皮肤，皮肤瘙痒，搔之融合成片，出没迅速，多为外感风毒发于皮肤或过敏所致。

（4）水疱。皮肤上出现成簇或散在的小水疱，有白㾦、水痘、湿疹、热气疮、缠腰火丹等。

①白㾦：色白晶莹，高出皮肤，内含浆液，擦破流水的小疱。多发于颈胸部，四肢偶见，面部不发。兼有身热不扬等湿热毒邪为患的表现，多由湿毒郁滞、汗出不彻所致。

②水痘：椭圆形，晶莹透亮，顶无脐陷，大小不等，皮浅易破，浆薄如水，陆续出现，结痂脱落不留痘痕的水疱。常兼外感表证，为外感时毒邪气所致，属传染病，多见于儿童。

③湿疹：初起多为红斑，迅速形成丘疹或水疱，继之水疱破裂，渗液，出现红色湿润之糜烂。多因风、湿、热毒邪留于肌肤，或病久耗嘞（血），以致嘞（血）虚内生风毒，肌肤失养而受损。

④热气疮：口角、唇边、鼻旁出现成簇粟米大小的水疱，灼热疼痛。多因外感风热毒邪或钵（肺）、咪胴（胃）内蕴热毒而发。

⑤缠腰火丹：初起皮肤灼热刺痛，继之出现绿豆至黄豆大小的水疱，围以红晕，如带状簇生，多发于腰腹和胸胁部。多由湿热毒邪熏蒸而发。

（5）疮疡。发于体表的痈、疽、疔、疖一类外科疾患。应注意观察其形态、色泽的特点，并结合其他兼症，以辨别寒热及正虚与毒盛。

①痈：红肿高凸，根盘紧束，伴有掀热疼痛，属阳证。多由温热火毒内蕴，气郁血滞，热毒内盛肉腐而成。其特点是未脓易消，已脓易溃，脓液稠黏，疮口易敛。

②疽：漫肿无头，肤色不变或晦暗，局部麻木，不热少疼，属阴证。多由气血亏虚而寒痰毒邪凝滞，或内脏风毒积热，深窜入里，流滞于筋骨及肌肉深处所致。其特点是未脓难消，已脓难溃，脓液稀薄，疮口难敛。

③疔：初起顶白如粟，根脚坚硬而深，麻痒相兼，继而红肿热痛。多生于头、面、手、足，多由火热毒邪阻于皮肤、留于龙路和火路而成。

④疖：发于皮表，形小而圆，红肿热痛不甚，易化脓，脓溃即愈。多由外感热毒或湿热毒邪蕴结而发。

5. 望颈项

颈项，前部称颈，后部称项，三道两路所经，是饮食、呼吸和气血运行的要道。

颈项若有阻滞，可引发全身的病变；内脏气血失调，亦往往可在颈项部反映出来。望颈项应注意观察其外形与动态变化。

（1）外形。正常情况下，颈项两侧对称，气管居中，男性喉结突出，女性喉结不显。颈项外形的异常改变主要如下。

①大颈：颈前喉结下两旁有肿物如瘤，或大或小，一侧或两侧，可随吞咽移动。多为气郁化为火毒，痰毒凝结所致，或与地方水土有关。

②瘰疬：颈侧颌下肿块如垒，累累如串珠。多由肺肾阴衰阳盛，虚火毒邪灼水，结成痰核；或感受风火时毒，致气血壅滞，结于颈项所致。

（2）动态。正常颈项活动自如，活动范围为左右旋转60°，后伸35°，前屈35°，左右侧屈45°。颈动脉搏动在安静时不易见到。颈项动态异常改变主要如下。

①项强：头项拘紧或强硬，如项部拘急不舒伴有恶寒发热等症，为风寒毒邪侵袭，火路之气不利；若项强不能前屈，兼壮热神昏抽搐，则多由火毒上攻所致。

②项软：头项软弱，抬头无力，属正气虚，精气不足。见于小儿多属先天不足，发育不良，为小儿"五软"之一；见于久病重病者，属内脏精气衰竭。

③颈脉动：颈动脉跳动明显，为心阳衰心阴盛，水毒凌心之象。

6. 望躯体

望躯体包括望胸胁、腹部和腰背。

（1）胸胁。胸廓由胸骨、肋骨和脊柱等构成。心肺藏居于内，且胸是上行下达的龙路和火路的必经之处，胸廓之外有乳房。腋下至十二肋骨的区域为胁，与肝胆有关。故胸胁部病变与肺、心、肝、胆等内脏密切相关。望胸胁主要观察胸胁的外形变化及乳房等。正常人的胸廓呈扁圆柱状，两侧对称，前后径约为横径的2/3，两侧锁骨上窝也对称。常见的胸廓变形如下。

①扁平胸：胸廓扁平，前后径小于左右径的一半，颈部细长，锁骨突出，两肩向前，锁骨上窝和锁骨下窝凹陷，多为肺、肾阴衰。

②桶状胸：胸廓膨隆，形似圆桶，前后径与左右径相差无几，颈短肩高，锁骨上窝和锁骨下窝平展，肋间隙增宽。多为肺、肾气亏，兼痰毒内停，壅塞肺气所致。

③鸡胸：胸骨下部向前方明显突出，形似鸡之胸骨隆突，使胸廓前后径变长，左右径缩短。多为小儿先天禀赋不足，肾气不充或后天失养，精气不足，骨骼发育异常所致。

④漏斗胸：胸骨下部剑突内陷，形似漏斗。为先天精气亏损，或胸骨下部长期受压，或慢性肺部疾病，长期吸气受阻所致。

⑤肋骨串珠：双侧肋骨与肋软骨交界处呈圆形隆起，似串珠突起于胸骨两侧。常见于肾气不足、发育不良的佝偻病患儿。

⑥乳痈：妇女乳房红肿热痛，乳汁不畅，甚至溃破流脓，伴恶寒发热。为胃热毒壅滞或乳头破溃，外感毒邪所致。

（2）腹部。望腹部应注意观察腹部的形态表现。正常人的腹部平坦对称，直立时腹部可稍微隆起，约与胸平齐，仰卧时则稍微凹陷，且青筋不显。腹部形态异常表现主要如下。

①腹部膨隆。仰卧时前腹壁明显高于胸骨至耻骨中点连线。腹部膨隆主要以下几种。

气胀：腹部胀大，按腹时感觉腹部柔软，随按随起，如按气囊，又称气臌。为气机郁滞所致。

水蛊：单腹膨胀，形体消瘦，平卧如蛙腹，按之如囊裹水，摇动有水声，并见腹部青筋暴露，面颊、颈胸部出现红缕赤痕，又称水臌。为气郁血滞，水毒内停所致。

浮肿：头面四肢先肿，继之周身水肿，腹部胀大，腹壁无青筋暴露。为水道功能失常，水毒泛滥于肌肤，停滞于腹中所致。

积聚：多为局部腹部膨隆，为气郁血滞所致。

②腹部凹陷。仰卧时前腹壁明显低于胸骨至耻骨中点连线。腹部凹陷，形体消瘦，多属胃气虚弱，气血不足，可见于久病失养，或新病吐泻太过、水液大伤的患者；若腹壁瘦薄，腹皮甲错，腹部深凹着脊，称舟状腹，为内脏精气耗竭所致。

（3）腰背。腰背以脊骨为主干，位于躯干后部。龙路和火路布于腰背，故可通过望腰背的异常表现诊察有关内脏的病变。望腰背时应注意观察脊柱及腰背有无形态异常。

①外形。正常人腰背两侧对称，立位时背稍向后弯曲，腰稍向前弯曲，腰脊皆无侧弯。腰背部常见的异常外形如下。

驼背：胸椎部分过度后弯，使前胸塌陷，形似龟背。多由肾气亏虚、发育异常，或脊柱疾病，或曲背久坐，矫正失时所致，也可见于老年人。若久病患者背部弯曲，两肩下垂，为内脏精气虚衰之象。

脊柱侧弯：脊柱偏离正中线向左或向右弯曲，常由一侧肌肉萎缩或拘急所致，多伴有疼痛或步态异常。可见于先天肾精亏虚、发育不良，或长期坐姿不良的患儿；也可见于一侧胸部有病，或腰部扭伤的患者。

脊疳：背部肌肉消瘦，脊骨显露如锯齿状。为内脏精气亏损，脊背失养所致。

②动态。正常人腰背俯仰转侧，活动自如。腰背部常见的异常动态如下。

角弓反张：项背肌肉拘急使脊背反生理弧度弯曲，反折如弓。常兼见颈项强直、四肢抽搐。为风毒内动、筋脉拘急之象。

腰部拘急：腰部疼痛，活动受限，转侧不利，常为寒湿毒邪侵袭、火路之气受阻，或外伤闪挫、血滞阻塞所致。

7.望四肢

龙路和火路循于四肢的骨和肉之中，内脏的病变可以反映于四肢。望四肢时应注意观察四肢的外形变化和动态的异常，以及小儿食指脉络的形色变化。

（1）形态。

①外形。

肌肉萎缩：四肢或某一肢体肌肉消瘦、萎缩。常见于痿证、鹤膝风等。

四肢肿胀：四肢浮肿，按有压痕，是全身浮肿的一部分。见于浮肿病，为水道功能失常，水毒停滞所致。

关节肿大：伴疼痛，屈伸不利，行动困难，为痹病，由风寒湿毒邪闭阻龙路和火路所致。若关节红肿热痛，屈伸不利，见于热痹，为风湿毒邪郁久化为热毒所致；若膝部肿大而腿胫消瘦，形如鹤膝，谓之"鹤膝风"，多为寒湿毒邪久留，气血亏虚所致。

青筋暴露：小腿青筋怒张，形似蚯蚓，站立时突起明显，坐卧时可减轻。多为寒湿毒邪侵袭，龙路瘀阻所致。

②动态。

四肢萎废：四肢弛缓，软弱无力，为痿证。常因肺有热毒伤水，或湿热毒邪侵袭，或胃虚，或肝肾亏虚，或痰毒血滞阻塞，致骨和肉弛缓不用。一侧肢体不能随意活动，痿废不用，称为偏瘫，或半身不遂，多因风痰毒邪阻闭火路所致，见于中风病。而截瘫为脊髓横断损伤，其所支配的平面以下部分的肢体瘫痪，多由外伤或痰毒血滞阻塞火路、骨肉失养所致。偏瘫和截瘫统称瘫痪，根据瘫痪部位肌肉的张力情况，有硬瘫与软瘫的不同，硬瘫肢体强直而不能随意活动，为火路阻滞不通；软瘫肌肉痿软而不能随意活动，为骨肉失养、弛缓不用所致。

四肢拘急：四肢筋脉拘紧挛急，屈伸不利。多为风寒湿热毒邪侵袭，火路不利或精血亏虚、骨肉失养所致。

四肢抽搐：四肢不自主地频频伸缩，抽动不已。为风毒内动之象，见于破伤风、惊风、痫病等。

四肢震颤：手或下肢颤抖或动摇不定，不能自主。多为血虚、骨肉失养或饮酒过度所致。

循衣摸床、撮空理线：指患者神志不清，两手经常不自主地摸弄床沿和衣被，或伸手向空，手指时分时合，均为巧坞（大脑）坏之象。

（2）手指。壮医认为正之盛衰、毒之轻重、三道两路的功能状态，皆能从手指反映出来，可以通过观察手指的颜色、形态等来诊断疾病。

①颜色。人体内脏发生病变时，必然通过人体的"道""路"反映到相应的手指，使手指呈现颜色的改变。

拇指：色淡白，为胃阳衰阴盛；色青，为胃有寒毒疼痛。

食指：色白，为谷道有寒湿毒邪。

中指：第1节色白，为热毒内盛；第1节有白色斑点，为胃有湿热毒邪；第2、第3节有紫色纹，为心之龙路和火路阻塞的征兆；中指呈现红条纹不散，为心有热毒；中指青紫为龙路疾病。

无名指：色黄，为肝胆有湿热毒邪。

小指：第1、第3节色黑，为肾病或恶性病。

②形态。

梭状指：手指关节呈梭状畸形，活动受限，多由风湿毒邪久蕴所致。

杵状指：手指尖膨大呈杵状或鼓槌状，多由心肺不足，痰浊之毒内阻或肺肾气虚所致。

8. 望三道排出物

望三道排出物是指观察患者气道、谷道和水道的分泌物和排泄物的形、色、质、量的变化来诊察病情的方法。

人体有病变时可产生一些病理性的分泌物，如痰、排泄物和呕吐物等，称为排出物。排出物的形、色、质、量的特点与三道和内脏的功能密切相关，当三道和内脏有病变时，可引起这些方面的异常改变。因此通过观察排出物的形、色、质、量的变化，可测知三道和内脏的病变和毒邪的性质与正气的盛衰。

（1）痰。在病理情况下由气道排出的黏液，与肺密切相关。

①风痰：痰清稀而多泡沫。多为痰毒内停，又外感风毒之邪所致。

②寒痰：痰白而清稀。为寒毒凝滞，气不化水，聚而为痰所致。

③热痰：痰黄黏稠，坚而成块。为热毒犯肺，煎熬水液成痰所致。

④湿痰：痰白滑而量多，易咯出。为气虚失运，水液不化，聚而成痰，犯于肺所致。

⑤燥痰：痰少而黏，难于咯出。为肺水不足或肺阴衰阳盛，肺失水润，清肃失职所致。

⑥血痰：痰中带血，色鲜红。为火热毒邪灼伤肺龙路脉络所致。

⑦脓痰：咯吐脓血腥臭痰，或脓痰如米粥，属肺生痈。为热毒犯肺，热毒久蓄，肉腐成脓所致。

（2）涕。鼻腔分泌的黏液，涕为气道之液，与肺有关（见"鼻内分泌物"）。

（3）唾涎。唾是从口腔吐出的稠滞泡沫状的黏液，涎是从口腔流出的清稀黏液，为谷道之液，与胃有关。

①多唾：胃阳衰阴盛或有寒毒，水液失其温运，水邪上泛所致。

②涎清：量多属谷道阳衰，气不化水所致。

③口流清涎：气虚不能摄敛所致。

（4）呕吐物。呕吐是谷道有病变时，胃之气上逆所致。观察呕吐物形、色、质、量的变化，有助于了解呕吐的性质。

①寒呕：呕吐物清稀无酸臭味。多为胃阳衰阴盛，腐熟无力；或寒毒犯胃，水饮内停，胃失和降所致。

②热呕：呕吐物秽浊有酸臭味。常为热毒犯胃，胃失和降所致。

③水呕：呕吐清水痰涎，胃有振水声，口干不欲饮。多为水毒内停，胃失和降所致。

④食呕：呕吐物酸腐、夹杂不消化食物。多属伤食，为暴饮暴食，损伤胃腑，宿食不化，久则腐败，致胃气冲逆，故呕吐酸腐食物。

⑤苦水呕：呕吐黄绿苦水。多属湿热毒邪犯于肝胆，热毒迫胆汁上溢，胃失和降所致。

⑥呕血：呕吐鲜血或血紫暗有块，夹有食物残渣。多属胃有热毒或胃腑血滞，血不循脉。

（5）二便。

①大便。大便是谷道产生及排泄的废物，与胃肠的腐熟运化、肝的疏泄功能密切相关，因此审察大便的异常变化，可诊察内脏的病变。正常大便日行1次，干湿适中，成条排出。若病变影响了谷道的功能，就会导致大便的改变。

大便干结：大便燥结难解，甚则结如羊屎。为谷道水亏所致。

大便溏稀：大便溏烂，或如鸭溏，或清稀如水。属寒湿毒邪犯于谷道，大肠传导失常所致。

便黄如糜：大便色黄褐而糜烂，有恶臭。属湿热毒邪侵于谷道。

便下脓血：大便有黏冻，色白或兼红，兼见腹痛肛灼，里急后重，为湿热毒邪所致的红白痢。白多红少为白痢，乃湿毒重于热毒，谷道之气郁滞；红多白少为红痢，乃热毒重于湿毒，损伤谷道龙路脉络。

便血：大便色黑如柏油样，称为远血，为胃龙路漏血；便下血色鲜红，附于大便表面或在大便前后滴出，称为近血，系风热毒邪灼伤谷道龙路。

②小便。小便是水道形成与排泄的废液，与肾的温煦、膀胱的气化功能密切相关，通过观察尿的异常变化，可以了解水液代谢的异常及肾与膀胱的病变。正常尿色淡黄，清净而不混浊，冬日汗少尿多，尿色较清；夏日汗多尿少，则尿色较黄。日行 3～6 次，尿量 1000～1800 毫升。若病变影响肾与膀胱等相应水道的功能，就会导致尿发生改变。

尿清长：尿色清而量多，多属寒毒，为寒则汗液不泄、水液不伤、水下趋膀胱所致。

尿短黄：尿色黄而量少，多属热毒，为热毒耗伤水液，尿化源不足所致。

尿血：小便色赤或鲜红，为热毒蓄于膀胱，损伤龙路脉络所致，亦见于血淋。

尿有砂石：小便时时中断，夹有砂石，为砂淋，为湿热毒邪内蕴，煎熬尿中杂质，结为砂石所致。

尿浊：小便浑浊如米泔水或滑腻如脂膏，为尿浊、膏淋，多为肾亏虚、清浊不分，或湿热毒下注、气化不利、不能制约脂液所致。

（二）壮医闻诊法

【概述】

壮医闻诊包括听声音和嗅气味两方面。声音和气味的变化，是内脏生理活动和病理变化的表现。因此，壮医十分重视闻诊在诊察疾病中的作用。

听声音是指听辨患者的各种声响，以收集病情资料的诊察方法。声音主要是由气的活动通过空腔、管道、器官等产生振动而形成。语音的发出，不仅是喉、会厌、舌、齿、唇、鼻等器官直接作用的结果，而且与气道、肺、大脑、肾等内脏的功能有着密切的关系。而其他内脏病变时，除可出现特异的声响外，亦可通过火路和龙路影响语音。因此，临床根据声音的变化，不仅能诊察发音器官的病变，而且能进一步推断内脏和整体的变化。人体出现异常气味，与健康状况或某些内脏疾病有关，嗅气味可分析疾病的病性和病位。

【方法】

1. 听声音

（1）一般采取坐位或卧位。

（2）应充分暴露被检查部位，切忌隔衣听诊。

2. 嗅气味

（1）注意加以区分患者排出物的正常气味与异常气味。

（2）注意病室气味。

【主要内容】

闻诊包括听声音和嗅气味两方面。

1. 听声音

听声音是指听辨患者的发声、语言、呼吸、咳嗽、呕吐、呃逆、嗳气、叹息、鼻鼾、喷嚏、呵欠、肠鸣等各种声响。正常声音的共同特点为发声自然，声音柔和圆润，语音清晰。病变声音有以下内容。

（1）发声。

①声重：语声重浊，多为外感风寒，以致肺气不宣，鼻窍不通；或湿浊阻滞，中气不宣之故。临床常伴有鼻塞、流涕，咳嗽、痰多等。

②嘶哑、失音：语声嘶哑，为音哑；语而无声，为失音。新病音哑或失音，多为外感风寒毒邪或风热毒邪，以致肺气不宣，清肃失司所致；久病音哑或失音，多为肺肾精气虚衰，失于濡养所致。

③呻吟：呻吟声高亢有力，多为毒盛、剧痛；久病而呻吟，低微无力，多为正虚。

④惊呼：声音尖锐，表情惊恐，多为剧痛或惊恐所致。

（2）语言。病态语言包括谵语、郑声、独语、狂言和语言謇涩，前四者属语言错乱，为巧坞功能失常的表现。

①谵语：神志不清，语无伦次，声高有力。多为热毒扰乱巧坞所致。

②郑声：神志不清，言语重复，时断时续，声音低弱。为气虚，巧坞失养所致。

③独语：自言自语，喃喃不休，见人则止。可见于气血大伤，巧坞失养或痰浊蒙闭巧坞。

④狂言：语无伦次，笑骂狂言不避亲疏，登高而歌，弃衣而行。多为情志不遂，气郁化生火毒，痰火毒邪扰乱巧坞所致。

⑤语言謇涩：神志清醒，思维正常，但语言謇涩，舌强不利，多为风痰毒邪阻络

所致。

（3）呼吸。患者呼吸正常，是形病气未病；呼吸异常，是形气俱病。病态呼吸包括喘、哮等。

①喘：发病急骤，呼吸气粗，声高息涌，仰首目突，唯以呼出为快，形体壮实，脉实有力，多为肺有热毒壅滞，或痰毒内停，气道不畅所致；发病徐缓，病程较长，喘声低微，息短不续，动则加剧，但以长引一息为快，形体虚弱，动则气喘汗出，脉虚无力，多为肺气虚或肺肾气虚所致。

②哮：呼吸急促，喉间及肺部均可听到如鸣笛样声音，多为宿痰内伏，复感外来毒邪所引发。久居寒湿之地，或过食酸咸生冷，或过敏体质者接触过敏物质等均可诱发。喘不兼哮，但哮必兼喘，喘以气息急迫、呼吸困难为主，哮以喉间哮鸣为特征。

（4）咳嗽。

①咳声重浊：咳嗽声音紧闷重浊，伴咯痰清稀，为风寒毒邪初起；伴咯痰色白量多，为痰毒阻肺。

②咳声不扬：咳嗽声音滞涩不畅，伴咯痰黄稠，为热毒犯肺。

③咳声清脆：咳嗽声音清亮干脆，伴无痰，或痰少而黏，病程较短，多为燥热毒邪犯肺。

④咳声低微：咳嗽声音清轻低弱，伴咳痰稀量少，少气，多为肺气虚。

⑤干咳：阵作干咳，无痰而阵咳，伴痰中带血，潮热，为肺阴衰阳盛。

（5）呕吐。

①久病吐势徐缓，声音微弱，为正虚、寒毒所致。

②暴病吐势较猛，声音壮厉，为热毒盛实所致。

③呕吐呈喷射状，兼高热神昏，提示热毒内成，扰乱巧坞，病情危重。

④朝食暮吐或暮食朝吐，提示胃主降的功能受阻，多见于胃部恶性肿瘤。

⑤呕吐与暴泻并见，多为霍乱病。

（6）呃逆。

①新病呃逆，呃声频作，高亢而短，声响有力，为毒邪盛实，多因寒毒、热毒犯胃。

②久病呃逆，呃声低沉而长，声弱无力，为正气虚弱，多因胃气虚衰。

（7）嗳气。

①嗳气酸腐，脘腹胀痛，为食毒停胃。

②嗳气频作，嗳声响亮，随情绪变化而减轻或加剧，为谷道气郁。

③嗳气声低，无酸腐气味，食欲减退，多为胃气虚。

（8）叹息。叹息是胸中郁闷不舒，引一声叹气而得以舒缓所发出的声音，为气郁的征象之一。

（9）鼻鼾。正常人入睡后有鼻鼾声而无其他症状，不属病态，中老年人、肥胖者多见；也有由鼻病或睡眠姿势不当所致。鼻鼾伴有短暂的间歇性呼吸停止，清气吸入不足，易导致内脏组织功能早衰，须及时治疗；昏迷不醒而鼾声不绝，多见于热毒致巧坞昏或风痰毒邪阻滞巧坞。

（10）喷嚏。

①经常喷嚏不断，反复发作，多见于气虚不固，或体质过敏。

②外感病日久不愈，忽有喷嚏，是阳气来复，邪正相争，为疾病向愈之兆。

（11）呵欠。呵欠是张口深舒气，微有声响的一种表现。因困倦欲睡而呵欠，不属病态。病者不拘时间，呵欠频频不止，称数欠，多为阴盛阳衰，体虚之故。

（12）肠鸣。正常的肠鸣音低弱而和缓，一般难以闻及。当肠道传导失常或阻塞不通时，则肠鸣音高亢而频急。临床根据鸣响的部位及声音来判断病位和病性。

①胃脘部鸣响如囊裹浆，振动有声，立行或推抚脘部，其声辘辘下行，多为水毒留聚于胃。

②鸣响在脘腹，如饥肠辘辘，得温得食则减，饥寒则重，为胃肠气虚。

③腹中肠鸣如雷，脘腹痞满，泄泻，多为感受风、寒、湿毒等邪气，胃肠气机紊乱所致。

④腹内微有肠鸣之声，腹胀，食少纳呆者，多为胃肠气虚，传导功能减弱所致。

⑤肠鸣音完全消失，腹部胀满疼痛，多为胃肠气郁不通之重病。

2. 嗅气味

（1）病体气味。

①口气。

口臭：口中散发臭气，为口腔不洁，或有龋齿，或消化不良所致。

口气酸臭：口中散发酸臭气，为胃肠食毒。

口气臭秽：口中散发臭秽之气，为胃有热毒或牙疳。

口气腐臭：口中散发腐臭之气，为内有溃腐脓疡。

②鼻气。

鼻出臭气，流黄稠浊涕不止，为鼻渊；鼻腔恶性肿瘤可见血性分泌物，有腐肉臭气。

③体气。

两侧腋下散发特殊气味，出汗时加重，为狐臭病；周身有腥膻气味，多为持续出汗，久蕴于皮肤所致，常见于湿热毒邪为患；褥疮及其他疮疡溃腐者，体有腐臭气。

④排出物气味。

排出物浊气浓重臭秽，多见于热毒；气微腥臭，多属正虚。

咯出大量脓血腥臭痰，为肺痈病。

大便臭秽浓重，为热毒或湿热毒邪；大便微有腥臭或臭气不重多为寒毒。

小便黄赤浊臭，为膀胱湿热毒邪；小便量多，色清无臭，为阳衰阴盛。

妇女带下色黄而臭秽，为湿热毒邪下注；带下量多清稀而微腥，多为寒湿毒邪；崩漏或带下奇臭，并杂见异常颜色，常见于妇女癌症。

产后恶露臭秽，多为湿热毒邪下注。

（2）病室气味。病气充斥病室，说明病情已重，或病室通风不良。下述各类均属危重病情。

①病室有腐臭或尸臭，提示病情危重，是内脏败坏之征兆。

②病室有血腥气，患者多患失血症。

③病室有尿臊气，多见于浮肿病晚期（尿毒症）。

④病室有烂苹果样气味，多见于尿甜病。

(三) 壮医询诊法

【概述】

询诊是壮医诊察疾病常用的重要方法之一，在壮医诊法中占有重要地位。询诊是对患者或陪诊者进行有目的的询问，以了解疾病的起始、发展、治疗经过、现在症状和其他与疾病有关的情况，来诊察病情的方法。

询诊是医生通过言语对患者的病情资料如疾病的发生、发展、诊治经过、饮食嗜好、生活习惯等进行收集，可以弥补其他诊法的不足，以利于全面、系统地收集病情资料，为医生分析病情，判断病位、病性提供可靠依据。

【方法】

1.围绕主症，全面询问

询诊应当重点明确，围绕主症有目的地深入系统展开，还要了解兼症，兼顾患者的其他全身情况，以避免遗漏病情。

2.边询边辨，询辨结合

临床上在询诊过程中，要善于对患者所诉的主要症状的特点进行思考、分析，并根据壮医理论，结合望、闻、按等诊法得到的信息，初步认识病情，再追踪新的线索，进一步有目的、有重点地询问，做到边询边辨，边辨边询，询辨结合，从而减少询诊的盲目性。

【主要内容】

询诊的内容包括一般项目、主诉、病史（现病史、既往史、个人生活史及家族史）。

1.一般项目

一般项目包括姓名、性别、年龄、婚姻状况、民族、职业、籍贯、发病节气、出生地、常住地、单位等，以便联系患者和随访诊疗效果，并可作为诊断疾病的参考。

2.主诉

主诉是指患者疾病的主要症状、体征及其持续时间。主诉是在对患者进行全面诊察，并初步认识患者的疾患后，所归纳出的疾病的提要。文字应简洁，一般不超过20个字。

3.现病史

现病史是指围绕主诉从发病到就诊时疾病的发生、发展、变化和诊治的经过。注意起病情况、发病时间、起病缓急、病因和诱因、最初的主要症状及其部位、性质，以及伴随症状，当时曾做何处理等。病变过程和就诊时的全部自觉症状是询诊的中心环节，是壮医判断疾病的病位与病性的主要依据。

患者就诊时的主要症状是现病史的要点。壮医询现在症的"十询歌"："一询寒热二询汗，三询头身四询寝，五询饮食六询便，七询情志八询男，九询经带十询儿。"

（1）询寒热。寒热类型有寒热并见、但寒不热、但热不寒、寒热往来四种类型。

①寒热并见。见于外感毒邪。

寒多热少，为风寒毒邪在表。

热多寒少，为感受热毒，热毒为阳邪，易致阳盛，故发热多而恶寒少。

热少怕风，为风毒在表。

②但寒不热。多为内有寒毒。

新病恶寒，为寒毒内盛，多为感受寒毒较重，使正气郁遏，机体失于温煦所致。

久病畏寒，为阳衰阴盛，多为素体阳虚或久病伤阳，阳气虚衰，温煦失职所致。

③但热不寒。

壮热：为热毒内盛所致。

潮热：为热毒内结谷道。午后潮热为湿热毒邪蕴结，骨蒸潮热为阴衰阳盛。

微热：可见于气虚发热。

④寒热往来。指恶寒和发热交替发作，为毒邪内侵，毒正交争的表现。

（2）询汗。

①无汗：正常人秋冬阳气蛰藏，气血趋于里，故少汗或无汗，乃自然之势。倘若寒毒束表，或阳衰阴盛，或水亏血少，均可表现为无汗。

②有汗：人体不因劳累、紧张、天热、着衣过暖或服用发散药物等因素汗出，皆属病理性出汗。凡水道不密，热毒壅盛，阴阳失调均可引起汗出异常。

（3）询头身。

①疼痛。一般来说，新病疼痛，痛势剧烈，痛无休止，痛而拒按属毒邪盛实，多为气郁、血滞、痰毒阻滞，不通而痛；久病疼痛，痛势较缓，时作时止，痛而喜按属正虚，多为气血亏虚所致。由于机体的各部位与一定的内脏和龙路、火路相联系，因此通过询问疼痛的部位可了解病变所在的内脏和道路，对诊断有重要意义。

胀痛：疼痛以胀为主，为气郁所致。

刺痛：疼痛如针刺，为血滞所致。

冷痛：疼痛带有冷感，痛而喜暖，为寒毒所致。

灼痛：疼痛带有灼热感，痛而喜凉，常为火热毒邪所致。

隐痛：疼痛隐隐，绵绵不休，为正虚所致。

重痛：疼痛带有沉重感，多为湿毒困阻所致。

绞痛：疼痛剧烈如刀绞，难以忍受，多为血滞、气郁、结石、虫积等有形之毒邪闭阻气机所致。

②其他不适。其他不适感，如头晕、耳目不适、胸闷、心悸、胁胀、脘痞、腹胀、身重、麻木等，应注意询问有无此类症状及其程度、特点等。

（4）询睡眠。睡眠是人体生理活动的重要组成部分，睡眠的情况与人体阴阳的盛衰、气血的盈亏及巧坞功能的强弱密切相关。正常情况下，机体气血充盈，巧坞功能正常，阴平阳秘，则睡眠正常；常见的睡眠失常有失眠、嗜睡两种。

①失眠：临床上有正虚失眠与毒邪失眠两大类：正虚失眠见于心肾阴衰阳盛或气血两虚；毒邪失眠见于胆郁痰毒内扰或食毒内停。

②嗜睡：若患者大病之后精神疲乏而嗜睡，是正气未复的表现，但醒后神志清爽，当与嗜睡有别。嗜睡常为痰湿毒邪内盛，或阳衰阴盛所致。

（5）询饮食口味。询饮食口味是指对病理情况下的口渴、饮水、进食、口味等情况的询问。了解有无口渴、饮水多少、喜冷饮或热饮，有无食欲、食量多少、食物的喜恶，以及口中有无异常味觉等。

①口渴与饮水。口渴与饮水是体内水液的盛衰和输布情况、病性、毒邪的反映。

口不渴：口不渴，不欲饮水。提示机体水液未伤，多见于寒毒、湿毒。

口渴欲饮：感到口渴而欲饮水。提示津液损伤，多见于热毒。

渴不多饮：有口干而渴的感觉，但饮水不多。多为水液损伤较轻，或水液未伤，但水液输布障碍。常见于阴衰阳盛，湿热毒邪，痰毒内停，血滞内停。

②食欲与食量。

食欲减退：新病食欲减退，一般是正气抗毒的保护性反应，故病情较轻，预后良好；久病食欲减退，兼有腹胀便溏、神疲倦怠、面色萎黄、舌淡脉虚者，多属胃虚；食少纳呆，伴头身困重、脘闷腹胀、舌苔厚腻者，多属湿毒困阻。

厌食：多属食毒停滞于胃，腐熟功能失常。

消谷善饥：患者食欲过于旺盛，进食量多，食后不久即感饥饿。若兼见口渴心烦、口臭便秘，为胃火毒亢盛，腐熟太过；若兼见多饮多尿、肌肉消瘦为尿甜病，为胃肾阴衰阳盛而火亢。

饥不欲食：患者虽有饥饿感，但不欲食，或进食不多，称为饥不欲食，多为胃阴衰而火毒内扰。

偏嗜食物：正常人由于地域与生活习惯的不同，常有饮食偏嗜，一般不会引起疾病，但若偏嗜太过，则有可能引发疾病。如偏嗜肥甘，易生痰湿毒邪；偏食生冷，易伤胃肠；过食辛辣，易生热毒等。妇女妊娠期间，偏嗜酸辣等食物，一般不属病态。嗜食生米、泥土、纸张等异物，兼见消瘦、腹胀腹痛，常见于小儿，多属虫毒病，为饮食不洁，腹内生虫，脾失运化，机体失养所致。

③口味。

口淡：自觉口中淡而无味，常伴食欲减退，多为胃气虚，或见于寒毒。

口苦：自觉口中有苦味，为热毒。

口甜：自觉口中有甜味，多见于湿热毒邪。

口酸：自觉口中有酸味，多见于肝胃有热毒，肝胃不和；若口中酸馊，脘腹胀满，多为食毒内停。

口咸：自觉口中有咸味，多与肾虚及寒水毒邪上泛有关。

（6）询二便。大小便的排出是机体新陈代谢的正常现象，与谷道及胃、膀胱、肾、肝、胆的功能等密切相关。询问大小便情况，不仅可以了解机体消化功能和水液代谢情况，还是判断疾病性质正气与毒邪盛衰的重要依据。询问二便情况应注意结合望诊和闻诊，以了解二便的性状、颜色、气味、便量、排便时间、排便次数、排便感觉及兼症等。

①大便。

便秘：有正虚与毒邪之分，常见于久病者、老人、孕妇或产后妇女。热毒便秘为热毒内盛，耗伤水液，谷道不通所致；寒毒便秘为寒毒内盛，寒毒凝滞，谷道气机不通所致；正虚便秘多为气血或水液亏虚，谷道失于推动及濡养所致。

泄泻：有正虚与毒邪之分，为胃肠失运，水停肠道，谷道传导失常所致。

痢疾：便下脓血黏液，里急后重（腹痛窘迫，时时欲便，肛门重坠，便出不爽），为湿热毒邪积滞、交阻于谷道，龙路脉络受损，气郁血滞而化为脓血。

便血：多为胃肠龙路脉络受损所致。若便黑如柏油，或便血紫暗，其来较远，为远血；若便血鲜红，其来较近，为近血。

②小便。

尿量异常：尿量增多，尿清长量多，畏寒喜暖，为阳衰阴盛；若多尿伴多饮、多食、消瘦、疲乏者为尿甜病。尿量减少，尿量少，色黄，为热毒耗伤水液，或汗下伤水所致；尿少伴肢体浮肿，为浮肿病，为水道功能失常，气化不利，水毒内停所致。

尿次异常：包括尿频数和癃闭，若久病尿频数，量多色清，夜间尤甚，多为阳衰阴盛，膀胱失约。癃闭为气虚，气不化水，或气化无力，开合失司所致，多属正虚；若癃闭为湿热毒邪蕴结，或血滞、结石阻塞所致，多属毒邪。

排尿感异常：尿涩痛，多为湿热毒邪蕴结，膀胱气化不利所致，常见于淋证；余沥不尽，多为气虚，膀胱失约所致，常见于老年人或久病体衰者；尿失禁、遗尿多为气虚不固，膀胱失约所致。若神昏而尿自遗者，属危重证候。

（7）询情志。

①情志抑郁：情绪抑郁多责之于肝、肾、巧坞及气血功能的失调，常见于肝气郁结、气血两虚、肾阳衰阴盛，使巧坞功能失常所致。

②情绪高涨：病态的情绪高涨，稍不遂意就勃然大怒，遇悲伤之事就伤心流泪，但转瞬即逝，随即恢复原状。情绪高涨症多因痰毒火毒内扰，或肾阴衰阳盛，使巧坞功能亢奋所致。

③焦虑：焦虑是在对未来事件无法预测和把握时感到担心的一种情绪，对于正常人而言，不属于病态表现。病态焦虑情绪多为内脏亏损，巧坞失养，或热毒内扰，巧坞不宁所致。

④恐惧：正虚毒盛可引发恐惧情绪，胆怯寡断，性情忧郁，遇事善恐，伴胸胁空

痛不适、气短乏力等，属肝气虚；善思多虑，触事易恐，伴有心悸健忘，自汗气短，失眠多梦，身倦乏力，面色无华，舌淡、苔薄白，脉细弱等，属气血两虚；性急易怒，善惊易恐，眩晕耳鸣，胸胁满闷，失眠多梦，口干口苦，舌红、苔黄腻，脉弦滑数，属痰热毒邪扰于胆。

（8）询男科。男子出现阳痿、阳强、遗精、早泄等异常表现，是男科的常见疾病，也是全身病理变化的反映。

①阳痿：有正虚与毒盛之分，一般来说，初病多毒盛，久病多正虚；骤发多毒盛，渐发多正虚；青壮年多毒盛，老年多正虚；继发者多毒盛，原发者多正虚。正虚不外乎阳衰阴盛、气血两虚；毒盛则多为气郁血滞、湿热毒邪下注。

②阳强：多为火毒内扰或阴衰阳盛所致。

③遗精：无梦而遗，甚至清醒时精液自流，称滑精，多为肾气虚损，精关不固，或阴衰阳盛火扰所致。成年未婚男子或婚后夫妻分居者，1个月遗精1～2次，次日不出现明显不适感或其他症状，属于生理性遗精现象。

④早泄：为肾气不足或肝肾阴衰阳盛所致。

（9）询女科。询妊娠、产育的意义主要在于了解妊娠、产育与所患的其他疾病的关系，以便正确指导诊断与治疗。

①月经。月经的形成与肾、肝、胞宫、龙路、火路和气血等的关系十分密切。询问月经的有关情况，可以判断机体内脏功能的强弱及气血的盛衰。询问月经应注意了解月经的周期，行经的天数，月经的量、色、质，有无闭经或行经腹痛，初潮或绝经年龄、末次月经日期等。月经异常包括经期不调、闭经、痛经。

经期不调。

月经先期：连续2个月月经周期提前7日以上。经色浅淡，量多质稀，多为气虚不摄，胞宫龙路不固所致；经色深红，量多质稠，多为血热扰乱胞宫所致。

月经后期：连续2个月月经周期延后7日以上。经色淡红，量少质稀，常为血亏损而化源不足所致。

月经愆期：连续2个月月经周期提前或延后7日以上。经色紫红，量少有块，多为气郁；经色淡红，量或多或少，质稀，多为气虚。

闭经：妊娠期、哺乳期或绝经期月经停闭，属生理现象；有些妇女终身无月经而同样能怀孕，称为"暗经"；部分少女初潮后出现一时性停经，而又无其他不适反应，不作闭经论治。病理性闭经多为气血虚，或气郁，或寒毒凝滞，或痰湿毒邪阻滞，胞宫龙路不通所致。此外，有行经期经血上逆，只吐血、衄血或眼耳出血，称为"倒经"。

痛经：经前或经期小腹胀痛或刺痛，多属气郁或血滞；小腹冷痛，得温痛减，多属寒毒或阳衰阴盛；经期或经后小腹隐痛，多属气血两虚，胞宫失养。

②带下。带下具有润泽阴道、防御外邪入侵的作用，称为生理性带下。若带下量过多，淋漓不断，或伴有颜色、质地、气味等异常改变，称为病理性带下。询问带下时，应注意询问带下色、质、量、味等情况。

白带：带下色白、量多、质稀、少臭，多属阳衰阴盛，寒湿毒邪下注；带下色白、质稠，状如凝乳，或呈豆腐渣状，气味酸臭，伴阴部瘙痒者，多属湿毒下注。

黄带：带下色黄、质黏、气味臭秽，多属湿热下注。

赤白带：白带中混有血液，赤白杂见，多属湿热毒邪下注。

此外，中老年妇女带下颜色赤黄略褐，淋漓不断，伴气味臭秽异常，多属热毒夹湿毒，预后多不良，应做妇科检查，以进一步明确诊断。

（10）询儿科。小儿在生理上具有内脏娇嫩、生机蓬勃、发育迅速的特点；在病理上具有发病较快、变化较多，易正虚、易毒盛的特点。询问小儿病除一般询诊内容外，还要结合小儿的特点，着重询问下列几个方面。

①出生前后情况。重点询问喂养方法及坐、爬、立、行、出牙、学语的迟早等情况，从而了解小儿后天营养状况和生长发育是否符合规律。

②预防接种史、传染病史。小儿6个月至5周岁，后天的免疫机能尚未形成，易感染水痘、麻疹等急性传染病。预防接种可帮助小儿建立后天免疫机能，以减少感染和发病。患过某些传染病，如麻疹，常可获得终身免疫力而不会再患此病。若密切接触传染病患者，如水痘、丹痧等患者，常可导致小儿感染发病。

③发病原因。小儿内脏娇嫩，抵抗力弱，调节功能低下，易受气候及环境影响而发病。如感受外来毒邪而导致外感病，出现发热恶寒、咳嗽、咽痛等症；小儿谷道薄弱，消化力差，极易伤食，而出现呕吐、泄泻等症；婴幼儿大脑发育不完善，易受惊吓，而见哭闹、惊叫等症。要了解小儿的致病原因，应注意围绕上述情况进行询问。此外，还应注意询问有无家族遗传病史。

4. 既往史

指患者既往的健康和患病状况。

5. 个人生活史

指患者平素的起居饮食、烟酒嗜好、工作情况、婚育状况等。

（四）壮医按诊法

【概述】

壮医按诊是医生用手直接触摸或按压患者的某些部位，以了解局部冷热、润燥、软硬、压痛、肿块或其他异常变化，从而推断疾病部位、性质和病情轻重等情况的诊察方法。

【方法】

按诊的手法有触法、摸法、按法、叩法四种。

（1）触法：医生以手指或手掌轻轻触摸患者的局部皮肤。

（2）摸法：医生以手指稍用力寻抚局部，如胸腹、穴位、肿胀部位等，来探明局部的感觉情况，有无疼痛及肿块的形态、大小等，以分辨病位及病性。

（3）按法：按法也称按压法，医生用手指或手掌用力按压，检查深部组织或肿块的情况。

（4）叩法：叩法又称叩击法，有直接叩击法和间接叩击法 2 种。医生用手叩击患者身体某部，使之震动，产生叩击音、波动感或震动感，以了解病变情况。

【主要内容】

临床常用的按诊检查有按头颈、按胸胁、按脘腹、按肌肤、按穴位等。

1. 按头颈

（1）按头部：临床上常用来诊察婴儿囟门的情况，囟门高凸，为热毒上冲的征兆；囟门低陷，为水液亏损之象。

（2）按颈部：必须注意有无肿大、瘿瘤、结节，以及它们与周围组织有无粘连，分辨其性质并相互区别。

2. 按胸胁

（1）按胸部。

①胸部。前胸高起，按之气喘，为肺胀；叩之音清，可见于气胸；若按之胸痛，叩之音实，常为饮停胸膈；胸部外伤可见局部青紫肿胀而拒按。

②乳房。正常乳房内有数个小结，无触痛。若乳房肿块呈多发性、扁平形，或串珠状结节，大小不一，质韧而不硬，与周围组织界限不清，病程较长，发展缓慢，为乳癖；若肿块迅速增大，质地变硬，有血性分泌物从乳头溢出，则可能为乳岩。已婚妇女，如见一侧乳房出现一个或数个结节状肿块，触之不痛，与周围正常组织分界不

清，与皮肤发生粘连，数月后肿块软化，形成脓疡，伴潮热颧红，夜寐盗汗，为阴衰阳盛火旺，临床称为乳痨。

（2）按胁部。胁痛喜按，多为肝虚；胁下肿块，刺痛拒按，多为血滞；右胁下肿块，按之表面凹凸不平，应注意排除肝癌；右胁胀痛，触之有热感，手不可按，可能为肝痈；疟疾后左胁下触及痞块，按之硬，为疟母。

3. 按脘腹

（1）脘腹凉热：凡满腹痛，喜按属正虚，拒按属毒盛；喜暖手按抚属寒毒，喜冷物按放属热毒；痛在脐旁少腹，按之有块应手为血滞。

（2）脘腹胀满：有正虚与毒盛之分，凡腹部按之手下饱满充实而有弹性、有压痛，多为毒盛；若腹部虽膨满，但按之手下虚，软而缺乏弹性，无压痛，多为正虚满；腹部高度胀大，如鼓之状，称为臌胀。

（3）脘腹痞满：心下部按之较硬而疼痛，多属毒盛，多为毒邪积聚胃脘部所致；伴有按之濡软而无疼痛，则属正虚，多为胃虚弱所致。

（4）积（症）聚（瘕）：腹内肿块推之可移，或痛无定处，聚散不定，为瘕聚，属气郁；凡肿块痛有定处，推之不移，为症积，属血滞。肿块生长迅速者往往预后不良；形态不规则，表面或边缘不光滑者亦属重证。

（5）胞衣：孕妇小腹冷凉，为胞衣寒，胎儿安静不动，胎儿有病；孕妇小腹温热，为胞衣热，胎儿躁动不安；孕妇小腹一侧寒一侧热，主胎衣厚薄不均。

4. 按肌肤

（1）寒热。触肌肤的寒热可了解人体阴阳的盛衰和毒邪的轻重。局部病变中，还可从肌肤温度辨别阴证或阳证。如皮肤不热，红肿不明显，多为阴证；皮肤灼热而红肿疼痛，多为阳证。外伤局部发热红肿为新伤或热毒，伤肿而皮肤不热为气血受阻。

①肌肤寒冷，为阳衰阴盛。

②肌肤寒冷而大汗淋漓，面色苍白，脉微欲绝，为亡阳之象。

③肌肤灼热，为热毒炽盛。

④身热，初按热甚而久按转轻为热毒在外，久按热愈甚为热毒在内。

⑤汗出如油，四肢肌肤尚温而脉躁疾无力，为亡阴之象。

（2）润燥滑涩。

发热而皮肤湿润为外感风热毒邪；汗出而皮肤灼热为热毒入里；皮肤湿润而肤凉，或见于阳衰自汗，或见于汗出热退之后；外感热病，寒热并见而皮肤干燥，为寒毒阻闭水道。

皮肤的滑润和枯涩反映机体气血的盛衰。肌肤滑润为气血充盛，肌肤枯涩为气血不足。新病皮肤多滑润而有光泽，则虽病而气血未伤；久病肌肤常枯涩，为气血两伤；血虚或血滞可致肌肤甲错。

（3）肿胀。

①浮肿：以手按之凹陷，起指后留有压痕，如裹水状，不能即起。由水液失于输布，水毒溢于肌肤所致。

②气肿：以手按之凹陷，皮肤粗厚，起指后无压痕，举手即起。由气失于温运，气机壅滞所致。

（4）疮疡。

按之肿硬而不热，根盘平塌漫肿，多属正虚；红肿灼手，根盘紧束，多属毒盛；肿硬不热，属寒毒；肿处烙手而压痛，属热毒。

按之硬而热不甚，为无脓；按之边硬顶软，有波动感而热甚，为有脓；轻按即痛为脓在浅表，重按方痛为脓在深部。对于肌肉深部的脓肿，则以"应手"或"不应手"来决定有脓无脓。方法是用两手分放在肿物的两侧，一手时轻时重加以按压，一手静候深处有无波动感。若有波动感应手，即为有脓，反之则为无脓。

5. 按穴位

壮医认为，穴位为龙路、火路网络在人体体表的网结，人体内的内脏骨肉发病后均可通过龙路、火路的沟通影响这些网结，并引起这些网结的某种变化，如出现结节、条索状物、压痛、过敏反应等。按穴位要注意穴位上是否有结节或条索状物，有无压痛或其他过敏反应，然后结合望、闻、询各诊所得的资料综合判断内脏疾病。

二、壮医特色诊法

（一）壮医目诊法

【概述】

壮医目诊是根据眼睛的色泽、形态、眼睛上脉络的变化等来辨别疾病的病因、病位、病性和推测疾病预后的一种诊断方法。壮医目诊具有以下特点：诊断较准确、迅速；操作简便，易学易懂；无创伤性，安全可靠；经济，便于推广；司外揣内，见微知著；有助于体检、普查、预测未病以防患于未然。

壮族称眼睛为"嘞嗒"。壮医对眼睛极为重视，认为眼睛是天地赋予人体的窗口，是光明的使者，是天、地、人三气精华之所系，人体脏腑之精皆上注于目，故眼睛能包含一切，洞察一切，也能反映百病。眼睛长在巧坞上，直接受巧坞指挥。因此壮医在疾病诊断上，把目诊放在首要位置，认为凡人体内脏腑、气血、骨肉、谷道、气道、水道、龙路、火路的功能状态，皆可通过目诊诊察出来。

壮医目诊的要义包括医者和患者两方面，医者的眼睛可洞察百病，而患者的眼睛可反映百病，两者相互配合印证，即可诊断疾病。现代壮医目诊研究表明，人体不同的器官、组织、部位的病变均可在白睛（巩膜）上有特定的信号反映区；同一器官、组织的不同疾病，在反映区上可有不同的异变信号。同时，根据眼睛上异变信号的变化还可判断疾病的新旧轻重。

【方法】

1.检查前患者的准备

凡神志清醒，能配合检查者均可采用目诊法。

2.器械准备

5～50倍放大镜，小型聚光手电筒。

3.检查步骤

（1）患者端坐，放松，两眼自然平视，特殊患者可站立或仰卧、侧卧。

（2）医者左手持放大镜，并用食指和拇指将患者上下眼睑撑开，将放大镜移动至理想观察位置，右手持手电筒依次照射患者眼睛，以能够清晰观察为度。依次由上到下、由内到外观察白睛（巩膜），同时嘱患者向下、向上、向外、向内移动眼球（下视、上视、外视、内视），然后嘱患者平视，医者由外向内观察黑睛（虹膜），同法检查对侧眼睛。

【主要内容】

壮医目诊主要观察白睛（巩膜）和黑睛（虹膜）的色泽、形态、脉络的变化等来辨别疾病的病因、病位、病性和推测疾病预后。正常目征为白睛（巩膜）瓷白色，脉络细小，黑睛（虹膜）纹理清晰均匀，无斑点，两瞳孔正常。

1.以白睛分部定病位

壮医在长期的临床医疗实践中，观察到正常情况下，人体白睛色白而清明，无明显的龙路脉络及斑点。当人体的三道两路和内脏发生病变时，而且常常是在病变的早期，在白睛的相应部位就会出现明显的龙路脉络及斑点，反映相应的道路和内脏有病理变化产生。一般情况下，两眼11～1点之间候谷道及胃、肠的病变。右眼1～3点之间候火路、巧坞和头部官窍的病变。左眼1～3点之间候龙路和心的病变。右眼

3～4点之间候气道和胸廓的病变。左眼3～4点之间候气道和肺的病变。两眼4～5点之间和7～8点之间候水道、肾、膀胱和少腹的病变。两眼5～7点之间候生殖器官的病变。两眼8～9点之间候气道和气管、肩臂的病变。两眼9～11点之间候肝胆的病变。而且相应的内脏有病变，在白睛相应的部位呈现的龙路脉络可形成与其外形相似的形状。

2. 以龙路脉络及斑点的形色定病性

白睛出现的龙路脉络、斑点的形态和颜色是壮医判断疾病的病理变化和病理性质的重要依据。以龙路脉络及斑点的形色定病性可概括为以下内容：脉络颜色判新久，脉络弯度别轻重，脉络浸润有湿毒，脉络散乱为风毒，脉络聚瞳乃火热，脉络散边是寒湿，脉络花样多病恶，黑斑瘀来蓝为虫。

（1）白睛龙路脉络的形色。

①白睛龙路脉络的形态。龙路脉络弯曲较多、弯度较大，为重病、势急；弯曲较少、弯度较小，为轻病、势缓。龙路脉络边界浸润混浊、模糊不清，为体内湿毒为患；龙路脉络多而散乱、分布毫无规则，为风毒作祟；龙路脉络多而集中、靠近瞳仁，为火毒热毒作怪；龙路脉络分散、远离瞳仁，乃寒湿之毒或风寒之毒为患；龙路脉络呈穗状、扫帚状或荷花状，多为恶性病变。

②白睛龙路脉络的颜色。龙路脉络的颜色过深，呈深红色或绛红色，表示该反映区对应的内脏有宿疾；龙路脉络的颜色较浅，呈鲜红色或粉红色，表示该反映区对应的内脏新病不久，或病较轻。

（2）白睛斑点的形色。

①白睛上有黑斑、黑点，为体内有血滞，常见于龙路、火路不通的疾病。

②若黑斑、黑点的边缘浸润，则多为恶性病变。

③白睛上见蓝点、黑点、蓝斑，为谷道虫毒内积。

3. 几种常见疾病的目征

（1）消化性溃疡目征。白睛胃肠区有以12点或6点为中线的大"U"形、倒"U"形或"Y"形脉络分布，脉络根部增粗、曲张、色鲜红，且近虹膜端有顶部带瘀点的脉络分枝，或该区巩膜、虹膜交界处兼有瘀点。黑睛消化环纹理不均匀，时粗时细、时疏时密。

（2）子宫肌瘤目征。两眼白睛6点生殖器反应区见血脉根部细小，向心弯曲，末端圆大状如蝌蚪，色鲜红、深红，可有瘀点。黑睛右眼4～5点或左眼7～8点生殖器反应区色彩浓厚，颜色变暗；若患者已行肌瘤摘除术可出现黑线呈扇形或日射线状。

（二）壮医山根诊法

【概述】

山根即鼻根部。观察山根部位脉纹的形态、色泽变化以诊断疾病的方法，称为山根诊法。这种诊法主要运用于小儿科。

山根，壮语称为"膈楞"。龙路、火路通达全身，无处不在，山根也不例外。因龙路的枢纽在"咪心头"，故山根亦可候心气的虚实。又因小儿为稚阳之体，阳性趋上，山根位于天部居上，且该部皮薄，其色泽变化易于观察，因此山根色诊在壮医儿科用得较多。

【方法】

（1）体位：患者端坐，面向光线充足处。

（2）在充足的自然光线下，详细观察山根部位脉纹（即皮下显露的毛细血管）的形态、走向、色泽等变化。健康婴幼儿的脉纹呈青筋隐隐或隐而不显。

【主要内容】

壮医山根诊法主要通过诊察山根部位脉纹的形态、色泽变化来诊断疾病。

（1）小儿山根脉纹呈横向型（如"一"形）：多见于谷道病，如呕吐、泄泻、积滞、虫证等。

（2）小儿山根脉纹呈竖向型（如"丨"形）：多见于气道病，如咳嗽、哮喘、肺炎喘嗽、感冒等。

（3）小儿山根脉纹色青。包括淡青色及黑色，常见于惊风或中寒腹痛。惊风多为肝阳妄动或心肝火盛所致，或久病中气虚衰，木强侮土而发为惊风。中寒腹痛多为寒邪侵袭，谷道不和，引起乳食积滞而出现胃肠气痛、泄泻，以及痢疾、肠蛔虫等。故山根脉纹色青，多为风、寒、痛。

（4）小儿山根脉纹色黄。多属脾虚或湿盛，常见于积滞、泄泻、痢疾等谷道病，提示脾胃受病。积滞，多为脾虚湿困；泄泻及痢疾，多为湿热内蕴；乳食不化，多为脾胃虚损，运化功能失调。

（5）小儿山根脉纹色红。主热，提示心、肺热证，常见于感冒、乳蛾、哮喘、咳嗽、肺炎等气道病。

（6）小儿山根色泽。色泽光亮鲜明多为新病，证较轻而易治；色泽晦暗而滞为久病，且病较重而缠绵难愈。山根色㿠白，见于心脏病患者，心阳虚时尤甚，但在心血瘀阻时轻则出现青灰色，重则出现紫暗色；山根青灰，提示心气不足；山根色有光泽为热，晦滞为湿，色淡为气虚。

（三）壮医人中诊法

【概述】

壮医人中诊法是通过诊察人中的形态、色泽、温度、湿度等来诊断疾病的方法。人中，又名水沟，位于鼻下唇上正中处。壮医认为，人中位居气道、谷道入口中间，位于天部，密布龙路和火路网络，为精气、血液贯流的要地，通过龙路、火路的联结与肝、肾、心、肺、胃、肠等多个重要脏器相联系。故这些脏器的功能，阴阳、精气、血液之盛衰等，均可通过人中的形态、色泽、温度等的变化反映出来。

【方法】

患者端坐。以望诊为主，望人中的色泽（白色、赤色、黑色等）、长度、深浅，人中沟内有无异常隆起或明显的皱褶纹等。其次是触诊人中的温度（灼热、冷等）和湿度（汗出、干燥等）。

【主要内容】

壮医人中诊法主要诊察人中的形态、色泽、温度、湿度等来诊断疾病。

1. 观察人中的形态

（1）人中整齐端直，略呈上窄下宽的梯形，沟道深浅适中，沟缘清晰均匀、对称，为正常形态。提示子宫、阴茎等生殖器官发育良好，女性月经、排卵、生殖等功能正常。

（2）人中短浅：人中特短，沟道扁平，沟缘隐约，色淡，一般提示子宫小（常为幼稚型子宫），宫颈短，发育差，多无内膜生长；或见宫颈松弛，受孕后易漏胎；或阴茎短小，睾丸先天发育不良。人中短浅者性欲较低，多有不育症，女性可有月经初潮迟，经量少；男性可有阳痿遗精，精子活动度往往较低，精子计数亦偏少。

（3）人中狭长：人中沟道狭窄细长，沟缘显著，提示女性子宫体狭小，宫颈狭长，多出现痛经。

（4）人中上宽下窄，似倒梨形，多提示子宫前倾或前位，常有经行胀痛。

（5）人中呈明显上窄下宽的八字形，多提示子宫后倾或后位，常表现为经行腰酸，严重者可影响受孕，多见于矮胖体形之人。

（6）人中沟道浅而平坦，沟缘不显，称为浅坦型，宽狭均可见。浅而窄者提示后天性子宫萎缩，常表现为经期紊乱，经量逐渐减少而致经闭；浅而宽者提示先天性子宫发育不良，或生殖功能低下。

2. 观察人中的色泽

（1）人中色泽与其人面部色泽相似，当病情严重时，人中可有异常色泽出现。人中黄而透红，肌肤丰润，为脾肾健旺，后天充盛之象；反之，人中萎黄，肤松肉薄，为脾肾虚弱，阴血不足之象；人中土黄，为脾胃虚寒；孕妇人中隐黄则胎漏下血，为子死腹中。

（2）人中色白，病危难治；人中色淡白，见于虚寒泄泻；人中色淡白而干，多为血枯闭经；人中㿠白，冷汗涔涔，多见于咳嗽、咯血；人中上段近鼻际处㿠白，多为气虚崩漏。

（3）人中色青主寒证，多见于寒性痛经。

（4）人中色黑，可见于肾病综合征及尿毒症；人中时青时黑，主肝病及肾；人中微黑主热证；人中青黑，可见于睾丸炎、前列腺炎、输尿管结石等病变疼痛之时。

（5）人中暗绿，多见于严重胆囊炎、胆结石、胆绞痛等。

（6）人中灰暗失荣，多见于阳痿、男性不育、房劳过度、失精、男性泌尿系统疾病，以及女性宫颈炎、附件炎、卵巢囊肿、子宫肌瘤等。

3. 探察人中的温度

人中温度与颜面温度近似。触之表面灼热为外感温热病，重按始觉温热为阴虚郁火潜藏；若子时后至午前人中烘热，为阴火上乘之象；人中冰冷为阳虚阴寒太盛或寒厥、癫痫厥逆。

（四）壮医舌诊法

【概述】

壮医舌诊法是通过望舌苔、察舌质以诊察疾病的方法。舌诊是壮医望诊的重要内容之一。壮医认为，舌位于口腔之内，为谷道的门户，与气道相通，上面布满龙路、火路脉络。一方面，舌与胃同居谷道，通过谷道纳入的食物，经胃、胰、肝化生为气、血等物质，与经气道纳入之气相合，顺龙路网络上注于舌，故舌可反映人体气血之亏盈；另一方面，气道、谷道常为痧、瘴、风、湿等诸毒入侵人体之通道，而舌为气道、谷道之要塞，故舌亦可反映毒之轻重。察舌即可测知气血之亏盈和毒之轻重。

【方法】

1. 患者体位

患者端坐。

2. 伸舌姿势

患者将舌伸出口外，充分暴露舌体。口要尽量张开，伸舌要自然放松，舌面应平展舒张，舌尖自然垂向下唇。观察舌下脉络时把舌尖向上卷起，充分暴露舌下脉络。

3. 望舌顺序

先察舌尖，再察舌中、舌边，最后察舌根。先察苔的有无、厚薄、腐腻、色泽、润燥等情况，再察舌体色泽、斑点、胖瘦、老嫩及动态等情况。

4. 光线要求

望舌应在充足而柔和的自然光线下进行，如在夜间或暗处，则用日光灯照射舌体为宜。望舌时患者面向光亮处，使光线直射口内，应避开有色门窗和周围反光较强的有色物体，以免舌苔颜色产生假象。此外，要注意药品、饮食及口腔牙齿对舌象的影响。

【主要内容】

壮医舌诊主要包括察舌苔、验舌质、观舌下脉络。壮医以舌质表本病，舌苔表标病。

1. 察舌苔

（1）正常舌苔。健康人的舌苔为薄白苔，干湿适中，不滑不燥。

（2）舌苔的厚薄。壮医认为，鲜苔属新病，厚苔多宿疾。一般而言，病初起而毒较轻，舌苔薄；病较深而毒较重，舌苔厚。苔厚腻而腐，多为痰饮湿浊诸毒内困；苔由薄变厚，多为毒重正虚病进；苔由厚变薄，多为毒轻病退。

（3）舌苔的颜色。正常苔色为薄白色。

①白苔：主毒邪初侵或寒毒内侵证；黄苔主热毒、湿热证。

②灰苔多为痰饮湿浊内阻，灰而干者主热毒炽盛，阴津枯竭。

③苔黑而润，多为寒毒壅盛，水湿内困，为危候。

2. 察舌体

（1）正常舌质。健康人的舌色淡红明润，舌体柔软灵活，舌下脉络大都若隐若现，无粗胀。

（2）舌的颜色。

①淡白舌：舌色较正常舌色浅淡，常为阳不足、血亏损所致，常见于寒毒证、阳虚、血虚。

②红舌：舌色较正常舌色深，主热毒证、痧证或阴虚内热，舌色越红则热毒越重。

③绛舌：绛即深红色，主热毒极重，或久病、重病阴大伤。

④紫黑舌：主病有寒毒、热毒之分，舌紫黑而干枯为热毒，舌紫黑而滑润为寒毒。紫黑舌多为寒毒重或热毒重之象。

⑤瘀斑舌：舌上有瘀斑，主瘀毒、虫毒，为龙路、火路受阻。

（3）舌的质地。

①舌质鲜嫩，为气充盈；舌质软暗为气亏损。

②舌瘦而淡，为血不足；舌瘦而暗，为有瘀毒，主瘀证。

③舌大而胖，甚或有齿印，多为湿毒内盛，或胃脾不足。

④舌体僵硬，转动不灵，甚或偏歪，主风症，多为热重、风重、毒重，或气血精亏，舌失所养。

⑤舌体伸而不能缩，多为阳脱；缩而不能伸，多为阴脱。皆主危候。

（4）舌下脉络。舌下脉络亦为龙路、火路的分支，舌下脉络与热毒、痧毒、瘀毒的关系较大。舌下脉络粗胀，色青紫甚或青黑，提示体内热毒、湿毒、痧毒内阻，龙路、火路不通，常见于肺、心、肝病变。

（五）壮医耳诊法

【概述】

壮医耳诊法是通过诊察耳郭的形态、温度、颜色来判断邪毒的性质、轻重，以及疾病的预后转归的方法。壮医认为，耳居天部，附于巧坞两侧，为肾之窍，通过龙路、火路与内脏和骨肉密切联系，尤其与肾、胆的关系最为密切。当人体出现病变时，耳郭的相应部位会出现变色、突起、凹陷、水肿、充血、敏感点等征象，因此通过诊察耳部可测知人体内的病理变化。

【方法】

（1）患者端坐，两耳应完整无外伤。

（2）在自然光线下，医者以肉眼观察耳郭的形态、颜色。

（3）医者以一手的拇指置于耳垂下部，食指、中指贴于耳尖外部以感知温度、湿度。

（4）医者将拇指指腹置于耳郭被测部位上，食指置于耳背相对部位，两指腹相互配合进行触摸，探察有无隆起、凹陷、结节、条索、压痕、压痛等。

【主要内容】

1. 望诊

（1）耳色。正常人耳色红润而有光泽，是气血充足的表现。耳色的病理变化主要如下。

①耳轮色白：为暴受寒毒，直中脏腑，或气血亏虚，使耳失血荣。

②耳轮青黑：为体内龙路瘀闭而有剧痛。

③耳轮焦黑：多为肾阴亏极之象，可见于温病后期，肾阴久耗及消渴病之下消病。

④耳轮红肿：多为胆火毒邪上攻，或为肝胆湿热火毒上蒸；若小儿耳背见有红络，伴耳根发凉，多为麻疹先兆。

（2）耳形。正常人耳肉厚而润泽，是先天肾之精气充足的表现。耳形的变化主要如下。

①耳薄而小：为先天亏损，肾气不足，耳窍失充。

②耳瘦干枯：多为肾精或肾阴不足，耳窍失养。

③耳轮甲错：耳轮皮肤干枯粗糙，状如鱼鳞，为血滞日久。

④耳轮萎缩：为肾竭绝，多属死证。

（3）耳道分泌物。正常外耳道有耵聍腺分泌的耵聍液，还有皮脂腺的分泌物，干后呈白色碎屑。有些人的耵聍液长期为油状液体，俗称"油耳"，属于正常生理现象。耵聍过多，结成硬块，阻塞耳道，可影响听力。耳内流脓为"脓耳"，为肝胆有湿毒、热毒内蕴之故。

（4）耳疖、耳疮。生于外耳道，呈局限性红肿，突起如椒目，为耳疖；若外耳道弥漫性红肿，为耳疮。多为挖耳恶习损伤耳道，加之风热邪毒外侵，或肝胆湿热上蒸，灼伤耳道而成。

（5）旋耳疮。耳道或耳郭周围肤色潮红、糜烂、渗液、结痂，可有灼热、瘙痒、疼痛。如全身症状较轻，仅发热烦躁或局部糜烂、灼痛、黄水淋漓较重，为风热湿毒浸渍；若病程长，反复发作，局部呈苔藓状，增厚、粗糙、皲裂，上覆痂皮或鳞屑，伴有面色萎黄、神疲、纳差，为血虚风燥。

2. 触诊

（1）隆起：结节状圆形隆起，常见于各种头痛、气管炎；串珠状隆起，常见于肥大性脊柱炎；条索状隆起，常见于关节疼痛；片状隆起，常见于慢性浅表性胃炎、腹胀、腰腿痛、腰肌劳损等。

（2）凹陷：点状凹陷，常见于耳鸣；片状凹陷，常见于胃溃疡和十二指肠溃疡；

线形凹陷，见于耳鸣、耳聋等。

（3）结节：常见于子宫肌瘤、乳腺纤维瘤、头痛。

（4）条索：常见于子宫肌瘤、慢性胃炎、慢性十二指肠溃疡、慢性胆囊炎、肝肿大、冠心病、痔疮、支气管炎、颈椎或腰椎骨质增生等各种慢性病变。

（5）温度：外感风寒耳郭发凉、色淡；外感风热耳郭潮红，有热感；耳根发凉、耳背红为麻疹先兆。

（六）壮医脉诊法

【概述】

壮医脉诊法是通过按脉以诊察疾病的一种方法。壮医脉诊法以脉象的缓急等诊察疾病的寒热和进退，并且较注意脉诊部位的皮肤温度，以此来判断热脉或冷脉。

壮医认为，龙路、火路网络沟通人体天、地、人三部，为气血运行之通路，也是毒邪内侵的途径。而壮医脉诊所选用的部位，正是龙路、火路较浅表的分支，故通过脉诊可测知人体正气之亏盈和毒之轻重。壮医常见的脉诊法有三指四肢脉诊法、单指脉诊法、三指定位法。

【方法】

1. 三指四肢脉诊法

（1）患者体位：诊上肢时，患者取坐位或卧位均可，舒展上肢，充分暴露上臂。诊下肢时，患者取俯卧位，舒展下肢，充分暴露腘窝部。

（2）布指：以右手中指布于肘窝或腘窝稍上处，此为上角，继以食指布于左下角，再以无名指布于右下角，三指布成"品"字形，各指相互间距约3厘米取脉。

（3）寻脉：布好指后，三指保持"品"字形，从肘窝处至手腕处或从腘窝上部至下部逐渐挪动，边挪动边探按，以探寻脉搏跳动较明显的部位。

（4）按脉：在挪动过程中，三指以均匀的力量按压，只要探到某一指下有较明显的脉搏跳动，即反复切按该指，仔细辨别脉象。

2. 单指脉诊法

（1）患者体位：患者取端坐位或卧位。

（2）布指：单用右手中指诊脉以诊察疾病。取上肢内侧脉搏，但仅用单指而非三指，方法与三指诊法基本相同。

3. 三指定位法

（1）患者体位：患者取端坐位或卧位。

（2）布指：医者以左手诊患者右手之脉，以右手诊患者左手之脉。先将食指按于掌后高骨后缘，再按顺序布好中指和无名指。左手食指候心，中指候肝，无名指候肾；右手食指候肺，中指候脾胃，无名指候肾。

【主要内容】

常见脉象主要有平脉、急脉、慢脉、大脉、小脉、上脉、下脉、冷脉、热脉 9 种，其中以平脉为正常脉，其余八脉为异常脉。正常脉即健康脉，不急不缓，往来流利，应指有力。常见病脉与临床意义如下。

（1）急脉：脉来急疾，每分钟 90 次以上，主热毒、火毒、痛证。

（2）慢脉：脉来缓慢，每分钟 60 次以下，主寒毒、湿毒、痛证。

（3）大脉：脉形阔大，充盈饱满，主热毒、实证、阳证。

（4）小脉：脉形细小，松弛软弱，主寒毒、虚证、阴证。

（5）上脉：脉位较表浅，提示毒邪较浅。

（6）下脉：脉位较深，提示毒邪较深。

（7）冷脉：脉动部位的肌肤冷凉，主寒毒。

（8）热脉：脉动部位的肌肤温热，主热毒。

（七）壮医指诊法

【概述】

壮医指诊通过观察手各指的颜色、形态、质地、运动状态等来诊察疾病。壮医认为五指通五脏，正之盛衰，毒之轻重，三道、两路的功能状态，皆能从手指反映出来，根据手指部位的异常征象，可以诊断疾病。每一指各属一脏腑，即拇指属谷道，主要属脾与胃，色异常主谷道病变；食指、中指如人（中部）部，属心、肺；无名指属肝、胆；小指属肾、膀胱。临床根据各指的变化，并结合其他症状、体征来诊断疾病。

【方法】

（1）患者体位：患者取坐位或卧位，仰掌，手指自然向前伸直。

（2）在充足的自然光线下逐一检查各指，注意以各指的平均色度作为底色，依次检查手指的颜色、形态、质地、运动状态等。

【主要内容】

1. 颜色

（1）白色：主正虚、寒毒、气血不足和津液亏耗。

（2）黄色：主湿毒，常见于黄疸，久瘀。微黄润，主湿热盛；晦黄色，主寒湿盛；萎黄无华，主虚；黄浊无华，主湿热；微黄枯槁，主谷道不用。

（3）红色：主热毒。

（4）青紫色：主寒毒、风毒、瘀毒、痛证、危候。

（5）青色：主寒、惊、风、痛、瘀阻。

（6）黑色：主寒毒极盛或热毒极盛、顽痰湿毒内阻等，肾之病多见此色。色黑微肿，主水气；色黑如炭，主痰饮；色黑枯槁无泽，主危候。

2. 形态、质地

（1）单个指头红肿：多为火毒、无名肿毒，如蛇头疔。

（2）手指全部肿大，末端肿大如杵状：多为心、肺不足，痰浊之毒内阻，多见于慢性心、肺疾病。

（3）指肚干瘪下陷：多为谷道不用之霍乱屙呕，或水液暴脱。

（4）手指弯曲、畸形如梭：多为风湿痹病，为龙路、火路脉络瘀阻，筋肉失养所致。

3. 运动状态

（1）手指强直：多为热毒极盛、风毒内动，或阴津大伤。

（2）手指肌肉萎废不用：多为气血大亏，偏枯不用。

4. 手指脱皮

多为脾、肾亏虚。

5. 常见病证的指诊表现

（1）胃虚寒：拇指淡白色。

（2）胃肠炎：食指白色。

（3）十二指肠发炎、溃疡：食指、中指第 1 节可见白色斑点。

（4）慢性心、肺病变：食指、中指肿大，末端如杵状，色青瘀。

（5）心肌梗死征兆：中指红条纹不散。

（6）肾病或恶性病：小指第 2、第 3 节黑色。

（7）甲状腺功能亢进：手指震颤。

（8）类风湿性关节炎：手指肿胀如梭形、屈伸不利。

（八）壮医甲诊法

【概述】

壮医甲诊法是通过观察指甲的形态、质地、色泽的变化来诊断疾病的方法。壮医认为龙路、火路在人体内组成一个庞大的网络系统，气血精微在其内转输，灌注全身，如此人体得养，正常的生命活动得以维持。若邪毒内侵，亦以龙路、火路为通道，造成龙路、火路运行不畅。人的手指甲上下密布龙路、火路末梢的网络分支，邪毒之轻重、气血之盈亏、脏腑骨肉之功能状态，皆可从指甲上反映出来。

【方法】

1.患者体位

患者取正坐位，双手掌心朝下，自然平放于与胸齐平的桌面上，或放于医者的掌心上，高度以平心脏为宜，各指自然伸直。

2.诊察顺序

医者距患者的手一尺远，可直接观察，也可借助 5～50 倍的放大镜观察，还可通过捏、推、挤、掐、撂、捋等来对比观察。诊察时宜逐一检查各指的甲体、甲床、月痕、甲襞、脉络，分辨其形态、质地、色泽、动态等。一般应诊察双手指甲并相互对比，必要时亦可诊察两足趾甲。

3.检查要领

（1）甲体：为微曲透明的角质板，又称甲板，应注意其形态、大小、凹凸、弯曲等。

（2）甲床：按压甲板透过角质层检查甲床形态、斑纹、瘀点等。

（3）月痕：甲根基底部呈淡白色的弧影，观察其形态、色泽、脉络、动态等。

（4）甲襞：观察皱襞的形态、色泽及与甲体结合是否紧密规则。

（5）甲下脉络：观察色泽与形态的改变。

【主要内容】

1.颜色

正常指甲淡红润泽，颜色过深或过浅皆为有疾（天气变化影响除外）。压按甲尖，指甲由红润变白，但放开后即恢复原色。异常甲色如下。

（1）甲色鲜明：主新疾、轻病。

（2）甲色晦暗：主宿疾、重病。

（3）甲色过深，色鲜红或深红：为热毒。

（4）甲色绛红：为热毒深重。

（5）甲色青紫或紫黑：为寒毒血滞或热毒血壅，龙路、火路瘀阻。

（6）甲床中央从甲根至甲床远端呈现模糊黑滞：为阳衰阴盛之征兆。

（7）甲床滞暗，压之不易散开：为"夹色"病的征兆，心阳虚衰亦可见。

（8）甲色黄：多见于黄病。

（9）甲床淡白色：为血虚之征兆。

（10）甲苍白：为气血不足之象或寒毒。

（11）甲床有絮状白点或白斑：谷道功能不足或有虫毒。

（12）甲床有芝麻状的黑点：提示患者曾有外伤病史，黑点在右手为左身躯受伤，黑点在左手为右身躯受伤。

2. 质地

健康人的指甲质地厚薄均匀，鲜活，光滑洁净。质地异常表现如下。

（1）甲体可见细小竖条纹路，或甲软而不坚：为气血不足，指甲失养。

（2）甲薄而脆：色鲜红，为阴衰阳盛；色淡白或苍白，甚至易断裂，主血不足，常见于久病体弱、营养不良者。

（3）指甲增厚，凹凸不平：为湿热痰饮诸毒内阻，水湿之毒多见。

（4）甲体中间凸起，两边凹陷，呈明显弓形：为痰浊阴邪内聚，甚或有症积肿块。

3. 月痕

位于指甲根部，形如一弯新月。健康的月痕，男性拇指约为 3 毫米，女性的略小，大小自食指、中指、无名指依次递减。月痕异常表现如下。

（1）月痕暴露多：内脏气血阴精外泄。常见于阴不足而火毒盛，肝功能亢进之症。

（2）月痕暴露少，甚或全无：阳不足而寒毒盛，主寒毒阴证。

4. 甲尖

压按甲尖后指甲由红润变白，但放开后即恢复原色为正常。异常表现为压按甲尖放开后不恢复或久久未恢复原色，表示气血不足，龙路、火路网络不够充盈；或寒毒、瘀毒内阻，龙路、火路不畅，常见于血亏（贫血）或心脏疾病患者。

5. 甲襞

若甲襞颜色异常，如苍白、绛紫、乌黑或杂色斑驳，概与毒盛病进或气血荣枯有关。

6. 甲象

健康甲象以甲色红活，甲体微曲、表面平滑、厚薄均匀、质地坚、月痕清，无斑纹瘀点为特征。异常甲象如下。

（1）葱管甲：甲面无华，甲根枯槁，压之则甲根白，复原慢，甲体过度弯曲如卷筒状。主气血久亏，精枯不荣。

（2）蒜头甲：甲面粗糙，透明度差，甲体增宽，指端末节异常粗大如蒜头。主血滞内阻之证，常见于与心肺壅塞有关的疾病。

（3）竹笋甲：甲面灰白淡涩，甲质疏脆，混浊不清，甲体各层逐渐疏松剥离。主久病正虚，或风毒、寒毒内闭。

（4）鱼鳞甲：甲体粗糙干涩似枯鱼鳞，有散在凹点，甲床深层晦暗有瘀斑，月痕萎缩，甲襞边缘不整。主肾虚，水毒、湿毒内停。

（5）瘪螺甲：甲体塌缩如螺厣、干涩无光泽，甲床苍白，月痕㿠白如铅粉，甲襞皱缩灰枯。甲体多为时邪内袭，谷道失常，胃肠运化失常，常见于暴吐暴泻之瘪螺痧、绞肠痧、霍乱等。

（6）鹰爪甲：甲面粗糙不平，甲体偏厚，不透明，甲床可见斑纹瘀点，月痕浅淡，色涩枯槁，甲尖向指端过度处变曲，甲襞挛缩。多为血滞内阻，龙路、火路不畅，筋肉关节失养，常见于痿证、痹病、痉病、风湿诸证。某些天疱疮、银屑病、顽疮瘤疡亦可出现鹰爪甲象。

（7）羹匙甲：甲体反卷，中间凹陷，能容水珠，状如羹匙。甲面干枯，甲体分层易裂，甲床淡白，月痕枯涩，全无光泽。甲襞干枯，边缘剥脱，压之恢复慢。为谷道胃之功能失调，长期营养不良所致，常见于重病久病，小儿疳积，五软五迟，症积后期等。

（8）扭曲甲：整个甲体畸形扭曲，甲面纵线呈多向不规则反曲线，甲床有斑暗点，月痕不显。主肝郁日久不散或某些症积病变。

（9）崎棱甲：甲体棱线成脊状突起，不透明，甲床夹杂斑纹瘀点，不同层次交错，月痕粗涩。主肾不足，肝气横逆，甚则化火。

（10）横沟甲：指甲灰白无华，甲体凹陷呈横沟状，各层次疏松，甲面无光泽，甲床带瘀斑，月痕干涩如积垢，边缘不清，甲襞与甲根结合不齐。主气血不足，肝肺有热，肌肤风燥。

（11）软薄甲：甲体萎缩变薄，质软畸形，甲床淡白，时现瘀点，月痕苍白、变小，甲襞苍白，皮屑剥落，有时甲体破损，甚或脱落。主虚，乃气血不足，龙路、火路不通，精华不布，发育迟滞所致，常见于虚劳诸不足之疾。

（12）粗厚甲：甲体明显增厚、粗糙、混浊不明，色灰白无华，或见点状凹凸，甲床枯涩，月痕苍枯。常见于各种皮肤病，如甲癣，为气亏血损，风胜燥胜所致。

（13）脆裂甲：甲体易碎易裂，以秋冬尤甚，指尖断面可见层状分离，甲床枯涩有斑点，月痕苍白混浊。脆裂主血亏精损，风燥之毒偏胜。

（14）胬肉甲：甲襞臃肿增厚，皱襞侵入甲床，甲体混浊不明或缺损，胬肉盘根，层次交错，甲床潮红，胬肉遮蔽月痕，甲襞突出。主谷道紊乱，胃气阻滞，湿热毒邪内阻，或血分有热。

（15）萎缩甲：甲体萎缩，形如枯叶，甲根处如初生之虫翅，甲板部分或全部缺损，甲床干枯、显露部粗涩，月痕退缩，甲襞常缺损。主心不足，血亏不荣。

（16）暴脱甲：爪甲自行脱落，甲体萎缩，甲床光秃干燥，甲板苍白无华，甲襞残缺。主肝肾大亏，阴精涸竭，为重危之候。

（17）白甲：指甲枯萎，色白无华，质地疏松，月痕枯涩如白粉状，甲襞边缘皱缩部分剥离。主寒毒内盛或血亏。

（18）红紫甲：甲体呈红紫色，甲床压之呈红色或深紫色，月痕红紫色略淡，松压后复原稍快。主热毒、火毒、痧、暑毒等。

（19）紫绀甲：甲呈绛紫色，压之难褪，月痕绛紫晦暗，甲襞深紫干涩，边缘瘀滞。主火毒极盛，攻于内脏，或扰乱巧坞。

（20）青紫甲：甲呈青紫色，以指压甲根可见甲床泛现青紫色，月痕干涩，甲襞褐赤瘀滞，边缘斑驳不整。主火毒极重，痰毒极盛，风毒内动，或巧坞已乱之证，为危象。

（21）蓝甲：全甲呈蓝色，压之难褪色，复原慢，月痕混浊无光。主毒蕴内脏，病情重笃。

（22）黄甲：甲呈黄色。多为黄病。

（23）黑甲：甲根黑如炭，甲床有暗黑斑，月痕呈棕灰色。主寒毒、血滞极盛，或热毒极盛，阴伤水涸。久病见黑甲，多为肾不用。

（24）斑点甲：甲板或甲床上可见各色斑点，质地粗糙。白斑常见于胸满、肿胀、咳喘等；黄斑与湿毒、热毒内蕴有关；青斑为寒毒、虫毒内积；紫赤斑为热毒化火，风毒内动，血瘀内阻龙路、火路之络。常见于心胸痹痛等。

（25）痄蚀甲：甲体显条状斑纹，夹稀疏瘀点，甲面如虫蚀状，甲床瘀滞呈片状斑纹。多属谷道胃肠不运，精华不布。常见于疳积、虫积，或久病卧床者。

（26）啃缺甲：甲体残缺不全，疏松软化，甲面无光泽，或甲体凹陷，甲沟发红，甲床带瘀斑。多见于偏食者和食积、虫积之证。

（27）症瘕甲：甲面凹凸不平，甲下积聚赘瘤，甲层粗涩，月痕畸形。多为气血运行不畅，龙路、火路瘀毒内阻，致成症积之疾。

（九）壮医脐诊法

【概述】

壮医脐诊法是通过观察肚脐的颜色、形状、分泌物及其性状，切按脐之软硬和脐部动气等情况来诊断疾病的方法，临床有时须与腹诊同步进行。肚脐位于腹部中央，居一身之正中，是人体一个独特的组织。壮医认为，人体胚胎最初是通过脐带连接母体的胞宫，脐带是婴儿吸取营养的唯一通路，是血脉的汇集点。成年后，脐具有注蓄龙路气血的作用，脐联系于全身龙路，通过龙路的循行，交通于五脏六腑、四肢百骸、五官九窍、皮肉筋膜等。因此，机体的病理变化都可在脐周血脉上反映出来，故检查脐部及脐周动气等情况可以诊察疾病。

【方法】

1. 患者体位

患者仰卧或直立，两腿伸直，两手平放于身体两侧，以使脐部处于自然伸展状态。

2. 诊察顺序

（1）望诊。医者位于患者的一侧或正前方，以观察肚脐（包括脐轮、脐壁、脐底、脐蒂等）及其周围的色泽变化（如红赤、暗黑等）、形状变化（如突出、凹陷、圆形、三角形、倒三角形等），以及肚脐上有无出血、分泌物及其性状（如黏液性、水性、脓性等）。

（2）切按。先用手掌小鱼际或密排三指切按患者的脐部，以体会脐部之柔软与坚硬，以及脐痛之喜按与拒按。然后做轻、重、浅、深之切按，体会脐动脉（脐下动气）之缓与急、粗与细、深藏与浮露等情况。

正常人的脐与腹壁相平或稍凹陷（婴幼儿脐窝较丰满，可稍高出于腹壁面）。其形状多为圆形、结实、丰满，无出血及分泌物，脐动和缓有力，深藏不露，常常无所觉察。凡形体较瘦或腹壁脂肪较薄者或少年之人脐稍突出，脐跳较明显而易按得；相反，形体肥胖或腹壁脂肪较厚者脐较深凹，脐跳不明显且不易按得。

【主要内容】

1. *脐轮*

正常脐轮为圆形或椭圆形，轮口丰满，色泽红润，边缘滑利而富有弹性，说明脏腑精气充足、生机旺盛。脐轮薄，脐口不圆，色泽不正，按之枯涩，为脏腑精气不充，禀赋素薄。脐直径大于 2 厘米为大圆脐，1～2 厘米为中等脐，小于 1 厘米为小脐。

2. *脐壁（脐廓）*

（1）脐壁（脐廓）厚实，色泽明润，脐宇宽宏属正常。脐之大小得宜，脐部坚牢厚实为肾气实。

（2）脐壁薄，色泽枯晦，脐廓窄缩则属异常。脐廓深度大于 1.5 厘米为深脐，小于 1 厘米为浅脐，脐廓过深或过浅均为异常。脐廓软薄萎缩，脐宇浅小为肾气虚。

3. *脐底*

（1）脐底光滑红润，脐之根蒂居中，牢实挺拔，推之不移，为元气充盛。

（2）若根蒂应手虚软，色泽枯夭，或苍白显露青筋，甚至呈晦滞色，皆属脐底异常，若见脐与肉相离则为元气败脱之兆。

4. *脐温*

（1）脐温过高为大肠和小肠积热，或肠蕴热，如同时并见脐部发汗，有小疮疖，则有脐痈之虞。

（2）脐上冷（脐温过低）多预示心肺阳虚，常并见心悸气短、浮肿无力等；脐周发凉则提示脾胃虚冷。

5. *脐色*

（1）脐色㿠白无光泽，提示肺气虚、心阳不足或血虚，常与脐下陷、腹凉并见。

（2）脐色红赤，甚至有疮疖，提示心火重，热毒内蕴，或心火下移小肠，热积腹中，或腑气不通，热毒内蕴，毒溢于脐。

（3）脐色黑，为肾阳衰微、命火败绝的凶讯，亦为暴病将卒和久病生机将绝之征兆。

（4）脐色发黄，并有油性分泌物渗出，发痒，为湿热蕴积脾胃或肝胆湿热之兆，常为感受湿热外邪或过食肥甘酒肉内生湿热所致。

（5）脐色发青或青蓝，为内有寒积、水饮，或风寒内伏，或为痛证。

（6）脐色发紫，色泽枯晦，或见瘀斑为腹腔症积和盆腔肿瘤之象。

6. 绕脐疼痛

（1）绕脐疼痛，喜按多属虚证、寒证；拒按则多属实证、热证。

（2）绕脐疼痛，按之磊磊者，为谷道不通，肠中有燥屎。

（3）突起绕脐剧痛，按之如山峦高低不平者，名为寒疝，多为小肠受寒。

（4）疼痛时轻时重，绵绵不休者，多为脾肾虚寒。

7. 脐边

脐边青黑，脐突腹紧，角弓反张，属脐风险证，为断脐时感染风毒所致。

8. 脐形

（1）肚脐呈圆形，结实、丰满，表明精力充沛，身体健康。

（2）肚脐呈倒三角形，多为脾虚，中气不足，易患脏器下垂和慢性虚性疾病，如腹痛、胃脘痛、妇科疾病等。

（3）肚脐呈三角形，或离开腹壁正中线而偏于右侧者，易患胁痛、胃脘痛等肝胃不和之证。

（4）肚脐偏于左侧者，易患脾胃虚弱、消化不良之证。

（5）肚脐浅小者，表明体质较弱，气血亏虚。

9. 脐突

（1）肚脐突出，若小儿初生，肚脐突出而红赤肿大，称积热脐突，乃小儿在胞胎中受热，热蕴腹中，冲入脐中所致；若小儿初生旬日后，肚脐忽然肿胀，不红赤，称寒湿脐突，系小儿着凉受寒，寒湿之邪侵袭脾胃，气机阻滞，郁于脐中而成。

（2）脐部呈半球状或囊状突起，虚大光浮，大如胡桃，以指按之，肿物可推回腹内，但当小儿啼哭叫闹时又复胀突，称脐疝，乃小儿腹壁肌肉嫩薄松弛，小肠脂膜突入脐中所致。

（3）腹部胀大，肚脐突出，见于臌胀患者，多为湿热蕴结，或寒湿困脾所致。腹胀脐突，按之坚硬，大便硬结者，多属胃肠实证，为肠中有燥屎。

（4）喘胀患者出现脐突为险候，预示肺肾之气将绝；哮病出现脐突发黑，多为心阳欲绝之征兆。

（5）脐部溃烂坚硬，固定而突出者，多为癌症。

（6）病情危重患者亦可见脐突。

10. 脐陷

肚脐深凹多见于体质虚弱及慢性虚性病者，如泄泻、癌症病后期等，或见于久泄元气将脱及暴吐之后。脐突然内陷为正虚邪闭之凶兆，多见于小儿瘟疫染身、毒邪内闭之证。

11. 脐位下移，下落中线

脐位下移，下落中线为肾虚中气不足的表现，多兼见腹壁松弛虚软，提示内脏下垂，如胃脾下垂、肝肾下垂、脱肛、子宫脱出等。

12. 脐位上移，超越中线

脐位上移，超越中线为气逆、气滞之象，如肺胃之气上逆，或肝气升发太过，或肝郁气滞等。此外，腹内有包块亦可牵提脐上移，脐上移的腹壁常呈紧张拘急状，临证时需脐腹合参。

13. 脐肿

（1）婴儿脐肿如栗、如葡萄，疼痛而软者，名为脐肿，多为风湿侵袭所致。

（2）脐部微痛微肿，渐渐高突，或肿大如茄，皮色或红或白，触之痛剧，此为脐痈，多为局部感染邪毒所致，一般溃后脓出稠厚而无臭味者为顺，易收口；若溃后脓出臭秽，甚或夹有粪汁，可致久不收口，内生窦管。

（3）脐孔部胬肉高突，脐孔正中下方有条索状硬结，此为脐漏或肠漏形成，又称漏脐疮。

（4）脐中时出黄色黏液，不痛而痒者，多属脾胃湿热脐漏；脐中脓水清稀，不痛不痒者，多属气血俱虚脐漏；脐漏日久不愈，或热毒感染而成脓漏者，可引起抽风而亡。

14. 脐湿

脐带脱落后，脐中湿润，久而不干，或微红肿突，名为脐湿，乃脐部为水湿或尿湿浸渍，感染秽毒所致，如不及时处理，可转成脐疮或脐痈。

15. 脐凹分泌物

（1）脐凹内出现黏液样分泌物，多为感受湿热。

（2）出现水样分泌物，且具有尿臊味者，多为先天发育畸形，脐尿管未闭。

16. 脐血

肚脐出血，称脐血，可为断脐时结扎不善所致。婴儿出生后第一周，脐带脱落前后脐部有血渗出，多为胎热内盛，迫血妄行所致；肚脐时有渗血，乃因肾水素亏，或肝肾阴虚，致肾火偏亢，阴虚生内热。

17. 脐周脉络

脐周脉络扭曲、扩张，或细络密聚，兼脐突腹胀，多为肝脾血瘀，常见于臌胀病。脐周皮肤可见直径2.5厘米的紫色斑块，伴上腹部肝动脉收缩期吹风样杂音，为肝癌可能。

18. 触按脐部

（1）按之柔软多属虚证，如泄泻、便血（远血）、胃脘痛等脾胃不和、脾肾亏虚之证；按之硬满多属实证，如小儿疳积、食积、腹痛、呕逆、便秘、臌胀、肠癌。

（2）脐下悸动，多责之于肾气亏虚，气不摄纳，鼓动于下。

（3）若脐下跳动，口吐涎沫，小便不利，多为素体阳虚，或汗出多而伤阳，阳虚不能制水，水蓄于下而悸动；若脐下跳动，连及脐部，伴有气喘，时太息，为肾不纳气。

19. 预测寿夭

脐深、脐环圆整、轮廓宽宇、肌肉厚实、色泽明润、按之有力、应手如有根蒂，为神气内守、元气充盈之象，主寿；反之，脐浅、脐环不圆，轮薄廓狭，脐肉薄虚，色泽不华，按之虚软如泥，为无根蒂之脐，为神气不充、元气虚弱之夭象。

（十）壮医腹诊法

【概述】

壮医腹诊法通过触按腹部，了解腹部局部的凉热、软硬、胀满、肿块、压痛等情况，以推测有关腹部内脏的病变及其病变性质。壮医认为，腹内为谷道、水道要塞。谷道脏器肝、胆、脾、胰、胃、肠，水道脏器肾、膀胱，妇人胞宫等，皆位于腹内，谷道、水道为人体精华化生、废物外排之所，而这正是维持人体正常生命活动的基础。故全身正之盛衰，特别是谷道、水道各脏器的病变，皆可通过腹诊得之。

腹诊法中，农氏腹诊法独具特色。农氏腹诊法是以切按并观察脐部及腹部血脉的跳动情况来诊断疾病的方法。该法为广西马山县名老壮医农秀香之祖传诊法，至今已有100多年的历史。农氏从16岁开始运用该法诊病，主要诊断妇科经、带、胎、产等方面的疾病。

【方法】

（1）患者体位。诊腹脉时，嘱患者排空膀胱，取低枕仰卧位，两手自然置于身体两侧，全身放松，充分暴露腹部（从肋弓下缘、剑突至腹股沟韧带和耻骨联合）。诊锁骨上窝脉时，取坐位或卧位均可，充分暴露锁骨上窝部。

（2）按脉。诊腹脉时，医者立于患者右侧，用右手中指按压脐部，仔细观察脐部龙脉脉搏跳动的节律、强弱及浮沉。再以左手四指按脐部周围相应的反应点，观察龙脉脉络的搏动情况及相互关系，并体验脉象。诊肝点脉时，以左手拇指按压其上、中、下3点，并观察龙脉脉络的搏动情况。诊锁骨上窝部脉时，以左手中指定锁骨上窝，指下分左右两条，主要检查上下龙脉脉络是否连接及寒热情况。

【主要内容】

1. 一般腹诊法

正常情况下，仰卧放松时，成年人的腹部平坦，小儿、形体肥胖者腹部可微隆起，特别是孕妇的腹部隆起更高。形体纤瘦者的腹部略低凹，在腹部皮肤上看不到青筋，脐微微内凹。

腹诊时，要注意观察腹部形态，包括有无隆起或凹陷，腹部皮肤颜色有无异常，腹部脉络有无怒张，能否看到腹内谷道器官如胃、肠等蠕动的波形等。对小儿，尤其是新生儿，还应着重观察脐部有无脓血。腹部脉络暴露、纵横交错，全腹膨隆似孕妇，多为水毒、瘀毒内聚之臌疾；全腹膨隆如鼓，但无脉络显露，得屁气稍舒者，多为谷道不通甚或完全闭塞之胀气。腹部隆起，触及肿块者，多为虫毒内积，或积聚之证，多为气、血、毒、瘀内阻所致。全腹下陷如舟，多见于谷道失约、吐泻不止者及久病、重病精血严重亏耗者。若腹凹如舟，腹肌僵硬如板，应考虑为胃溃疡穿孔。

一般腹诊法的另一重要内容为脘腹按诊，可参考脘腹按诊的内容。

2. 农氏腹诊法

（1）检查方法。以右手中指按压脐部，仔细观察脐部血脉跳动的节律、强弱及浮沉。以左手手背或四指依次按压脐部周围相应的反映点，观察血脉的流动情况及其相互关系。操作顺序如下。

①嘱患者取仰卧位，双手自然平放于身体两侧，暴露脐部，放松全身，医者面对患者，并立于患者右侧。

②医者以右手中指按压患者脐部，分别检查中（人）、上（天）、下（地）三部及左右各部血脉跳动的情况。天部主巧坞、面、胸、心、肺等器官的疾病，地部主子宫等下部的疾病。左侧为血路，右侧为黄水通道。

③以左手中指先走下腹中点（子宫点），接着中指、环指定双侧膀胱线（膀胱及附件），再依次走上方两条火线，心窝（心点），双侧肾点及肝部、锁骨上窝、肺点等

部位。

（2）定位方法。

①以脐部为中心画"十"字：正中线下为脐下（相当于脐下10厘米处），即子宫点；正中线上为脐上（相当于脐上10厘米处），称正管，主人体胸部、心、肺等病变；上方剑突下为心点，脐部左右两侧为两个肾点。

②"十"字间再分四点：上方主两乳、项部、眼等，称火线；下方两处称膀胱，男主精，女主经血，即主管生殖等功能。两胁下，肺、肝之间形如"八"字，称"八字"，"八字"右侧为肝，左侧为胃，两乳头下方两点为肺。

③锁骨上窝主心、肺疾病。

（3）脉象。

①正常脉象。脐部脉不浮、不沉，节律一致，和缓有力，往来自如、流利，四周的小血脉向脐部来回弹动，节律、强度一致。根据农氏的经验，脐部左侧为血路，若妇人血脉由上往下行流顺利，不返回，则为行经期。

②异常脉象。

脐部右侧为黄水道。若诊时脉不动，为黄水怪病，可见上腹胀满、疼痛等。诊脉时若右侧动左侧不动，为血结于上；若左侧动右侧不动，多为黄水毒引起的病变。

若脐部脉浮乱，则妇人月经失常，多为经期前置；若脉紧有力，多为内热或痛经；若脉数，为内热，往哪一方则为哪一方病变。若脐部脉跳顶指，脉流往来不到点，与周围血脉不交通，多见于腹部疼痛。

若子宫点、双侧膀胱线不跳，为血脉不通，不孕妇女多见。若按压子宫点，感觉有左右两条血脉跳动，代表两条月经线；如两条月经线来回跳动的节律一致，则月经正常；若两条月经线一条正常，而另一条血脉快，主月经失调；若既往月经正常，现两条月经线均停止跳动，则为停经，表示有受孕的可能。若脉只入上而不返往下，多为白带过少；若偶尔脉往下流，则尚有少许白带分泌；若两侧膀胱点软如水样，为白带分泌过多。若感觉脉往上跳动不到脐部，则为子宫口闭塞，精子不能通过，无生育；若手下感觉有间隔跳动，间隔表示病程的长短，一个间隔代表一年，若为孕妇则表示妊娠月数，一个间隔表示一个月。

肾点脉弱为"肾小"，即肾虚，壮语称咪腰不足，肾点脉过于强大有力为"肾大"，壮语称咪腰过盛；右肾点异常为右肾病变，左肾点异常为左肾病变。

两条"火线"脉数有力者，为热毒内炽之热证，属阳，哪侧异常为哪侧有病变。如脉沿"火线"往上漂到胸肺点，则为肺热，到头则表示有头痛。

"八字"：若脉漂流往上，犹如水流，为水湿之毒内盛；若脉无跳动，为水湿之毒较弱，常见于咳证。

以左手中指定锁骨上窝，指下分左右两条，主要检查上下脉是否连续及寒热情况。正常情况下，脐部血脉缓慢地上下流动并能连续，若脉跳过快或不连续，主胸部心、肺内热，若脉跳顶指不流，主肺内有瘀毒内结。

3. 孕妇腹诊法

孕妇平卧，双手沿双腿两侧自然平放，医者立于患者右侧，用右手中指按压脐部，观察血脉跳动情况。健康脉和缓有力。脉弱主气不足，不能滋养胎儿，可致胎儿营养不良、多病。

以左手手背轻触孕妇小腹，据其温凉情况可测知胞衣之寒热，属寒者胎儿安静不动，属热者胎儿躁动不安。接着再定脐两旁及上部，检查胎儿正常与否。若觉两侧均有寒意为胎儿有疾；若觉一侧寒一侧热，主胎衣厚薄不均，胎儿偏向一侧，可并见脐部脉弱或无跳动。

若检查受孕月数，以左手中指压在子宫点上，凭指下血脉跳动的间隔感来推断受孕月数。每一个间隔均代表一个月，足月时指下血脉跳动形成一线，上顶部（脐部）似一个圆圈，由下往上走。

4. 肝脏检查法

以左手拇指按压右下腹部，相当于脐与髂前上棘连线的中点，中指先后于右胁下分上、中、下各点按压，观察血脉跳动情况。若上点脉往左侧（心点）流动则为肝肿大；中部有 2 点跳动为肝硬化；脉细弱，由上或中往下流为肝小，即肝不足。

（十一）壮医腧穴诊法

【概述】

壮医腧穴诊法是通过观察背部、胸腹部的穴位上出现的红晕、苍白、瘀斑、丘疹、脱屑、隆起、凹陷等异常反应，按切穴位有无结节、条索等阳性反应物及麻、痛、酸、胀等感觉来诊断疾病的方法。

壮医认为，龙路、火路在人体内组成一个庞大的网络系统，气血精微在其内转输，灌注全身。穴位多分布于人体的筋骨、皮肉之间，乃龙路、火路网络系统的交汇与连接点。生理上，穴位具有转输龙路、火路气血，调理脏腑阴阳的功能，是脏腑生理病理活动的窗口，又是病邪入侵人体的门户。人的头部、背部、胸腹部、四肢密布龙路、火路网络分支，与脏腑有着密切的联系。如果邪毒内侵，造成龙路、火路运行不畅，邪毒之轻重、气血之盈亏、脏腑骨肉之功能状态，皆可从体表的穴位反映出来。

【方法】

诊前根据临床症状进行初步辨证，大致把握应重点检查的相关穴位。医者用右手拇指指腹或利用如探针、毫针针柄等工具点压穴位，首先轻轻点在所要点压部位的一侧，以扶持或固定部位，然后用右手点压、循按、触扪，并按从上到下、从左到右、先外后里、先背后腹的顺序进行。注意观察穴位上出现的红晕、苍白、㿠白、瘀斑、丘疹、脱屑、隆起、凹陷、褶皱等异常反应。穴位的阳性反应物以结节多见，可为圆形、扁平形、梭形、椭圆形、条索状、链珠状、气泡样等不同形状，其异常感觉一般包括麻、痛、酸、胀、沉、灼热、针刺样、触电样等。另外，还要注意穴位对触按的敏感度，以确定病情的轻重缓急。

【主要内容】

背俞穴位于背腰部脊柱旁开处，多依脏腑位置上下排列，并分别冠以相应脏腑之名。募穴是脏腑气血汇集于胸腹的部位。因此，在穴位诊断中，两者常常配合应用。

1. 望诊背俞穴和募穴

出现点状或片状红晕、充血，并有光泽，多属实证、热证或急性病；出现苍白色或暗灰色，晦暗无光，多属虚证、寒证或慢性病；若边缘有红色光晕，则为慢性病急性发作；瘀斑为瘀毒或热毒炽盛。丘疹为湿热凝滞；皮肤脱屑或片状干黄，多属阴虚内燥；皮肤隆起、褶皱或增厚，多预示器官肿瘤、结核、痔疮或组织增生等慢性病；皮肤凹陷或塌陷则属正气虚损、精血亏耗。

（1）肺俞、中府出现红晕或红点，有光泽，或伴有丘疹、瘀斑者，可推测患有急性肺部炎症；若伴有脱屑、皮肤干黄增厚，多提示肺结核活动期。

（2）心俞、巨阙出现皮肤瘀点、隆起或褶皱，或苍白边有红晕者，可推测患有冠心病、心绞痛等。

（3）胃俞、中脘出现点片状苍白或暗灰，并伴有皮肤凹陷者，可推测患有慢性胃炎、胃溃疡及十二指肠溃疡；若边有红晕，则提示疾病近期可能会急性发作。

（4）肝俞、期门出现点片状苍白，晦暗无光，有瘀斑或皮肤片状干黄、脱屑、增厚者，多提示患有肝肿大或肝癌。

（5）胆俞、日月出现点片状红晕，伴有瘀斑、丘疹或皮肤隆起者，可推测患有胆囊炎、胆石症。

（6）脾俞、章门出现点片状苍白，皮肤凹陷无光者，多提示患有消化不良、脾虚寒证。

（7）肾俞、京门出现点片状苍白或暗灰、黧黑，皮肤塌陷者，可推测患有遗精、阳痿或妇科病。

（8）大肠俞、天枢出现点片状红晕，伴有光泽或丘疹者，可推测患有急性肠炎或痢疾。

2. 切按背俞穴和募穴

（1）出现胀痛、灼热、针刺样或触电样感觉，常为急性或炎性病变。

（2）出现酸麻感，多为慢性病变，如肺结核、慢性胃炎等；出现麻木感，多为顽固性疾病，如肝硬化等。

3. 触诊背俞穴和募穴

（1）出现圆形结节，圆滑如珠，软硬不一，一般如黄豆大小，大者似蚕豆，移动性较小。多见于偏头痛等。

（2）出现扁平结节，形如圆饼，质软不移动，因位于浅表部位，检查时用力要轻，方易触及。多见于慢性病，如遗精者在肾俞处可扪及。

（3）出现梭形结节，两头尖中间大，表面光滑，质稍硬，在皮下常可移动。多见于炎症、痛证或气滞血瘀等证。

（4）出现椭圆形结节，形态卵圆，质软或硬，光滑而易移动。如耳鸣者可于肾俞触及。

（5）出现气泡样结节，呈囊泡样空洞感，大小不一，表面不光滑，多见于皮下。一般见于恶性肿瘤。

（6）在肝俞触及条索状结节，形如条索，粗细不一，质较硬而富有弹性，可移动。见于慢性肝炎患者。

第二章 壮医治疗技术规范

第一节 壮医疗法的基本特点

一、重视外治，偏重祛毒

壮医疗法大体可分为外治法和内治法两类。壮医认为，人之所以发生疾病，从外因来说，主要是受到痧、瘴、蛊、毒、风、湿等有形或无形之毒的侵犯，致天、地、人三气失调，或人体三道两路运行不畅，功能失调。故治疗上重视外治，以祛毒为先。根据毒邪的性质、轻重、侵犯的不同部位，祛毒的方法可多种多样。

二、有病早治，无病早防

壮医认为，人在无病时要注重养生保健，培养人之正气，防止痧、瘴诸毒入侵。壮医在防病上有很多独特的方法，如于晨间瘴气雾露弥漫时，外出赶路，必口含生姜以避痧；炎夏六月多雨多热，湿热交蒸，山溪峒水必先用白矾过滤再饮用，并多吃生蒜头以防谷道内虫毒孳生；疫疠流行之时，各村间暂不往来，或外出归家后常用壮药液洗浴，以避痧解毒；年老体弱者，常予以避痧解毒或舒筋活络之品垫席而睡；体弱多病的儿童，常佩戴芳香解毒之物。已发病者，壮医主张及时治疗。在具体操作上，根据毒侵犯的部位和毒之轻重，及病之深浅缓急，或刮或挑，或熏或洗，或内外并治。一般而言，毒轻病浅者，多用外治，毒重而病复杂者，多内外并治，力求尽快疏通三道两路气机，驱毒外出。在壮族地区，除专业壮医外，很多群众都掌握至少一两种防治技术，故无论是病倒在田头，还是病倒在山边，随时都能得到初步的简单治疗，为进一步治疗赢得时机，这也体现了壮医治疗疾病力争尽早的特点。

三、用药简便，贵在功专

壮族地区药源丰富，壮医喜用生药疗疾，力求简、便、廉、验，无论是外用药还是内服药，大多选用作用大、起效快的鲜品，组方一般常用 3～5 味药，绝大多数不超过 5 味药，以防药多而杂。

四、补虚常配血肉之品

壮医论病，执毒虚两端，在治疗上，除重祛毒外，也注意扶养正气。但壮医补虚除使用参、芪等补养之品外，多配用血肉有情之品。对子宫虚冷无子者，予山羊肉、鲜嫩益母草、黑豆相互配合作饮食治疗；对阴伤干咳者，喜用猪肉或老母鸭煲莲藕服食。壮医不仅对虚证如此，对夹瘀之证，有时亦配血肉之品，除用扶正祛瘀之品外，常与山药牛肉粥同服，以增强扶正之功。壮医对本地丰富的动物药的运用，积累了丰富的经验。善用这些血肉有情之品以补虚，是壮医治疗用药的特点之一。

第二节　壮医内治法的主要内容

壮医内治法是通过口服药物达到治疗目的的一种方法。壮医认为，药物自口直接进入谷道，经谷道化生，通过龙路、火路网络的输布到达病所，从而起到治疗作用。壮医内治法在用药上讲究药简力宏，一般用 3～5 味药。民间壮医绝大多数用鲜壮药煎水或榨汁内服，少数制成膏、丹、丸、散或泡酒服用。壮医多根据一定的经验选药，如以黄治黄、以黑治黑、以红治红、以白治白、以毒攻毒等。壮医内治法主要包括以下 3 个方面的内容。

一、对因治疗，辨病论治

壮医内治的重点是"因"和"病"。"对因治疗，辨病论治"是指针对不同的疾病、不同的病因进行治疗。壮医认为，毒虚致百病，有病必有因，对因治疗，实为治病求本之义，病因一除，病自会慢慢痊愈。如治疗瘴病，针对瘴毒选用青蒿、槟榔等；治疗痧病，针对痧毒选用金银花、板蓝根、山芝麻、黄皮果等；治疗疮肿，针对热毒、火毒选用两面针、半边莲、大青叶、七叶莲等；治疗黄疸病，针对湿热瘀毒选用茵陈、田基黄、郁金等。这些都是辨病对因治疗。

二、对症治疗，辨症论治

壮医对症治疗，辨症论治是对因治疗方法的补充。即在对因治疗治其本的基础上，针对不同的症状，选用一些药物以治其标，控制症状。外感热毒痧症，咽痛者加毛冬青、鱼腥草、穿心莲、玉叶金花；咳者加土瓜蒌根、十大功劳、三叉苦、百部、穿破石；对一些疾病，有疼痛者加两面针、通城虎、金耳环、茉莉根、青药、山香皮、九里香等。对症治疗主要针对主要症状或主要兼症，而主要症状和主要兼症则需视具体情况而定。

三、辨病为主，专方专药

以辨病为主，多选用专方专药，是壮医内治法的一个特点。壮医治病，针对不同的病因、不同的疾病，多主张专病专药。如胃病用一枝箭、过江龙、金不换，痨病用不出林、铁包金、石油菜、穿破石、黑吹风，红白痢用凤尾草、地桃花、金银花藤，断骨用天青地红、小叶榕、七叶莲、接骨草、泽兰、两面针等。

壮医内治法可简单概括为辨病为主，多用专方，对因治疗，兼顾主症。在临床上，很多疾病都可采用内治法治疗，或在外治的基础上配合内治。

第三节　壮医外治法的主要内容

壮医外治法主要运用针刺、灸疗、熨烫、按摩等方法刺激人体的穴位、病灶、病理反应点或浅表血络，疏通三道两路，调节人体天、地、人三气的同步平衡，从而达到防病治病的目的。壮族地区的气候和地理因素使该地区多以湿热邪毒为患，外治法善于散湿祛毒，以其简、便、廉、验的特点得到广泛的应用。壮医历来重视外治法，为壮族人民的繁衍生息做出了不可磨灭的贡献。现代壮医外治技术在发展过程中既保留了原有的特色技艺，又与中医学进一步融会贯通，临床适用范围更加广。

壮医外治法在内容上包括外病外治和内病外治两个方面，如疮痈疔毒、烧烫伤用壮药外敷，属外病外治；厕呕肚痛、遗尿泄泻等用药线点灸，属内病外治。在具体操作上，分药物外治和非药物外治两大类。药物外治主要指药物敷贴、熏洗、佩挂等疗法。非药物外治指针刺、刮捏、火灸等。有些外治法为药物外治和非药物外治的综合运用，如药线点灸等。

壮医外治法以三道两路为理论基础，壮医认为人体内存在两条极为重要的内封闭道路，即龙路和火路，龙路、火路构成网络，在人体体表密布网结，这些网结即为穴位。人体气血等营养物质在气道、谷道内化生，通过龙路、火路的输布滋养脏腑骨肉。同时，龙路、火路也是邪毒内侵的主要通道。壮医外治法通过药物或非药物的刺激，直接作用于龙路、火路在体表的网结，疏通龙路、火路之瘀滞。一方面直接驱毒外出；另一方面调整气、血、脏腑功能，恢复天、地、人三气的同步运行，从而达到治病目的。

考古资料显示，远在原始社会的旧石器时代和新石器时代，壮医外治法已萌芽，当时壮族先民采用一些天然植物刺、砭石、骨针等作为刺血、排脓的工具，并使用当地的天然草药外敷。壮族社会的发展进入铜器时代后，壮族先民又发明了金属针作为外治工具。壮医外治法至今仍是壮族人民赖以防病治病的主要手段和有效方法之一。

一、壮医针刺法

（一）壮医穴位刺血疗法

【概述】

壮医穴位刺血疗法是用刺血的针具针刺人体的穴位、病灶、病理反应点或浅表血络，运用挤压或拔罐等方法放出适量血液，从而达到治病目的的一种方法。

【历史沿革】

壮医穴位刺血疗法是壮族民间常用的一种治疗方法，是壮医外治法之一，也是壮医针刺法的一个重要组成部分。壮医穴位刺血疗法已有几千年的应用历史，在壮族民间地区的实地调查中发现，壮族民间至今仍有人用动物刺、植物尖刺作为工具进行放血、排脓、消肿等治疗，这是壮医穴位刺血疗法和刺血工具最古老的原形。从考古发现的实物来看，在广西众多的旧石器时代和新石器时代的遗址中，都发现有很多打制、磨制的可供放血用的尖利石片、石镞，此即为壮族地区的原始砭石。秦汉时期，在南方用铁未普遍的情况下，壮族先民已经知道在砭石的基础上敲击陶片，将其磨制成针状医疗用具，然后在患者体表的相应穴位刺割至皮下出血以达到治病的目的。这是壮医古老的陶针刺血疗法，在民间流传不衰。1985 年在广西武鸣县马头乡（今南宁市武鸣区马头镇）西周至春秋时期的古墓出土的青铜浅刺针，以及 1976 年在广西贵县（今贵港市）罗泊湾一号汉墓出土的银针是壮族先民对一些热病、中毒等疾病进行放血治疗的工具。宋代的《岭外代答》中详细地描述了壮族先民运用刺血疗法治疗瘴气，历代广西地方史志中也有关于壮医穴位刺血疗法治疗内科疾病甚至是一些急危重症的记载，如民国时期的广西《宁明州志》《恭城县志》记述了壮族先民将针刺放血运用于中暑、昏迷等急症的抢救。

【机理】

壮医穴位刺血疗法以阴阳、气血、三道两路等壮医基本理论为指导，具有良好的平衡阴阳、调和气血、疏通三道两路、活血祛瘀等功效。气血凝涩，或寒或热者，通过刺血法强令血气通行，逼邪气随血外出，以祛瘀通闭，疏通道路，使经气通畅，血行气通，血气调和，促进气血正常运行，重点达到"通"的目的。虚证、久病者，通过刺血可以血行气、以血带气，以治血达到调气的目的。无论虚证或实证，先刺血疏通道路，使瘀去新生，邪去正安。

【功效】

平衡阴阳，调和气血，疏通三道两路，活血祛瘀。

【适应证】

壮医穴位刺血疗法的适应证广泛，各科常见病证大多可采用此法进行治疗和辅助治疗，主要用于火毒、热毒炽盛之阳实热证，如痧病、发热、跌打损伤瘀积、昏厥、中暑、痞积、急性咽炎、目赤肿痛、腰腿痛等。此外，此法也用于治疗部分虚证、久病。

【禁忌证】

（1）机体处于暂时性劳累、饥饱、情绪失常、气血不足等状态。

（2）合并有心血管、肝、肾、造血系统等严重原发性疾病，精神病，皮肤过敏。

（3）经期，妊娠期，有习惯性流产史。

【操作内容】

1. 器械准备

消毒三棱针或一次性浅刺针，2%碘酒，75%酒精，消毒干棉球，玻璃火罐，酒精灯，打火机。

2. 穴位选择

阿是穴，对症穴。

3. 体位选择

取卧位或坐位，以患者舒适和便于医者操作为宜。

4. 操作步骤

（1）患者选择适宜体位，医者双手及患者穴位局部皮肤常规消毒。

（2）先在针刺部位揉捏推按，使局部充血，然后右手持针，以拇指和食指捏住针柄，中指端紧靠针身下端，针尖留出 0.3 厘米左右，对准已消毒的穴位迅速刺入。刺入后立即出针，轻轻挤压针孔周围使之出血，或拔火罐使之出血。术后以消毒干棉球按压针孔止血。若为跌打损伤，可从瘀块的中心及其周边或上下左右取点放血。

5. 出血量

刺血疗效的好坏与出血量的多少有密切关系，而出血量的多少与患者的体质、放血部位、病情有关。出血量在 5 毫升以下为微量，包括局部充血、渗血，主要用于较大面积的浅表疾患，如神经性皮炎、顽癣、下肢慢性溃疡等；出血量 5～10 毫升为少量，主要用于头面及四肢（趾）部穴位和急性热病，如急性结膜炎、急性扁桃体炎等；出血量 10～15 毫升为中等量，主要用于外科感染性疾病及部分急症，如疔、疖、痈、疽、急性软组织损伤等；出血量在 15 毫升以上为大量，甚至可达几十上百毫升，可用于部分急症，如中风、癫狂等。治疗时，主张由微量放血开始，可根据病情逐步增加放血量。

6. 治疗时间和疗程

5～7 日 1 次，5～8 次为 1 个疗程；如放血量较多，可间隔 1 周、1 个月甚至半年 1 次。中病即止。

【注意事项】

为减少和避免晕针、失血过度及其他意外情况发生，应注意以下几点。

（1）刺血疗法的刺激性强烈，应向患者做好解释工作，防止患者因恐惧、疼痛而晕针。治疗时要注意观察患者的反应，询问患者的感受。对精神紧张、有晕针史的患者，行刺血疗法时宜取卧位以预防晕针。

（2）严格遵守无菌操作规程，防止感染。

（3）点刺时，手法宜轻、宜浅、宜快。

（4）皮肤感染、溃疡、瘢痕及不明原因的肿块，不宜直接针刺，宜在周围取穴针刺。

（5）刺血时，必须根据患者的体质、状态决定刺血的深浅及出血量的多少，切不可盲目放血。

（6）根据患者的病情、体质和出血情况决定下一次的治疗时间，避免失血过度。

（7）刺血后嘱患者勿暴怒、劳累、饥饿、惊恐，要安静休息，在饮食上要注意忌口，以清淡饮食为宜，进食有营养的食品，勿食刺激性食品，以促使身体康复。

（8）刺血后肢体避免接触冷水，不宜待在温度太低的环境中。

（二）壮医火针疗法

【概述】

火针疗法古称"焠刺"法，即将针尖在火上烧红并迅速刺入皮肤、穴位等，从而达到治病目的的一种方法。

【历史沿革】

广西地处亚热带季风气候区，夏季雨热同期，气候炎热潮湿；冬季阴冷寒湿，寒热交作，且多瘴气。六淫之邪易入侵肌肤形成各种疾病，尤以寒湿证为主。壮族人民在长期同疾病做斗争的过程中，总结出一种用火针点刺穴位以治疗疾病的方法，壮医火针疗法即来源于壮族民间火针点刺技术。广西贵港市罗泊湾一号汉墓出土的银针即是火针器具，证明壮医火针疗法在民间流传已久。

【机理】

壮医火针疗法通过烧红的针具，在人体龙路、火路的某些体表气聚部位（即穴位）施以针刺治疗，通过温热的刺激及龙路、火路对温热的传导，调节和畅通人体气血，增强人体抗病能力，加速邪毒化解或排出体外，使天、地、人三气复归同步。

【功效】

疏通三道两路，祛寒毒，除湿毒，扶助正气。

【适应证】

壮医火针疗法多用于虚寒性疾病的治疗，如淋巴结结核、胃痛、腰腿痛，某些症积如子宫癌、鼻咽癌、脑血管瘤、骨髓瘤、甲状腺功能亢进症等。

【禁忌证】

（1）火针疗法的刺激性强烈，年老体弱者及孕妇忌用。

（2）有出血倾向者，患心脏病、高血压病、火毒热病者及局部红肿者慎用或禁用。

【操作内容】

1. 器械准备

1～2寸毫针，玻璃火罐、竹罐或真空抽气罐，酒精灯，75%酒精，95%酒精，消毒棉球，医用棉签，打火机等。

2. 穴位选择

阿是穴，筋结点。

3. 体位选择

（1）仰卧位：适用于取头、面、胸、腹部的穴位和上肢、下肢的部分穴位。

（2）侧卧位：适用于取身体侧面的少阳经穴位和上肢、下肢的部分穴位。

（3）俯卧位：适用于取头、项、脊背、腰尻部的穴位和下肢背侧及上肢的部分穴位。

（4）仰靠坐位：适用于取前头、颜面和颈前等部位的穴位。

（5）俯伏坐位：适用于取后头、项、背部的穴位。

（6）侧伏坐位：适用于取头部一侧、面颊及耳前、耳后部位的穴位。

4.操作步骤

（1）患者选择适宜体位，医者双手皮肤常规消毒。

（2）先在针刺部位揉捏推按，使局部充血，再行局部常规消毒。

（3）医者左手按压筋结点或阿是穴，右手持火针针具，将针尖置于酒精灯上烧红至发白，随后迅速将针尖垂直刺入皮肤，直达筋结点，疾进疾出，不留针。

（4）针刺部位用闪火法拔罐，可吸拔出少许黄色液体，再留罐10分钟。

（5）术后用75%酒精局部消毒。

5.治疗时间和疗程

3～5日1次，10次为1个疗程，中病即止。

【注意事项】

（1）医者的手指和患者的治疗部位应严格消毒，防止感染。

（2）治疗前向患者说明操作过程，消除患者的紧张心理。

（3）治疗时患者宜取卧位，防止晕针。

（4）进针应避开动脉、静脉。

（5）针灸针为一次性使用，避免弯针、断针。

（6）治疗后嘱患者勿暴怒、劳累、饥饿、惊恐，要安静休息，清淡饮食，忌食油腻、刺激性食品，以促使身体康复。

（7）针口在治疗后24小时内避免接触水，以防感染。

（三）壮医皮肤针疗法

【概述】

壮医皮肤针疗法是指在壮医理论指导下，用特定的针具叩刺皮肤上一定的穴位或区域，从而达到防治疾病目的的一种方法。

【历史沿革】

壮医皮肤针疗法到底起源于何时尚待进一步考证，但从实物来看，1985 年，广西武鸣县马头乡西周至春秋时期的古墓出土两枚精致的青铜浅刺针，为古骆越人的浅刺用具，由此推断，壮医皮肤针疗法已有久远的历史。

【机理】

龙路、火路是人体两条极为重要的通路，在人体体表密布分支网络，并在皮肤一定部位结聚，壮医称为网结，也称穴位，是人体气血汇聚之处及信息反应点。皮肤针的叩刺可疏通气机，调理气血，祛毒补虚，恢复天、地、人三气同步的状态。

【功效】

调气通路，平衡气血，祛毒扶正。

【适应证】

壮医皮肤针疗法主要用于治疗痛证，如头痛、胁痛、腰痛；也可用于治疗皮肤麻木、神经性皮炎、高血压病、失眠、癣、斑秃等。

【禁忌证】

局部皮肤有创伤或溃疡者，不宜使用本法。

【操作内容】

1. 器械准备

（1）皮肤针可购买，也可自制。自制者可用不锈钢针集成一束，露出针尖，将其固定于木棒或竹棒的一端，另一端作为针柄。排列形状可以是"品"字形、梅花形、莲花形等，视所用的不锈钢针数量而定。

（2）2% 碘酒，75% 酒精，消毒棉签。

2. 叩刺部位选择

一是沿龙路、火路循行路线叩刺，如项背腰骶部位皮肤的叩刺；二是穴位叩刺，以各种特定穴位作为叩刺点；三是局部叩刺，对病变局部进行散刺、围刺，主要用于跌打损伤所致的局部瘀肿疼痛、顽癣等。

3. 体位选择

视叩刺部位而定，可取坐位或卧位，以患者舒适和便于医者操作为宜。

4. 操作步骤

（1）暴露治疗部位，消毒针具和叩刺部位。

（2）右手握针柄后部，食指压在针柄上，将针尖对准叩刺部位，用腕力将针尖垂直叩打在皮肤上，并立即提起，再叩下，如此反复进行。

（3）刺激强度：根据病情需要分为轻刺激、中刺激、重刺激3种。

①轻刺激：以较轻腕力叩打，以局部皮肤潮红，患者无疼痛为度，适用于体虚者、轻病、头面等皮肤肌肉浅薄处。

②中刺激：介于轻刺激和重刺激之间，以局部皮肤潮红，稍有痛感，但局部无渗血为度，适用于一般疾病及多数患者。

③重刺激：以较重腕力叩打，至局部皮肤渗血，略有疼痛感为度，适用于体壮者、重病、实证，皮肤肌肉丰厚处。

（4）操作时所用的针具应保持针尖平整、无钩，针尖应垂直叩打在皮肤上，避免勾挑皮肤。循路叩刺时，每隔1厘米左右叩一下，一般循路叩刺10～15下。

（5）重叩后，局部皮肤须常规消毒并注意保持针刺局部清洁，以防感染。

5. 治疗时间和疗程

每日1次，5次为1个疗程。

【注意事项】

（1）操作前应注意检查针具，当发现针尖有钩毛或缺损、针尖参差不齐者须及时修理。

（2）叩刺时针尖必须垂直而下，避免斜、钩、挑，以减少疼痛。

（四）壮医莲花针拔罐逐瘀疗法

【概述】

壮医莲花针拔罐逐瘀疗法是壮医皮肤针刺与拔罐相结合的一种疗法。广西中医药大学黄瑾明等人出版了《中国壮医针灸学》一书，对壮医莲花针疗法进行了较详细的阐述。

【机理】

龙路、火路是人体两条极为重要的通路，在人体体表密布分支网络，并在皮肤一定部位结聚，壮医称之为网结，也称穴位，是人体气血汇聚之处及信息反应点。皮肤针的叩刺可疏通气机，在叩刺部位拔罐，有助于吸出瘀滞之气血。叩拔结合，可调理气血，祛毒补虚，恢复天、地、人三气同步的状态。

【功效】

调气通路，平衡气血，祛毒扶正。

【适应证】

壮医莲花针拔罐逐瘀疗法主要用于治疗痛证，如头痛、胁痛、背痛、腰痛；也可用于治疗皮肤麻木、神经性皮炎、高血压病、失眠、顽癣、斑秃等。

【禁忌证】

局部皮肤有创伤或溃疡者，不宜使用本法。

【操作内容】

1. 器械准备

（1）莲花针：较轻浅的疾病可选用独脚针、一字针、三角针或梅花针；一般的常见病、多发病多用梅花针；较顽固的各类疾病，如偏头痛、顽癣等则可选用莲花针。

（2）抽气罐。

①圆口罐，外口为正圆状。适用于平整部位的吸拔。

②歪口罐，外口为多形歪圆状。仅适用于关节部位的吸拔。

（3）2% 碘酒，75% 酒精，消毒棉签。

2. 体位选择

根据患者的病情选取体位，一般取卧位或坐位。

3. 操作步骤

（1）暴露治疗部位，消毒针具及叩拔部位。

（2）莲花针法叩刺。用消毒好的莲花针叩刺相应穴位或部位，以刺破龙路、火路网络分支。右手握针柄尾部，食指放在针柄下，拇指压在针柄上，针尖对准叩刺部位，用腕力将针尖垂直叩刺在皮肤上，并立即提起，再叩下，如此反复进行。叩刺时针尖必须垂直而下，避免钩挑。循路叩刺时，每隔 1 厘米左右叩刺一下，一般循路叩刺 10 ～ 15 下。叩刺强度视患者的病情而定，若叩刺出血，应注意清洁消毒，防止感染。

（3）拔罐祛瘀。在叩刺部位拔罐，留罐 10 ～ 15 分钟，以吸出瘀滞之气血。若病情较轻或面部拔罐，可行闪罐，不必留罐。留罐时间据病情及叩刺部位而定。拔罐器具可选用壮医竹罐、玻璃罐、抽气罐 3 种中的任意一种，但最常用的是抽气罐，效果也最好。

（4）清洁。用消毒棉签将渗出的瘀积物清理干净，保持清洁。

（5）药酒善后。用壮医通路酒或具有活血化瘀作用的药酒涂擦患处，一可消毒，二可提高疗效。

4. 叩刺手法

叩刺皮肤时，需注意掌握叩刺手法。临床常按叩刺的力度、局部皮肤出血的情况及患者的疼痛程度，将莲花针的叩刺手法分为轻手法、中手法、重手法 3 种（参见81 页壮医皮肤针疗法的刺激强度。轻手法对应轻刺激，中手法对应中刺激，重手法对应重刺激）。

5. 叩刺部位

（1）循路叩刺：循路叩刺是指依龙路、火路循行路线叩刺。如项、背、腰骶部的循路叩刺。

（2）循点叩刺：循点叩刺是指根据三道两路在体表穴位的主治病证进行叩刺。常用于各种特定穴，如华佗夹脊穴、反应点等。

（3）局部叩刺：局部叩刺是指在局部病变部位进行散刺、围刺。用于跌打损伤的局部瘀肿疼痛等。

（4）叩拔结合：叩拔结合是指莲花针叩刺与拔罐相结合的一种治疗方法，属壮医针灸疗法中的一种，为以泻为主、活血化瘀之法，可祛瘀生新，增强疗效，有效祛除体内道路中瘀滞之气血，畅通三道两路。故该法壮医临床用得最多，凡属气血瘀滞病机的，均可应用。但正气明显虚弱的患者，则不宜应用。

【注意事项】

（1）操作前应注意检查针具，当发现针尖有钩毛、缺损或针尖参差不齐时须及时修理。

（2）叩刺时针尖必须垂直而下，避免斜、钩、挑，以减少疼痛。

（五）壮医陶针疗法

【概述】

壮医陶瓷针疗法是用陶片或瓷片敲击或磨制成针状的医疗用具，然后在患者体表的相应穴位按压，或点刺至皮下出血以达到治病目的的一种方法。

【历史沿革】

据专家考证，在广西少数民族地区曾发现古代的陶针，在过去壮族人民的老一辈中，从呱呱坠地到白发苍苍，一年四季无不与陶针打交道。在古代，壮族不论老幼，不论急性病或慢性病，都用陶针医治，陶针疗法因此救治了不少患者。但陶针不是从来就有的，它是陶器时代的产物。从时间而论，壮医陶针出现在春秋战国前后，瓷针出现在两晋南北朝时期。陶瓷针乃承古代砭石而来，"用瓷针刺病，亦砭之遗意也"。民国时期的《宁明州志》《恭城县志》有壮族民间用瓷针治病的记载。广西柳州壮医覃保霖，1958年在《中医杂志》发表了《壮医陶针考》一文；1959年著《陶针疗法》一书并由人民卫生出版社出版，是有关壮医陶针疗法的早期论文著作。

【机理】

通过陶瓷片刺激三道两路在体表的网结，疏畅三道两路，调整气血平衡，解毒、凉血、祛风，使天、地、人三气复归同步。

【功效】

通龙路、火路，祛风止痉，镇静止痛。

【适应证】

壮医陶针疗法主要用于治疗小儿夜啼、小儿惊风、中风后遗症、中暑等。

【禁忌证】

疮疖、局部皮肤溃疡、出血性疾病禁用或慎用。

【操作内容】

1. 器械准备

（1）陶针制作：陶片或瓷片清洁洗净，以铁器敲击，使其形成锐利的尖锋，或将陶瓷片磨制成尖针状。陶针制成后，按粗、中、细分类，高温消毒备用。

（2）2%碘酒，75%酒精，消毒棉签。

2. 治疗部位

传统陶针刺激分以线为主和以面为主，较少注意一穴一针。一般以背廊，即背部夹脊部位为基础，循此纲领，纵取上中下，横分前后侧。凡热证、阳证，取头面颈项、上下肢后棱配合为主，虚则轻刺，实则重刺，须重上而轻下。遇寒证、阴证，取腰脊以下，上下肢前棱配合为主，亦以虚实别轻重，须重下而轻上。对寒热交错、虚实相兼的病证，则用两胁平刺的手法。现代陶针治疗选穴多与针灸腧穴相同。如惊风、神志昏迷取人中，口眼㖞斜取颊车，上肢抽搐取内关、臂中、曲泽、京门、风关、气关、命关，高热选大椎、十宣，每次选2～3个穴位。

3. 体位选择

常取坐位或卧位，以患者舒适和便于医者操作为宜。

4. 操作步骤

（1）暴露治疗部位，常规消毒选定的穴位及陶瓷片。

（2）右手持陶瓷片，左手绷紧或捏起选定部位的皮肤，迅速以陶针尖锋按压或点刺至皮下少许渗血即可。手法常选用点刺、排刺、行刺、环刺、丛刺、散刺法，按刺激量大小分为轻刺、重刺、平刺。陶针亦可用于放血（刺必见血，限于实证）、挑痧（刺见黄色或乳白色黏液）。

（3）术后用消毒棉签擦去血渍。

5. 治疗时间和疗程

每次取2～3个穴位施术，中病即止。

【注意事项】

（1）操作时应将陶针洗净并严格消毒，防止感染。切实掌握好手法和强度，以患者能耐受为度。

（2）局部有烂疮、过敏等皮肤病者不宜用。

（3）施术部位当日不可接触冷水，以防感染。

（4）为便于操作，可考虑用三棱针代替陶针施术。

（六）壮医耳针疗法

【概述】

壮医耳针疗法是用毫针对耳郭穴位进行刺激以防治疾病的一种方法，为针刺疗法中的一种。

【历史沿革】

在历代医学文献中，均有应用耳针的散在记载，壮族民间亦有流传，但未形成系统。20世纪50年代以来，相关学者通过吸收国内外研究成果，使壮医耳针疗法在临床应用方面取得突出的进展，并成为一种系统的针刺疗法。耳针疗法目前已由单纯针刺发展为埋针、温针、电针、水针、穴位离子透入、割治和放血等多种疗法，治疗范围广泛，凡针灸的适应证均可酌情应用，并可用作针刺麻醉。

【机理】

壮医认为，耳居天部，位于巧坞（大脑）的两侧，通连嘞嗒（眼睛），在生理上通过龙路、火路网络与全身脏腑骨肉相通。当人体患病时，耳郭上也会出现一些反应点，通过耳针刺激这些反应点，可调节脏腑气血阴阳，从而达到治疗的目的。

【功效】

调理气机，泻火解毒，安神定志。

【适应证】

壮医耳针疗法可用于治疗疼痛性病证如头痛、偏头痛、三叉神经痛等，炎症性病证如急性结膜炎、中耳炎、牙周炎、咽炎、扁桃体炎等，功能紊乱性病证如眩晕、神经衰弱、癔症等，过敏与变态反应性病证如过敏性鼻炎、哮喘等。

【禁忌证】

（1）严重心脏病、严重器质性疾病及伴严重贫血，耳有湿疹、溃疡、冻疮破溃等不宜采用。

（2）妊娠妇女、有习惯性流产史者慎用。

【操作内容】

1. 器械准备

0.5寸、1寸的毫针，良导点测定仪，弹簧探针，2%碘酒，75%酒精，消毒棉签。

2. 穴位选择

当人体患病时，耳郭的相应区域会有反应点，即耳穴，但反应点在这一区域的哪一点，应结合探查来确定，以提高疗效。探查可采取以下方法。一是肉眼观察法：观察耳郭上的变形、变色情况，如鳞屑、水疱、丘疹、硬结、软骨增生、色素沉着，以及血管的形状、颜色变异等。二是压痛点探查法：用弹簧探针或毫针柄，以均匀的压力，在耳郭的相应部位，由中央向周围、自上而下、自外而内探压，最痛的敏感点就是要找的穴位。三是电测定法：采用目前常用的测定皮肤电阻的"良导点测定仪"测定耳穴的电阻，电阻低的耳穴可通过指示灯、音响、仪表反映出来，即是要找的穴位。

3. 体位选择

可取坐位或卧位，以患者舒适和便于医者操作为宜。

4. 操作步骤

（1）先探测耳穴敏感点，常规消毒。

（2）右手执毫针，快速刺入选定耳穴。大多数耳穴垂直进针，以刺入软骨为度；个别耳穴水平进针，如交感、耳迷根等。留针 15 ～ 30 分钟，一般慢性病、疼痛性疾病留针时间可延长。

（3）起针时用消毒棉签压迫针眼，以免出血，再用碘酒消毒，以防感染。

5. 治疗时间和疗程

每日或隔日 1 次，5 次为 1 个疗程。

【注意事项】

应严格消毒耳郭，一旦耳郭发生感染，则较难治愈。因耳郭血液循环差，易受感染，感染严重者可导致耳郭肿胀、软骨坏死、萎缩、畸变，故应积极预防感染。

（七）壮医掌针疗法

【概述】

壮医掌针疗法为针刺双手掌面特定穴位以治疗疾病的方法。

【历史沿革】

该法主要为广西柳州壮医覃保霖等人传用。覃保霖认为，该法主要是针刺掌穴点，通过经络及神经系统反射于脏腑及病位而起到治疗作用。

【机理】

壮医理论认为手部密布龙路、火路网结，通过针刺调节，疏通龙路、火路气机，调节脏腑气血阴阳，从而起到治疗作用。

【功效】

疏通气机，调理气血，解毒扶正。

【适应证】

壮医掌针疗法的适用范围较广，临床各科的很多病证均可选用，如感冒、中风后遗症、中暑、痧病、头痛、眩晕、咳嗽、哮喘、呕吐、腹痛、腰痛等。

【禁忌证】

体弱、有出血倾向、不配合者不宜用。

【操作内容】

1. 器械准备

1寸毫针，2%碘酒，75%酒精，消毒棉签。

2. 穴位选择

按照覃保霖的经验，掌针穴位有88个，其中掌面44个，掌背44个。按手五指掌面、掌背纵向画中轴线，在各指关节点画横线，并在掌指关节与腕关节间等距画3条横线，各纵线、横线的交叉点即为穴位，掌针穴位绝大部分位于掌面、掌背各纵横线的交点，只有极少穴位不在交点上。具体配穴原则较复杂，按覃保霖的经验，有单穴法、拮抗法、互济法、三部法、四方法、共扼法、交织法、共轴法、联属法等，每次可选若干个穴位针刺。

3. 体位选择

取坐位或卧位，以患者舒适和便于医者操作为宜。

4. 操作步骤

（1）患者取合适体位，暴露治疗部位，常规消毒针具及选定穴位的皮肤。

（2）选取1寸毫针，左手切按穴位边缘，右手持针迅速刺入，直刺进针1～3分，斜刺或平刺的进针深度增加一倍。运针得气后出针或留针3～5分钟后出针，出针后要注意用消毒棉签按压针孔。

5. 治疗时间和疗程

每日或隔日1次，5次为1个疗程。

【注意事项】

（1）对于初次治疗或年老体弱者，严重心脏病患者及高血压病患者等要慎重，防止晕针。

（2）手部血管较为丰富，手法应轻柔、稳顺，避免刺伤掌中动脉，引起手部血肿。若出现轻微血肿可按揉手部，以使局部瘀血消散吸收。

（3）应注意严格消毒，防止发生感染。

（八）壮医麝香针疗法

【概述】

壮医麝香针疗法又称麝香针疗法，是针尖蘸上麝香后刺入人体以治疗疾病的一种方法。

【历史沿革】

壮医麝香针疗法是流传于广西壮族地区的一种主要用于治疗风湿性疾病的针法，为壮医针法中的一种，是壮医外治法的重要组成部分。壮医在长期的医疗实践中，发现针尖蘸上麝香后进行治疗可提高疗效，从而形成了这一独特的医疗技法。

【机理】

壮医麝香针疗法通过针刺龙路、火路的体表网结，疏通经络道路之阻滞，鼓舞正气，逐毒外出。

【功效】

疏通三道两路，温通血脉，活血化瘀，调和气血，祛湿止痛。

【适应证】

壮医麝香针疗法主要用于治疗肢体关节酸胀疼痛、麻木，关节屈伸不利，痹病，跌打损伤，刀枪伤，淋巴结结核和各种皮肤病等。

【禁忌证】

（1）幼儿、孕妇、经期患者禁用。

（2）高热、严重传染病患者禁用。

（3）年老体弱、不能承受疼痛刺激者禁用。

【操作内容】

1. 器械准备

（1）麝香针制作方法：取麝香、菊艾、石菖蒲、辣蓼、草果、独瓣大蒜各适量，阴干或微火烘干，粉碎，用棉布将上药包裹如鸡蛋大，包裹时插上缝衣针作针头，用竹筷或竹竿作针柄，扎紧即成。如无麝香，亦可用雄黄、硫黄代替。

（2）2% 碘酒，75% 酒精，消毒干棉球，桐油灯或酒精灯，打火机，角筒或火罐。

2. 治疗部位

上肢取曲池、手三里、合谷、压痛点（阿是穴）、患部，下肢取环跳、承扶、委中、阳陵泉、压痛点（阿是穴）、患部。

3. 体位选择

根据治疗部位选择适当的体位，以患者舒适和便于医者操作为宜。

4. 操作步骤

（1）患者取适宜体位，暴露治疗部位，常规消毒。

（2）先在桐油灯里装上桐油，再放入灯心草，挑出灯心草一端用火点着，然后将麝香针针头置于桐油灯或酒精灯上烧，待针头发热微红后迅速频频扎刺（疾进疾出）患者疼痛部位的皮肤，针刺深度以穿透真皮为宜，不宜太深，针头冷却后烧热再刺，如此反复操作，至疼痛部位皮肤刺遍为止，一般每平方厘米刺 5～10 针，疼痛剧烈者可多刺。

（3）针刺完后，用角筒或火罐在针刺部位吸拔，一般针刺部位需吸拔 1～2 遍，吸拔时间以 10 分钟左右为宜。

5. 治疗时间和疗程

每周 2 次，5 次为 1 个疗程。

【注意事项】

（1）严格进行无菌消毒，避免感染。

（2）心前区、大血管附近不宜针刺。

（3）针刺深度以穿透真皮为宜，不宜太深。

（4）患处有流血或溃疡者，不宜针刺。

（九）壮医油针疗法

【概述】

壮医油针疗法是将普通缝衣针的针尖蘸上桐油，烧热后迅速轻轻刺入治疗点，以达到治疗疾病目的的一种方法。

【历史沿革】

壮医油针疗法是壮医常用的针法之一，是壮医外治法的一个重要组成部分。壮医油针疗法为广西崇左壮医文云英家祖传五代的医技，方法独特，疗效显著，是广大壮族地区群众赖以防病治病的有效手段和方法之一，是壮族地区重要的医药卫生资源。

【机理】

壮医油针疗法通过针具、热量和药物对体表皮肤的渗透作用，刺激、疏通龙路、火路的体表筋结，疏通经络之阻滞，鼓舞正气，逐毒外出，调整气血平衡。

【功效】

疏通三道两路，调节气血，祛瘀止痛，祛风毒，除湿毒。

【适应证】

壮医油针疗法常用于治疗痹病、硬皮病、腰肌劳损、腰椎骨质增生、腰椎间盘脱出、各种皮肤病等。

【禁忌证】

（1）幼儿、孕妇、经期患者禁用。

（2）高热、严重传染病患者禁用。

（3）年老体弱、不能承受疼痛刺激者禁用。

【操作内容】

1. 器械准备

普通缝衣针，桐油，2% 碘酒，75% 酒精，消毒干棉球，桐油灯或酒精灯，打火机。

2. 治疗部位

以病变部位及阿是穴为主。

3. 体位选择

根据治疗部位选择适当的体位。

4. 操作步骤

（1）患者取适宜体位，暴露治疗部位，常规消毒。

（2）将针尖蘸上桐油后，置于桐油灯或酒精灯火焰上烧至烫手，或置于鼻前略闻，有药香味后迅速轻轻刺入治疗点。油针刺入深度以 0.1 ~ 0.2 厘米为宜。

（3）拔出针，再置于桐油灯或酒精灯火焰上烧至烫手再刺，每个穴位刺 3 ~ 5 次。

5. 治疗时间和疗程

隔日 1 次，5 次为 1 个疗程。

【注意事项】

（1）严格进行无菌消毒，避免感染。

（2）心前区、大血管附近不宜针刺。

（3）针刺深度以 0.1 ～ 0.2 厘米为宜，不宜太深。

（4）患处有流血或溃疡者，不宜针刺。

（5）治疗时动作应轻巧、灵活。

（十）壮医神针疗法

【概述】

壮医神针疗法是选用微型刀针，选择压痛最明显的点入针，然后行小剥离予以强刺激，从而达到治疗效果的方法。

【历史沿革】

壮医神针疗法是壮医针法中的一种，是流传于广西壮族地区的一种主要用于治疗急性或慢性软组织疼痛的针法，是壮医外治法的重要组成部分。其渊源可追溯至古代的"九针"。《黄帝内经》有云："故九针者，亦从南方来。"说明九针在壮族地区得到广泛应用。在九针中，镵针、锋针、铍针和长针是带刀刃的，其中镵针对浅表皮肤有刺激作用；锋针其刃三隅，即三面有刃，刺入后对组织有切割和分离作用；铍针形状像剑，主要用于排脓；长针和大针对深部微细组织有切割作用。随着对解剖学、生物力学和慢性软组织损伤的认识和掌握，壮医专家和学者在九针的基础上不断改制，形成了现在的"神针"。

【机理】

壮医神针疗法通过松解局部肌腱及龙路、火路的体表结节，疏通经络道路之阻滞，鼓舞正气，逐毒外出。调整气血平衡，使天、地、人三气复归同步。

【功效】

疏通三道两路，活血化瘀，通络止痛，调和气血。

【适应证】

壮医神针疗法适用于椎管外颈、臂、肩、背、腰、骶、腿等处组织的急慢性损伤所致的疼痛及非感染性四肢关节痛。

【禁忌证】

（1）幼儿、孕妇、经期患者禁用。

（2）高热、严重传染病患者禁用。

（3）年老体弱、不能承受疼痛刺激者禁用。

（4）有开放性损伤、有出血倾向或损伤后不易止血者禁用。

【操作内容】

1. 器械准备

（1）微型刀针：用不锈钢打制而成，包括针柄、针体、针尖3个部分。针柄呈扁方形，直径约10毫米；针体粗约1毫米，长65～80毫米。

（2）酒精，碘酒，棉签，纱布，胶布。

2. 穴位选择

压痛点即为施术处。

3. 体位选择

可取坐位或卧位，以患者舒适和便于医者操作为宜。

4. 操作步骤

（1）患者取舒适体位，暴露治疗部位，常规消毒、麻醉。

（2）在最明显痛点处呈45度进针，深可达骨膜。当刀针刺入病变区时针感最强，可呈酸胀感，并放射至相应部位，此时即停止进针，将针按肌肉纹理走向摆动剥离数次即可出针。

（3）出针后用消毒棉签按压局部半分钟左右以防渗血。

5. 治疗时间和疗程

每次针治1～3处，历时2～5分钟，一般针治1～3次后见效。每隔4～5日针治1次，10次为1个疗程。

【注意事项】

（1）严格进行无菌消毒，避免感染。

（2）重要器官、大血管附近不宜针刺。

（3）患处有流血或溃疡者不宜针刺。

（4）操作应轻巧，切勿使用暴力。

（5）颈、胸、背、关节处一般选用短刀针，臀、腰等肌肉丰厚处一般选用长刀针。

（十一）壮医温刮缚扎刺疗法

【概述】

壮医温刮缚扎刺疗法是壮族民间常用于治疗痧症的一种针刺疗法。在患者的胸背部刮痧后，再用浸过油并适度烘热的纱布环绕缚扎肩、手，然后用三棱针针刺放血少许，接着用烘热的桐油搽胸口、足心，最后艾灸，以达到治病的目的。

【机理】

壮医温刮缚扎刺疗法通过排出局部瘀血痧毒，畅通龙路、火路，促进气血平衡，使天、地、人三气复归同步而达到治疗目的。

【功效】

疏通龙路、火路，活血祛瘀，散结止痛，除痧毒。

【适应证】

壮医温刮缚扎刺疗法主要用于治疗痧症，对转筋痧、吊脚痧、绞肠痧、痧气病、痧胀病等有较好的治疗效果，急性上呼吸道感染、感冒、中暑等均可采用本法治疗。

【禁忌证】

（1）有出血性疾病或有出血倾向者慎用。

（2）有心脏病者慎用或禁用。

（3）有高血压病者慎用或禁用。

（4）有火毒热病者慎用或禁用。

（5）局部红肿者慎用或禁用。

【操作内容】

1. 器械准备

消毒三棱针，艾条，酒精灯，75% 酒精，2% 碘酒，打火机，棉签，桐油，纱布等。

2. 治疗部位

胸背部刮痧，肩手部用纱布环绕缚扎，中指指端针刺放血，胸口膻中穴和足心涌泉穴用艾条行温和灸。

3. 体位选择

温刮缚扎时可取坐位，针刺放血和艾灸胸口、足心时可取卧位。

4. 操作步骤

（1）患者取正坐位或侧卧位，暴露胸背部及上肢。

（2）医者站在患者的左侧或右侧，用双手小鱼际部在患者的胸背部由轻到重、从上到下均匀地刮，刮至皮肤微红为宜，继而刮肩肘部。

（3）以浸过油并适度烘热的纱布，自肩部环绕缚扎至距指端2～3厘米处。

（4）常规消毒指端皮肤，以三棱针针刺放血少许，松开纱布按摩缚扎处3分钟。

（5）接着用烘热的桐油擦胸口膻中穴和足心涌泉穴，最后用艾条温和灸此两穴，令全身微微出汗为宜。

5. 治疗时间和疗程

每日1次，2次为1个疗程。

【注意事项】

缚扎不宜过紧，缚扎时间不宜过长。

二、壮医挑法

（一）壮医挑痔疗法

【概述】

壮医挑痔疗法是在与肛门疾患有关的穴位或反应点上进行针挑，将皮下的白色纤维样物挑断，以达到治疗目的的一种方法。

【历史沿革】

壮医挑痔疗法属针挑疗法的一种，在壮族地区广为流传，有很多不同的流派，各流派挑痔的操作手法及挑点不尽相同，丰富了壮医挑痔疗法的内容，积累了丰富的治疗经验。壮医挑痔疗法历史悠久，最早见于著名壮医黄贤忠整理的于1986年出版的《壮医针挑疗法》一书。

【机理】

壮医挑痔疗法通过挑断穴位或相关反应点皮下的白色纤维样物，以通调三道两路、平衡人体气血、恢复气血循环周期、化解邪毒，或通过三道两路把毒邪排出体外，使天、地、人三步之气复归同步运行。壮医挑痔疗法可调整身体机能，减轻盆腔压力，改善局部血液循环，使痔静脉丛血流通达顺畅，病灶易于吸收而达到治愈痔疾的目的。

【功效】

疏通龙路、火路，清解热毒，化瘀毒，止痛、止血。

【适应证】

壮医挑痔疗法主要用于治疗痔疮、肛门瘙痒、脱肛等。

【禁忌证】

（1）有出血性疾病或有出血倾向者慎用。

（2）孕妇慎用或忌用。

（3）严重心脏病患者忌用或慎用。

（4）身体过度虚弱者慎用，以免发生意外。

【操作内容】

1. 器械准备

消毒针具（大号缝衣针或三棱针），75% 酒精，2% 碘酒，消毒棉签，纱布，胶布。

2. 治疗部位

在腰骶部寻找挑点。挑点特征：外形似丘疹，高出皮肤，有的不突起，如帽针头大小，圆形，略带光泽，呈灰白色、棕褐色或淡红色不等，压之不褪色。因此挑点要与色素痣、色素斑、发炎毛囊相鉴别。若找不到挑点，可在气海俞、大肠俞或上髎、中髎、下髎等穴挑治，或在长强穴旁开 1 寸处挑治。

3. 体位选择

可取坐位或俯卧位，以患者舒适和便于医者操作为宜。

4. 操作步骤

（1）患者俯卧或反坐在靠背椅上，两手扶住背架，暴露腰骶部。

（2）常规消毒挑点后以缝衣针或三棱针纵向挑破表皮 0.1～0.2 厘米，再深入下挑，将皮下的白色纤维样物均挑断。操作时患者稍感疼痛，一般不出血，挑到有阻力感或出血时，证明已挑尽。

（3）挑尽后用碘酒消毒，敷上消毒纱布，贴胶布固定即可。

5. 治疗时间和疗程

一般每次只挑 1 个痔点，若患者体质较好，可挑 2～3 个，最多不超过 3 个。一次不愈者，可间隔 1～2 周再行挑治。

【注意事项】

（1）术前应做好解释工作，取得患者的配合。

（2）操作时一定要严格消毒，无菌操作，同时嘱患者术后注意局部清洁，防止感染。

（3）针头应原口进原口出，切忌在创口下乱刺。

（4）施术宜轻、巧、准、疾（迅速）。

（5）挑治后一周内不宜做重体力劳动，禁食刺激性食物。

（6）贴胶布时间不宜过长，术后第 2 天或第 3 天应取下。

（二）壮医挑痧疗法

【概述】

壮医挑痧疗法是通过挑刺人体的一定部位，于皮下挤出点滴瘀血来治疗痧症的一种方法。

【历史沿革】

壮医挑痧疗法属壮医针挑疗法的一种，在壮族民间流传甚广，历史悠久。早在宋代，就有岭南壮族先民应用壮医挑痧疗法治疗痧症的记载。宋·范成大《桂海虞衡志》云："草子，即寒热时疫。南中吏卒小民不问病源，但头痛体不佳便谓之草子，不服药，使人以小锥刺唇及舌尖，出血，谓之挑草子。"壮医针挑疗法的著名传人是广西德保县已故著名老壮医罗家安及其大徒弟农大丰。1965 年，罗家安编成《痧症针方图解》（手抄本），书中记载了他 50 年来用挑痧疗法治疗近 100 种疾病的丰富经验，每种疾病均配有针挑用穴图解（民间称针方）。

【机理】

壮医挑痧疗法通过挑刺一定部位，并于皮下挤出点滴瘀血，以疏通三道两路瘀滞，疏畅气血，加速痧毒化解或排出体外，使天、地、人三步之气复归同步而达到治疗目的。西医认为，壮医挑痧疗法具有促进新陈代谢，使汗腺充分开泄，消除头部充血现象，解除血液循环障碍，进而调整身体机能、恢复气血平衡的作用。

【功效】

疏通三道两路，清热毒，除痧毒，活血祛瘀，胜湿止痛。

【适应证】

壮医挑痧疗法主要用于治疗各种痧症，如暗痧、宿痧、郁痧、闷痧、红毛痧、伤暑等。西医的急性上呼吸道感染、感冒、中暑、痢疾等病证均可采用本法治疗。

【禁忌证】

（1）有出血性疾病或有出血倾向者慎用。

（2）极度虚弱者慎用。

（3）孕妇、体弱、严重心脏病患者慎用。

（4）不愿接受针挑治疗者慎用或禁用。

【操作内容】

1. 器械准备

消毒针具（三棱针或大号缝衣针），消毒刀片，75% 酒精，2% 碘酒，消毒棉签、纱布，胶布。

2. 穴位选择

每次挑刺，一般先挑刺青筋（如耳背青筋、舌下青筋、咽喉两旁青筋）。若"巧坞"（头脑）已乱，昏不知人者，加挑人中、十指（趾）尖；头晕而痛者，加挑太阳、印堂、百会；口噤、口渴者，加挑金津、玉液；火毒炽盛神昏者，重挑四门穴（委中、人中、金津、玉液）；胃脘痛者，加挑中脘；腹痛者，加挑肚脐两侧各一痧痕点；小腹痛者，加挑丹田左右各一痧痕点；喘者，加挑肺俞；胃、腹、腰痛者，均可加挑腰背穴位；下肢抽筋者，加挑委中痧痕点。

3. 体位选择

取坐位或卧位，以患者舒适且便于医者操作为宜。

4. 操作步骤

（1）患者取舒适体位，暴露治疗部位。

（2）常规消毒挑点及针具，左手食指和拇指捏起治疗部位的皮肤，右手持针沿捏起部位刺入，刺至皮肤深层，然后将针尖向皮肤外挑出细丝样组织，用刀片将细丝切断，每次挑切 2～3 条即可，并挤出 2～3 滴瘀血，用消毒棉签吸抹干净。

（3）挑毕，用碘酒消毒挑切部位，并用纱布外敷，胶布固定。

5. 治疗时间和疗程

每日 1 次，3 次为 1 个疗程，中病即止。

【注意事项】

（1）术前应做好解释工作，取得患者的配合。

（2）患者最好取卧位，以防晕针。

（3）必须严格消毒针具及挑点，挑治后3～5日内局部禁水洗，以防伤口感染。

（4）施术宜轻、巧、准、疾（迅速）。

（5）挑治后有热痛感，当日不宜重体力劳动，注意休息。

（6）挑痧期间忌食辛辣油腻等刺激性食物。

（三）壮医挑疳疗法

【概述】

壮医挑疳疗法是通过挑刺四缝点、疳积点等部位的皮层，挤出少许黄色黏液来治疗疳积等病证的一种方法。

【历史沿革】

壮医挑疳疗法属壮医针挑疗法中的一种，该疗法派生于古代砭刺术，历史悠久，在壮族地区流传甚广。

【机理】

疳积属壮医谷道病范畴，四缝、疳积等穴是谷道病的常见反应点，壮医挑疳疗法通过挑刺挤压四缝、疳积等谷道病的反应点，可排出谷道瘀滞，疏畅谷道，恢复和增强谷道功能，达到除痰祛湿、健脾醒胃等目的，使天、地、人三气复归同步。现代医学认为，壮医挑疳疗法通过挑出皮下脂肪，刺激其皮部，从而激发机体功能，达到治疗目的。

【功效】

畅通谷道，健脾醒胃，消积止痛。

【适应证】

壮医挑疳疗法主要用于治疗疳积、消化不良、小儿原因不明的慢性营养不良。

【禁忌证】

有出血性疾病或有出血倾向者慎用。

【操作内容】

1. 器械准备

三棱针或大号缝衣针，75% 酒精，2% 碘酒，消毒棉签。

2. 治疗部位

以四缝穴为主。四缝穴位于手第 2 ～ 5 指掌面，近端指间关节横纹中点。除四缝穴外，还可选挑长强、大椎、足三里等穴。

3. 体位选择

取坐位或卧位，以患者舒适和便于医者操作为宜。

4. 操作方法

（1）患者取坐位或卧位，洗净手掌，常规消毒挑点。

（2）医者右手持针对准挑点，斜刺进针，迅速刺入皮层，稍提摇，左手拇指和食指从针挑点周围向针口方向挤压，随即出针，针口可见少许淡黄色黏液，再继续挤压使黏液尽出，以见血为度，再用消毒棉签拭去，出血则用消毒棉签压迫止血。

（3）挑治后伤口用消毒纱布包扎。

5. 治疗时间和疗程

一般挑治 1 次即愈。如 1 次未愈，隔 1 周后再挑治 1 次，多数患儿挑治 1 ～ 2 次即可。

【注意事项】

（1）严格消毒，防止患者及医者感染。

（2）挑疳疗法的治疗对象主要为小儿，操作前应向患儿家长或亲属解释清楚，争取他们的理解与合作。

（3）挑疳时宜轻、快、准，不留针。

（4）凡已生锈的针具均禁用，以免引起破伤风。

（5）针挑时要注意避开小血管，防止出血。

（6）挑四缝穴后，应包扎挑治部位，嘱患儿 24 小时内勿玩泥沙、污物及金属玩具，保持双手清洁，以免感染。发现包扎松散，应重新消毒包扎。

三、壮医灸法

（一）壮医药线点灸疗法

【概述】

壮医药线点灸疗法是将壮药泡制的苎麻线点燃后，直接灼灸患者体表的一定穴位或部位，以治疗疾病的一种方法。

【历史沿革】

壮医药线点灸疗法是流传于壮族民间的一种治疗方法。本疗法的传人龙玉乾，壮族，广西柳江人。他的祖母龙覃氏老人不但熟悉农活，还擅长药线点灸疗法，农作之余常为人治病，半农半医，深受当地群众的欢迎。她医术精湛，医德高尚，以"不求金玉重重富，但愿儿孙个个贤"为治家格言，在乡间广行善事。经她悉心指导，儿子龙见浤也较好地掌握了壮医药线点灸疗法，继母亲之后成为当地受人尊敬的民间医生。龙见浤谢世前，又把这一宝贵的医疗技术传授给儿子龙玉乾。龙玉乾自 1947 年起曾在广西中医学习班学习 4 年，他把传统医学技术与家传壮医知识有机结合，擅长壮医药线点灸疗法。20 世纪 80 年代，原广西中医学院的黄瑾明、黄鼎坚和原广西民族医药研究所的黄汉儒 3 位教授将龙玉乾的祖传经验整理成《壮医药线点灸疗法》一书，并加以宣传推广，使本疗法得到更好的应用和发展。

【机理】

壮医药线点灸疗法通过药线火珠对局部皮肤的刺激，达到调节三道两路、祛散风寒湿邪之毒、调和气血、调理阴阳、固本强身的目的。

【功效】

温通止痛，消瘀散结，固本强身。

【适应证】

壮医药线点灸疗法的适应证较广，凡内科、外科、妇科、儿科、五官科、皮肤科等属畏寒、发热、肿块、疼痛、麻木不仁、瘙痒等范畴的诸多常见病证均可应用本法治疗。

【禁忌证】

（1）眼部禁灸。

（2）孕妇禁灸。

（3）严重高血压病、心脏病患者慎灸。

【操作内容】

1. 器械准备

（1）药线，酒精灯，打火机。

（2）药线的制备。

①材料：苎麻浸水，使其湿润，然后搓成大号、中号、小号几种规格的苎麻线，直径为大号约 1 毫米、中号约 0.70 毫米、小号约 0.25 毫米。将搓好的苎麻线泡在火灰水中 10 日进行脱脂处理，也可用纯碱代替火灰。若急用，可用 5% 纯碱水煮苎麻线 1 小时，即可达到脱脂的目的。取出用清水洗净晒干。

②药液制作：麝香 1.5 克，乳香 10 克，没药 10 克，檀香 10 克，木香 10 克，桃仁 10 克，红花 10 克，当归尾 10 克，防风 10 克，赤芍 10 克，苏木 10 克，山奈 10 克，干姜 10 克，姜黄 10 克，雄黄 30 克，冰片 5 片，樟脑 5 克。将以上药物浸泡在 1000 毫升 75% 酒精内 10 日，10 日后过滤即成浸泡药线的药液。

③药线浸泡：把处理好的苎麻线泡在上述药液内 10 日，取出即成壮医点灸用的药线，把药线放在瓶内密封备用。

2. 穴位选择

选穴原则：根据龙玉乾的祖传经验，将选穴原则概括成 4 句口诀："寒手热背肿在梅，痿肌痛沿麻络央，唯有痒疾抓长子，各疾施灸不离乡。"其内涵有以下几个方面内容。

（1）凡畏寒发冷的疾患，以手部穴位为主。

（2）凡发热的疾患，以背部穴位为主。

（3）凡痿瘫诸症，以痿瘫肌肉处的穴位为主。

（4）凡痛证，以痛处及邻近穴位为主。

（5）凡麻木不仁之证，以该部位经络的中央点为主。

（6）凡肿块取局部梅花穴，癣及皮疹类疾患取局部莲花穴或葵花穴。

（7）凡瘙痒诸证，以先痒部位的穴位为主。

3. 体位选择

取坐位或卧位，以患者舒适和便于医者操作为宜。

4. 操作步骤

（1）患者取适宜体位。

（2）持线：右手拇指、食指夹持药线的一端，露出线头 1～2 厘米。

（3）点火：将露出的线头在酒精灯上点燃，只需线头有火星即可，如有火焰必须扑灭。

（4）施灸：将线头火星对准穴位，手腕和拇指顺势屈曲，拇指指腹稳重而敏捷地将带有火星的线头直接点按在预先选好的穴位上，一按火星即灭为一壮，1 个穴位每次可点灸 1～3 壮。

5. 治疗时间和疗程

急性病每日点灸 1 次，慢性病隔 2～3 日点灸 1 次。5 次为 1 个疗程，中病即止。

【注意事项】

（1）持线的着火端必须露出线头，以略长于拇指端即可，太长不便点火，太短易烧着医者指头。

（2）掌握好点灸火候，务求安全有效。药线点燃以后，一般会出现四种火候：一是明火，即有火陷；二是条火，即火焰熄灭后留下一条较长的药线炭火；三是珠火，即药线着火端有一颗炭火，呈圆珠状，不带火焰；四是径火，即珠火停留稍久，逐渐变小，只有半边火星，约半个珠火大小。在以上四种火候中，只有珠火适合用，以线端火星最旺时为最佳点灸时机。

（3）注意手法轻重，一般是以轻对轻（轻手法对轻病）、以重对重（重手法对重病），或以快对轻（快手法对轻病）、以慢对重（慢手法对重病）。灸后有蚁咬感或灼热感，嘱患者勿用手抓，以防感染。

（二）壮医艾灸疗法

【概述】

壮医艾灸疗法是利用艾叶为原料制成艾绒，用不同的方法燃烧，在一定的穴位上直接或间接地施以适当的温热刺激，通过龙路、火路进行传导，从而达到治病和保健目的的一种方法。

【历史沿革】

艾灸法是一种独特的治疗保健方法，起源于我国原始社会。人们用火后被火灼伤，发现火具有治病、疗伤的功效，继而逐渐产生了艾灸法。壮医在与其他民族医的交流过程中也掌握了艾灸法，并逐步发展形成了自己的特色。

【机理】

运用艾绒或其他药物在体表的穴位上烧灼、温熨，借灸火的热力及药物的作用，刺激疏通龙路、火路气机，逐寒祛毒，回阳救逆，达到防治疾病的目的。

【功效】

疏通龙路、火路气机，逐寒祛毒，保健养生。

【适应证】

壮医艾灸疗法广泛应用于内科、外科、妇科、儿科、五官科、皮肤科等各科疾病，常用于治疗虚寒、寒湿、风湿性疾病，如腹痛、风湿骨痛、小儿泄泻、痛经、月经不调、宫寒不孕、头痛、头晕等。

【禁忌证】

（1）脉搏大于90次／分者禁灸。

（2）过饥、过饱、醉酒禁灸。

（3）孕妇禁灸。

（4）身体发炎部位禁灸。

【操作内容】

1. 器械准备

艾绒或艾炷，酒精灯，打火机。

2. 艾绒制备

（1）艾绒分为粗艾绒和细艾绒两种。

①粗艾绒制法：取陈艾叶经过反复晒杵，筛选干净，除去杂质，令软细如绵即可。粗艾绒适用于一般灸法。

②细艾绒制法：将粗艾绒精细加工，晒数十日，筛拣数十次，变为土黄色者，为细艾绒，可用于直接灸法。

（2）艾绒根据用途不同可制成不同的形状。

①用于直接灸：必须用极细的艾绒，制成如麦粒大、上尖、底平、不紧不松的圆锥形艾炷，直接置于穴位上燃烧。

②用于间接灸：用较粗的艾绒，制成如蚕豆大或黄豆大、上尖、底平的艾炷，置于姜片、蒜片或药饼上燃烧。

③用于温针灸：制成如枣核般既圆又紧的艾粒，缠绕在针柄上燃烧。

④用于艾卷灸：制成如蜡烛般既匀又紧的长条，点燃后温灸。分为清艾条和药艾条。清艾条是取纯净细软的艾绒25克，平铺在长26厘米、宽20厘米的细草纸上，将其卷成直径约1.5厘米的圆柱形艾卷，要求卷紧，外裹以质地柔软疏松而又坚韧的桑皮纸，用胶水或浆糊封口而成。药艾条是在艾绒中掺入等份（6克）的肉桂、干姜、丁香、独活、细辛、白芷、雄黄的细末制成。壮医香灸疗法所用的香灸条属药艾条的一种，采用壮族地区出产的芳香壮药，如沉香、檀香、思櫄木等制成。

3. 穴位选择

壮医艾灸疗法的适应证较广泛，可根据不同病证辨证取穴。艾灸常用保健穴位：足三里、关元、气海、肾俞、膏肓俞、风门、三阴交、神阙、风池、大椎、涌泉。

4. 体位选择

取坐位或卧位，以患者舒适和便于医者操作为宜。

5. 操作方法

（1）直接灸。

将大小适宜的艾炷直接置于皮肤上施灸，分为瘢痕灸和无瘢痕灸两种。施灸时需将皮肤烧伤化脓，愈后留有瘢痕者，称为瘢痕灸；不使皮肤烧伤化脓，不留瘢痕者，称为无瘢痕灸。

①瘢痕灸：又称化脓灸。施灸时先在所灸穴位或部位上涂少量大蒜汁，以增加黏附和刺激作用，然后将大小适宜的艾炷置于穴位上点燃施灸。每壮艾炷必须燃尽，除去灰烬后方可易炷再灸，至灸完规定壮数为止。施灸时由于艾火烧灼皮肤，可产生剧痛，此时可用手在施灸穴位周围轻轻拍打，以缓解疼痛。正常情况下，灸后1周左右施灸部位化脓形成灸疮，5～6周灸疮自行痊愈，结痂脱落后留下瘢痕。常用于治疗哮喘、肺结核、高血压病、心脑血管病、瘰疬等慢性疾病。

②无瘢痕灸：施灸时先在所灸穴位或部位上涂少量凡士林，使艾炷便于黏附，然后将大小适宜的艾炷置于穴位上点燃施灸。当艾炷燃剩2/5或1/4而患者微感灼痛时，即可易炷再灸。若用麦粒大的艾炷施灸，当患者感到灼痛时，医者可用镊子柄将艾炷熄灭，然后易炷再灸，直至灸完规定壮数为止。一般以灸至局部皮肤红晕而不起疱为度。因皮肤无灼伤，故灸后不化脓，不留瘢痕。常用于虚寒性疾病。

（2）间接灸。

用药物将艾炷与施灸穴位或部位的皮肤隔开进行施灸，如隔姜灸、隔盐灸等。

①隔姜灸：鲜姜切成直径2～3厘米、厚0.2～0.3厘米的薄片，中间用针刺数孔，

然后将姜片置于所灸穴位、部位或患处，再将艾炷置于姜片上点燃施灸，待艾炷燃尽后易炷再灸，直至灸完规定壮数为止，以皮肤红润而不起疱为度。常用于治疗因寒所致的呕吐、腹痛、腹泻及风寒痹痛等。

②隔蒜灸：鲜大蒜头切成厚0.2～0.3厘米的薄片，中间用针刺数孔，然后将蒜片置于所灸穴位、部位或患处，然后将艾炷置于蒜片上点燃施灸。待艾炷燃尽后易炷再灸，直至灸完规定壮数为止。多用于治疗瘰疬、肺结核、肿疡初起等。

③隔盐灸：用纯净的食盐填敷脐部，或于盐上再置一片薄姜片，在盐上或姜片上置大艾炷施灸。多用于治疗伤寒阴证、吐泻并作，中风脱证等。

④隔附子饼灸：将附子研成粉末，用酒调和制成直径约3厘米、厚约0.8厘米的附子饼，中间用针刺数孔，置于所灸穴位、部位或患处，附子饼上再放艾炷施灸，直至灸完规定壮数为止。多用于治疗肾阳虚衰所致的阳痿、早泄或疮疡久溃不敛等。

（3）艾卷灸。

分为温和灸和雀啄灸2种。

①温和灸：将艾条的一端点燃，对准应灸穴位、部位或患处，距皮肤2～3厘米施灸。以患者局部有温热感而无灼痛为宜，一般每处灸5～7分钟，灸至皮肤红晕为度。对于昏厥、局部知觉迟钝的患者，医者可将中指和食指分别置于施灸部位的两侧，这样可以通过医者手指的感觉来测知患者局部的受热程度，以便随时调节施灸距离和防止烫伤。

②雀啄灸：施灸时，艾条点燃的一端与施灸部位的皮肤无固定距离，而是像鸟雀啄食一样，一上一下地活动施灸，也可均匀地上下、左右移动或反复旋转施灸。

（4）温针灸。

针刺与艾灸结合应用的一种方法，常用于既需要留针又适宜艾灸的病证。操作时，针刺穴位得气后，给予适当补泻手法并留针，继而将纯净细软的艾绒捏在针尾上，或将一段长约2厘米的艾炷插在针柄上点燃施灸，待艾绒或艾炷燃尽后除去灰烬、出针。

6.穴位艾灸顺序

就部位而言，先灸背部，再灸胸腹部；先灸上部，再灸下部；先灸头部，再灸四肢。就壮数而言，先灸少而后灸多，即由弱逐渐增强；就艾炷大小而言，先灸小者，再灸大者，每壮递增。

7.治疗时间和疗程

每燃烧1个艾炷为1壮，每灸1次少则3～5壮，多则数十壮、数百壮。

（1）慢性病：必须长期施灸才能见效。一般前3日每日灸1次，以后间隔1日灸

1次，或间隔2日灸1次，可连续灸治1～3个月，甚至半年或1年以上。

（2）急性病、偶发病：有时只灸1～2次即可，按需而定，不必限制时间和次数。

（3）顽固性疾病：间隔1日或间隔3日、5日、7日灸1次均可。

（4）健身灸：每月灸3～5次，终生施灸，效果更好。

【注意事项】

（1）在临床上艾灸时，需结合病情灵活施灸，不能拘执不变。对同时艾灸2个穴位一般无限制。

（2）艾灸后半小时内避免用冷水洗手或洗澡。

（3）艾灸后要喝较平常多量的温开水，有助于排泄器官排出体内毒素。

（4）饭后1小时内不宜艾灸。

（5）曾手术在体内埋钢钉或其他材料者，手术部位禁灸。

（三）壮医火功疗法

【概述】

壮医火功疗法是用经过加工泡制的药枝，点燃后熄灭明火，用两层牛皮纸包裹，熨烫患者身体一定部位或穴位，以治疗疾病的一种方法。

【机理】

通过熨烫体表一定部位或穴位，使局部产生温热、灼痛的刺激，以疏通龙路、火路，调节人体天、地、人三气。

【功效】

疏通三道两路，散寒除湿，通经止痛，散结。

【适应证】

壮医火功疗法常用于治疗痹病、腹痛、腹泻、胃下垂等。

【禁忌证】

局部皮肤溃烂、烫伤禁用。

【操作内容】

1. 器械准备

（1）火功药枝，酒精灯，牛皮纸，打火机。

（2）火功药枝制备：追骨风、牛耳风、过山香、大钻、五味藤、八角枫、当归藤、四方藤、吹风散等枝条（直径2～5厘米）切成15～20厘米长，晒干，再放入用白酒浸泡生姜、大葱、两面针、黄柏、防己等制成的药液中浸泡7日，取出晒干备用。

2. **穴位选择**

（1）寒毒、阴证：背部穴位。

（2）热毒、阳证：四肢穴位。

（3）下部病变：环跳、阳陵泉、太冲、足三里、三阴交等穴。

（4）预防保健：中脘、关元、足三里。

（5）全身性疾病：大椎、风门、身柱、肾俞、中脘、关元、足三里等穴。

（6）视具体病情循龙路、火路选穴或选取反应点。

3. **体位选择**

取坐位或卧位，以患者舒适和便于医者操作为宜。

4. **操作步骤**

（1）将药枝的一端放在酒精灯上燃烧。

（2）明火熄灭后，把燃着暗火的药枝包裹于两层牛皮纸内，在穴位上施灸，隔着衣服灸或直接灸在皮肤上均可。

5. **治疗时间和疗程**

每日1～2次，10日为1个疗程，每个疗程间隔1周，中病即止。

【注意事项】

施灸温度不宜过高，以免烫伤皮肤。

（四）壮医四方木热叩疗法

【概述】

壮医四方木热叩疗法是用壮药浸泡的四方木烧成炭，然后用厚牛皮纸包裹烧灼端叩打患处或穴位的一种外治疗法。

【机理】

通过叩打体表一定穴位或患处，使局部产生温热刺激，以疏通龙路、火路，活络通经，止痹痛。

【功效】

疏通龙路、火路，通络止痛。

【适应证】

壮医四方木热叩疗法主要用于治疗骨质增生症引起的腰腿痛、关节痛等。

【禁忌证】

局部皮肤溃疡、疮疖、出血性疾病禁用。

【操作方法】

1. 器械准备

（1）四方木，治骨酊，酒精灯，打火机。

（2）四方木、治骨酊的制备：四方木50克（锯成长20～30厘米、宽3～4厘米的若干段），战骨500克，红花100克，加入60%～70%酒精3000毫升浸泡15日，取出四方木晒干备用，过滤去渣的药液即为治骨酊，装瓶备用。

2. 穴位选择

阿是穴，对症穴。

3. 体位选择

取坐位或卧位，以患者舒适和便于医者操作为宜。

4. 操作步骤

（1）患者选择适宜体位。

（2）根据发病部位选用大小适中的纱布2层或3层，用治骨酊药液蘸湿，敷于患处，再用厚牛皮纸遮盖纱布。

（3）将四方木置于酒精灯火焰上烧成炭状（仅烧木皮的外层），每次烧2～3厘米长，将烧灼端用厚牛皮纸包裹后叩打患处至局部发热、纱布药水蒸干为度。

5. 治疗时间和疗程

每日1次，10次为1个疗程，中病即止。

【注意事项】

叩打要有节奏，力度要均匀，并不断变换叩打部位，防止局部烫伤起疱。叩打力度以患者能耐受为度。

（五）壮医竹筒灸疗法

【概述】

壮医竹筒灸疗法是通过燃烧艾绒加热竹筒，熨烫患者一定穴位以达到治疗目的的一种方法。

【机理】

熨烫体表一定穴位或患处，使局部产生温热刺激，以疏通龙路、火路，通痹止痛，疏风解表，止咳平喘。

【功效】

通痹止痛，疏风解表，止咳平喘。

【适应证】

壮医竹筒灸疗法主要用于治疗痹病、腹痛、腰痛、感冒、咳嗽、哮喘等。

【禁忌证】

局部皮肤溃烂、烫伤禁用。

【操作内容】

1. 器械准备

（1）竹筒，野芋头，艾绒，酒精灯，打火机。

（2）竹筒的制作：用一根长约8厘米、直径4厘米的竹筒，一端留竹节，另一端锯掉竹节，然后在开口端距开口约2厘米处，分别开2条宽约2厘米的长方形气槽延伸至另一端竹节。

2. 穴位选择

各种痹病、腹痛、腰痛可直接灸治痛处，咳嗽灸肺门，哮喘灸定喘，感冒灸大椎、肺门及曲池。

3. 体位选择

取坐位或卧位，以患者舒适和便于医者操作为宜。

4. 操作步骤

（1）患者取适宜体位。

（2）将野芋头切成厚度约2毫米的薄片，粘贴于竹筒的开口端，然后填入艾绒，以平气槽为度。

（3）施灸时点燃艾绒，以粘野芋头的一端轻轻压在痛点或选取的穴位上，至局部感到热甚（以患者能耐受为度）时，再重压竹筒，热感消失，约过三息（约10秒），即可移开竹筒，完成灸治。

5. 治疗时间和疗程

每日1～2次，5日为1个疗程。如疾病未愈，停灸3日后，可继续灸治第2个疗程。

【注意事项】

（1）野芋头片不宜过厚，否则不易导热。

（2）掌握好野芋头片的温度及灸治时间，避免烫伤。

（六）壮医水火吹灸疗法

【概述】

壮医水火吹灸疗法是先用清水喷淋患处，再用艾火熏灸，并用口对着患处吹气，反复施灸以达到治疗目的的方法。

【机理】

壮医水火吹灸疗法是以气血、三道两路等壮医理论为基础，具有调和气血、疏通三道两路等作用。而疖肿主要由毒阻龙路、火路，致龙路、火路不通，血毒酿腐成脓所致。通过艾火熏灸患处，疏通龙路、火路，气血调和，疖肿自然消退。

【功效】

疏通龙路、火路，调和气血，祛瘀散结。

【适应证】

壮医水火吹灸疗法适用于治疗疖疔。

【禁忌证】

局部皮肤破溃禁用。

【操作内容】

1. 器械准备

酒精灯，打火机，艾条，清水，喷淋工具，动物胆汁。

2. 治疗部位

疖肿处。

3. 体位选择

取坐位、卧位、俯伏位、俯卧位均可，以患者舒适、便于暴露疖肿处和便于医者操作为宜。

4. 操作步骤

（1）患者取适宜体位，暴露治疗部位。

（2）装清水于喷淋工具中，喷淋疖肿处。

（3）用点燃的艾条在患处盘旋施灸（距离以患者能耐受为度），同时用口对着患处徐徐吹气，患者即有一种舒适感。待患处水分将干时，再喷淋吹灸，如此反复施行。

（4）施行吹灸术后涂抹适量动物胆汁于患处，效果更佳。

5. 治疗时间和疗程

每次 15 分钟，每日 2 次，5 日为 1 个疗程。

【注意事项】

（1）施灸时勿灼伤患者皮肤。

（2）颜面施灸要慎重，宜轻灸，以免留痕。

（3）施灸结束，将艾条熄灭，以防复燃。

（七）壮医灯花灸疗法

【概述】

壮医灯花灸疗法又称灯草灸或打灯草，是用灯心草蘸茶油或花生油点燃后灸患者穴位的一种治疗方法，分为明灯灸和阴灯灸两种。

【历史沿革】

壮医灯花灸疗法是壮族民间常用的一种治疗方法，是壮医灸法的重要组成部分，在壮族民间流传已久。宋代的《岭外代答》中就有壮族先民运用各种灸法治疗一些危急重症的详细记载。本法所用施灸材料灯心草为多年生草本植物，秋季采收，割取茎部晒干，或去皮取髓，晒干备用。干燥的茎髓甘淡无味，性微寒，可作灸治材料。

【机理】

壮医灯花灸疗法以阴阳、气血、三道两路等壮医基本理论为指导，有回阳救逆、祛风定惊、开窍通闭、止痛的作用，可疏通三道两路，通窍醒脑，祛风邪、寒邪、热毒外出，以达到治疗目的。

【功效】

回阳救逆，平衡阴阳，祛风定惊，开窍醒脑。

【适应证】

壮医灯花灸疗法主要用于治疗发热、胃痛、泄泻、腰痛、关节痛、慢性中耳炎、昏迷、哮喘、甲状腺功能亢进症等。

【禁忌证】

（1）孕妇禁灸。

（2）哑门、风府、天柱、头临泣、承泣等穴，近心脏、近眼球部位及阴部等要害部位禁灸。

【操作内容】

1. 器械准备

灯心草，酒精灯，打火机，茶油。

2. 穴位选择

（1）泄泻：长强、天枢、关元、足三里。

（2）胃痛：上脘、中脘、下脘、胃俞、脾俞、足三里。

（3）麻痹性肠梗阻：腹部两侧穴位。

（4）痛证：阿是穴。

（5）昏迷：十宣、百合。

（6）发热：大椎、陶道。

（7）慢性中耳炎：百会。

（8）哮喘：百会、大椎、肺俞、天突、定喘。

（9）甲状腺功能亢进症：阿是穴、大椎。

3. 体位选择

（1）仰卧位：适宜取头、面、胸腹部穴位和上肢、下肢的部分穴位。

（2）侧卧位：适宜取身体侧面少阳经穴位和上肢、下肢的部分穴位。

（3）俯卧位：适宜取头、项、背、腰尻部穴位和下肢背侧、上肢部位的穴位。

（4）仰靠坐位：适宜取前额、颜面、颈前等部位的穴位。

（5）俯伏坐位：适宜取后头、项、背部的穴位。

（6）侧伏坐位：适宜取头部一侧、面颊及耳前、耳后部的穴位。

4. 操作步骤

（1）患者取适宜体位，暴露治疗部位。

（2）根据病证选用明灯灸法或阴灯灸法。

① 明灯灸法：灯心草 1～3 根，蘸茶油后点燃，直接灸灼穴位，啪啪有声。此种灸法火燃较大，刺激强，热度较持久，灸后表面可有绿豆大的水疱，约半天即可消失。多用于治疗急性病，如小儿高热抽搐、昏迷、癫痫发作等。

② 阴灯灸法：先在选定的穴位上贴 1 片薄姜片，然后用灯心草蘸茶油点燃灸灼姜片。用于治疗小儿疾病及慢性疾病，如感冒、痹病、泄泻、哮喘等。改良的阴灯灸法：灯心草蘸茶油点燃约半分钟即吹灭，停火半分钟，待灯心草温度有所下降之后，利用余热点灸穴位。

5. 治疗时间和疗程

隔日治疗 1 次，5 次为 1 个疗程。

【注意事项】

（1）注意施灸方法，避免烫伤非施灸部位皮肤或弄坏衣物。

（2）明灯灸和阴灯灸在使用上各有所长，医者须根据患者的体质、年龄、病变部位和耐受程度施灸，给予适当刺激。若刺激过大，会引起不良反应；若刺激过小，则达不到治疗目的。壮医一般用 1 根灯心草施灸，也有集中用 2～3 根施灸，需视病情而定，每日施灸 1～2 次即可。

（3）小儿与体弱者，一般用 1 根灯心草，采用阴灯灸，用穴不宜过多。青壮年一般用 2 根灯心草，急性病可用 3 根灯心草，男性多采用明灯灸，女性多采用阴灯灸。肥胖而肌肉丰厚者，可用 2～3 根灯心草，多采用明灯灸；瘦者一般用 1～2 根灯心草，多采用阴灯灸。急性病如休克、癫痫等，多用 2～3 根灯心草，采用明灯灸，以快速收效。

（八）壮医艾绒硫黄灸疗法

【概述】

壮医艾绒硫黄灸疗法是将精制的艾绒与硫黄粉混匀，使用时将其捏成玉米粒大小，点燃后在患者的穴位上施灸的一种治疗方法。

【历史沿革】

壮医艾绒硫黄灸疗法是壮族地区流传已久的一种壮医外治法，用于治疗痹证。硫黄原是火中精，性温，入肾经、大肠经，具有补火助阳的功效，易燃，灸后可予患者温热刺激，具有温阳通络、散寒止痛的功效。

【机理】

壮医认为，风寒湿邪痹阻三道两路，气血凝滞不通则生痹痛诸证。壮医艾绒硫黄灸以阴阳、气血、三道两路等壮医基本理论为指导，具有良好的温阳通络、散寒止痛的作用，疏通三道两路，通痹止痛，以达到治疗目的。

【功效】

疏通龙路、火路，祛风除湿，温阳通痹，散寒止痛。

【适应证】

壮医艾绒硫黄灸疗法主要用于治疗胃痛、痹病、瘘管久不收口等。

【禁忌证】

（1）孕妇禁灸。

（2）哑门、天柱、头临泣、承泣等穴，近心脏、近眼球等要害部位禁灸。

【操作方法】

1. 器械准备

（1）小镊子，打火机。

（2）艾绒硫黄灸粒制备：用精制艾绒 10 克配硫黄粉 2 克装入瓶中，混匀备用，使用时将其捏成玉米粒大小。

2. 穴位选择

阿是穴，对症穴。

3. 体位选择

（1）仰卧位：适宜取头、面、胸腹部穴位和上肢、下肢的部分穴位。

（2）侧卧位：适宜取身体侧面少阳经穴位和上肢、下肢的部分穴位。

（3）俯卧位：适宜取头、项、背、腰尻部穴位和下肢背侧、上肢部位的穴位。

（4）仰靠坐位：适宜取前额、颜面、颈前等部位的穴位。

（5）俯伏坐位：适宜取后头、项、背部的穴位。

（6）侧伏坐位：适宜取一侧头部、面颊、耳前、耳后部的穴位。

4. 操作步骤

（1）患者取适宜体位，暴露治疗部位。

（2）操作时用小镊子取艾绒硫黄灸粒点燃后熄灭明火，取暗火置于穴位上施灸，以患者能耐受为度。每个穴位灸1壮。

5. 治疗时间和疗程

每日1次，7次为1个疗程。1个疗程结束后，间隔1日，再开始第2个疗程的治疗。

【注意事项】

（1）施灸时勿灼伤患者皮肤。

（2）颜面施灸手法宜轻，以免留痕。

（九）壮医灼疗法

【概述】

壮医灼疗法是用桐油果仁或砖头等烧热后灼于患者的一定部位上，从而达到治疗目的的方法。

【历史沿革】

壮医灼疗法历史悠久。壮族先民学会用火后，便不再啖生肉、饮冷血。与此同时，他们发现在烘烧食物和取暖的过程中，偶尔可减轻或治愈某些病痛，于是，便有意识地用灼热的树枝、石块来治疗身体某些部位的疼痛，这就是壮医灼疗法的最初起源。《说文解字》曰："灸，灼也。"虽然后来灼疗所使用的器具各不相同，但是在一些壮族地区，还有坚持使用树枝、石块、砖头烧热后治疗痛证的习惯，并流传至今。

【机理】

壮医灼疗法以阴阳、气血、三道两路等壮医基本理论为指导，具有良好的疏通龙路、火路，平衡阴阳，调和气血，散寒止痛等作用。

【功效】

疏通龙路、火路，散寒止痛。

【适应证】

壮医灼疗法主要用于治疗牙痛，足跟痛。

【禁忌证】

（1）孕妇禁用。

（2）实热证禁用。

【操作内容】

1. 器械准备

桐油果仁，砖头，大风艾，酒或醋适量。

2. 穴位选择

阿是穴，对症穴。

3. 体位选择

多取坐位，以患者舒适和便于医者操作为宜。

4. 操作步骤

（1）患者取适宜体位，暴露治疗部位。

（2）桐油果仁灼法：多用于治疗龋齿，方法是将桐油果仁点燃，熄灭明火，待其温度稍降后（70～80℃）灼烫龋齿洞。

（3）砖头灼法：多用于治疗足跟痛，方法是将火砖2～3块置于火中烧热，取出一块迅速铺上一层鲜大风艾叶并洒上适量的酒或醋，将患足踏于其上，灼烫患部，热度以患者能耐受为度，火砖冷后可换另一块。

5. 治疗时间和疗程

桐油果仁灼法治疗龋齿、牙痛，每日1次，连用3日即可；砖头灼法治疗足跟痛，每次20分钟，每日1次，5日为1个疗程。

【注意事项】

（1）患处有溃疡禁用。

（2）灼疗时温度不宜过高，以免灼伤。

（十）壮医鲜花叶透穴灸疗法

【概述】

壮医鲜花叶透穴灸疗法是将鲜花或叶片置于所选穴位上，用线香或药根枝点燃隔花叶灸灼，以达到治疗目的的方法。

【历史沿革】

骆越先民在野兽横行、瘴气弥漫的岭南地区生活，学会了用火，这为壮医灸法的产生奠定了基础，促进了壮医灸法的萌芽。壮族先民在烤火取暖时，时有发现某些病痛减轻或消失，经无数次的经验积累，逐渐认识到火灸的治疗作用。因此，壮医灸法是壮族先民在用火的过程中产生和发展起来的，壮医鲜花叶透穴疗法属隔物灸的一种。壮医根据天、地、人与花木生机同步运行的认识，按季节气候采用各种鲜花，凡当节令鲜花处于含苞、初展、盛开、敛容、落英等状态时的花瓣、叶片（嫩叶、玉叶、绿叶、红叶、金叶等）均可选用。

【机理】

壮医鲜花叶透穴灸疗法具有调和气血、疏通三道两路、散寒通痹、活血化瘀等作用，可使气血通畅、寒邪外出。通过鲜花的芳香之气、绿叶的浓厚之味调节脏腑，祛秽辟邪，通窍宁神，从而达到防病治病的目的。

【功效】

芳香避秽，通窍宁神，疏通三道两路，调节脏腑，使三气复归同步。

【适应证】

壮医鲜花叶透穴灸疗法可用于治疗痹病、痧病、感冒、疔疮。

【禁忌证】

局部皮肤破溃禁用。

【操作内容】

1. 器械准备

线香，药根枝，鲜花，鲜叶，酒精灯，打火机。

2. 穴位选择

阿是穴，对症穴。

3. 体位选择

（1）仰卧位：适宜取头、面、胸腹部穴位和上肢、下肢的部分穴位。

（2）侧卧位：适宜取身体侧面少阳经穴位和上肢、下肢的部分穴位。

（3）俯卧位：适宜取头、项、背、腰尻部穴位和下肢背侧、上肢的部位穴位。

（4）仰靠坐位：适宜取前额、颜面、颈前等部位的穴位。

（5）俯伏坐位：适宜取后头、项、背部的穴位。

（6）侧伏坐位：适宜取一侧头部、面颊、耳前、耳后的穴位。

4. 操作步骤

（1）患者取适宜体位，暴露治疗部位。

（2）将鲜花瓣或鲜叶贴在选定的穴位上，点燃线香或药根枝，隔花叶垂直或稍倾斜施灸，以患者有温和舒适感，皮肤微红、无损伤为度。若痹痛较重，可延长施灸时间，调整线香或药根枝的倾斜度，加大燃端与穴位的接触面，即所谓重灸。

5. 治疗时间和疗程

每日1次，7次为1个疗程。

【注意事项】

（1）施灸时勿灼伤患者皮肤。

（2）颜面施灸宜轻，以免留痕。

四、壮医罐法

（一）壮医药物竹罐疗法

【概述】

壮医药物竹罐疗法，即采用壮药浸煮竹罐后，借助其负压作用在体表一定部位吸拔（可配合针刺、药液热熨），通过局部的良性刺激，调动人体自身调控机能，增强保护性反应，促进体内代谢产物的排出，从而达到治疗疾病或预防保健目的的医疗技法。

【历史沿革】

壮医药物竹罐疗法是壮族劳动人民在长期与疾病做斗争的过程中积累起来的宝贵经验，是壮族特色传统医疗技法之一。壮族多聚居于亚热带地区，山林丰茂，盛产竹子。壮族人民很早就利用竹子制作竹罐治疗疾病。本疗法主要流传于壮族聚居的广西百色地区，其现代传人为该地区乐业县的老壮医岑利族。据岑老壮医介绍，其祖上世代行医，擅长骨科疾病及痹病的治疗，尤其以采用祖传的药物竹筒拔罐疗法等传统技法为当地群众解除病痛而远近闻名。

【机理】

壮医药物竹罐疗法具有通调三道两路、促进气血运行、调节阴阳平衡、祛除邪毒等作用。壮医认为，毒邪侵袭人体，导致三道两路不通，气血运行不畅，阴阳失衡，三气不能同步则疾病丛生。壮医药物竹罐疗法通过局部吸拔刺激，加上药力、热力、刺血等作用，达到疏通三道两路、温通气血、行气止痛等功效，使邪毒得除，恶血得去，阴阳平衡则疾病得除，机体自安。现代研究认为，拔罐疗法的作用原理与其促进血液循环，改善血液流变学状态，调节神经系统、免疫系统功能，清除体内代谢终产物等方面有关。

【功效】

通道路，行气血，祛邪毒，消肿痛。

【适应证】

壮医药物竹罐疗法的适应证较广泛，各科疾病均可应用。常见的适应证主要有痧症、风湿痹痛、各种原因引起的腰腿痛、肩背酸痛、肢体麻木、半身不遂、跌打损伤、头痛、骨折愈合后瘀积等。

【禁忌证】

（1）合并有以下疾病或情况不宜拔罐：中度及重度心脏病；有出血倾向，如血友病、白血病、紫癜、毛细血管脆性试验阳性；极度消瘦、虚弱；皮肤失去弹性，全身浮肿；精神病或精神高度紧张、狂躁不安、抽搐不能合作。

（2）以下部位不宜拔罐：皮肤破损溃烂，或有静脉曲张、癌肿；口唇、眼、耳、鼻、乳头、疤痕、前阴和后阴、心前区等部位；显浅动脉分布处，如腹股沟动脉搏动处、足背动脉搏动处、颈动脉搏动处等；孕妇的腰骶部、小腹部及合谷、三阴交等穴。

【操作内容】

1.器械准备

（1）竹罐：采用金竹加工制作成长10～15厘米、口径1～5厘米的罐口平滑的竹罐。

（2）其他器具：煤气灶或电磁炉，大砂锅、陶瓷锅或不锈钢锅，毛巾，长镊子，治疗床，椅子，消毒三棱针或一次性注射针头，75%酒精，2%碘酒，消毒棉签或棉球。

2.药液制备

杜仲藤30克，三钱三30克，五爪风30克，三角风50克，八角风50克，伸筋草20克，臭牡丹30克，五加皮40克，石菖蒲20克，鸡矢藤30克等（也可根据病情选用其他药物），装布袋中扎紧，置于锅中，加水5000毫升煎成药液备用。

3.拔罐部位

阿是穴及随症选穴。如痧症可取太阳、合谷及胸背部肌肉较丰厚处的穴位，腰痛取肾俞、腰俞、腰阳关、次髎、阿是穴等穴位，腿痛取环跳、阴市、伏兔、委中、阳陵泉、绝骨、阿是穴等穴位，上肢痛可选肩髎、合谷、外关、曲池、阿是穴等穴位。

4.体位选择

（1）仰卧位：适宜吸拔前胸、腹部、四肢前部和内外侧部。

（2）俯卧位：适宜吸拔腰背部、下肢后部和内外侧部。

（3）侧卧位：适宜吸拔全身未接触床的各个部位。

（4）坐位：适宜吸拔肩部、上肢及膝部。

5.操作步骤

（1）患者取适宜体位，暴露治疗部位。

（2）将竹罐投入煮沸的药液中煮5分钟后备用。

（3）根据拔罐部位选定大小合适的竹罐，捞出甩净水珠（也可迅速用折叠的消毒毛巾捂一下罐口，以便吸去药液，降低罐口温度的同时保留罐内热气），立即迅速扣于选定的部位上，10分钟后取下竹罐。

（4）消毒毛巾浸于热药液中，捞出拧干，待热度适当时敷于拔罐部位，3分钟后取下。一般拔罐过程到此即可结束。急性病或慢性病体质较好的患者，若拔罐部位瘀血较重，可继续执行以下步骤。

（5）三棱针浅刺：拔罐部位常规消毒后，用消毒三棱针在拔罐部位皮肤上迅速浅刺（0.2～0.3厘米）3次，以局部少量渗血为度。

（6）再次拔罐：取煮热的竹罐在针刺部位再次拔罐，10分钟后取下竹罐，用消毒棉签或棉球擦净针刺部位的血渍。

6.治疗时间和疗程

拔罐治疗的时间和疗程根据疾病的特点、病情轻重和病程长短而定。一般来说，急性病每日治疗1次，慢性病可以隔日或每周治疗1次，5次为1个疗程。

【注意事项】

（1）患者应取舒适体位，同时便于医者操作为宜。

（2）冬天拔罐时要注意保暖，防止受凉。

（3）一般在饭后2小时进行，避免过饥或过劳时拔罐。

（4）做好解释工作，消除患者的恐惧心理，防止晕罐、晕针。

（5）拔罐治疗前要进行竹罐消毒，一般可用锅将竹罐煮沸20～30分钟，或用高压锅蒸煮15分钟。若罐口或罐身沾染了血液、组织液、脓液，也应采用上述方法消毒。若配合针刺，针刺部位要常规消毒，同时要注意针具的消毒，做到一针一人，专人专用。另外，医者还要注意自身的防护，避免受到患者血液的污染。

（6）拔罐时应尽量甩净罐内水珠，以免烫伤皮肤。

（7）拔罐时患者不可随意活动，以免竹罐脱落。

（8）取罐时动作要轻柔，按压罐边皮肤使空气进入，即可取下，不能硬拉竹罐。

（9）拔罐部位当天不能洗冷水，以防感染。

（二）壮医火罐疗法

【概述】

壮医火罐疗法是以罐为工具，利用燃烧排气法使罐内形成负压，再将罐吸拔到皮肤特定部位上，达到疏通龙路和火路、活血化瘀、消肿止痛、祛邪解毒目的的一种方法。

【历史沿革】

拔火罐在我国有悠久的历史。东晋医药学家葛洪在其著作《肘后备急方》中有采用拔火罐进行外科吸脓的记载。葛洪曾在广西 "求为勾漏令"，而"勾漏今容州"，说明"勾漏"为容州（今广西玉林市容县）的古称，广西民间拔火罐疗法的源流可从此处追溯。最初是采用动物的角作为拔罐工具，故拔罐又称为 "角法"。后来随着制陶、烧瓷技术的成熟，陶罐、瓷罐也得到较为普遍的应用。到了唐代，人们发现将竹筒作为拔罐工具，具有取材方便、制作简单、不易摔碎等优点，从而被广泛应用。到了近现代，玻璃、橡胶等新材料也逐渐应用于制作拔罐工具。造成罐内负压的方法也有多种，最初是燃火法、水煮法，发展到现在的抽气法等，但传统的燃火法一直沿用至今。无论采用何种材料制罐，火罐疗法由于操作简便，易学易用，安全效佳而受到壮医工作者和广大患者的欢迎。

【机理】

拔火罐时，罐有力地吸附在皮肤上，使局部组织被动充血，这是一种良性刺激，可改变机体内部和组织间的营养状况，促进局部血液循环，增强机体抗病能力。壮医认为，拔罐疗法通过局部吸拔刺激，起到通调三道两路、促进气血运行、调节阴阳平衡、祛除邪毒的作用，使邪去正复而达到治疗疾病的目的。

【功效】

通道路，行气血，解邪毒，消肿痛。

【适应证】

壮医火罐疗法的适应证较广，常用于治疗痹病、肢体麻木、半身不遂、跌打损伤、骨折愈合后瘀积、痧症、头痛、哮喘、胃痛、腹痛、痛经等。

【禁忌证】

（1）严重心脏病、血友病。

（2）有皮肤病或癌瘤的部位严禁拔罐。

（3）全身浮肿或极度消瘦，皮肤失去弹性。

（4）剧烈抽搐，狂躁不安，不能与医生配合。

（5）孕妇腰骶部、小腹部及合谷、三阴交等穴位严禁拔罐。

【操作内容】

1. 器械准备

火罐（大小型号不一的玻璃罐、陶罐、瓷罐或竹罐），止血钳，棉球，打火机，95% 酒精。

2. 穴位选择

阿是穴及随症选穴。如痧症取太阳、合谷、大椎和胸背部肌肉较丰厚处的穴位，胃痛取胃俞、中脘、足三里、合谷、阿是穴等穴位，痛经取三阴交、关元、气海、中极、阿是穴等穴位，腰痛取肾俞、腰俞、腰阳关、次髎等穴位，腿痛取环跳、阴市、伏兔、委中、阳陵泉、绝骨、阿是穴等穴位，上肢痛取肩髎、合谷、外关、曲池等穴位，肩痛取肩井、肩髎、肩髃、肩贞、阿是穴等穴位。

3. 体位选择

（1）仰卧位：适宜吸拔前胸、腹部、四肢前部和内外侧部。

（2）俯卧位：适宜吸拔腰背部、下肢后部和内外侧部。

（3）侧卧位：适宜吸拔全身未接触床的各个部位。

（4）坐位：适宜吸拔肩颈部、上肢及膝部。

4. 操作步骤

拔火罐有多种手法，如留罐法、闪罐法、移罐法、针罐法、刺血拔罐法等，下面介绍最常用的留罐法的操作步骤。

（1）患者取适宜体位，暴露治疗部位。

（2）医者左手执罐，罐口向下，右手执止血钳夹蘸有95%酒精的棉球并点燃，然后将点燃的棉球伸进罐内旋转1周后立即退出，随即将罐倒扣在患者选定部位的皮肤上。

（3）留罐10分钟即可起罐。起罐时一手执罐，另一手拇指或食指按压罐缘处皮肤，使空气进入罐内即可取下罐子。

5. 治疗时间和疗程

壮医火罐治疗的时间及疗程根据疾病的特点、病情的轻重和病程的长短而定。一般来说，急性病每日治疗1次，慢性病可以隔日或每周治疗1次，5次为1个疗程。

【注意事项】

（1）拔罐时患者不可随意活动，以免罐子脱落。

（2）不宜使棉球在罐内燃烧过久或使火焰烧到罐口边缘，以免罐子过热而烫伤皮肤。

（3）罐与罐之间的距离不宜过近，避免牵拉皮肤产生疼痛。

（4）尽量选择肌肉丰厚、血管分布少、毛发少的部位拔罐。

（三）壮医水罐疗法

【概述】

壮医水罐疗法即在罐内加入适量温水，然后利用燃烧排气法使罐内形成负压，再将罐吸拔到患者的一定穴位上，达到疏通龙路和火路、调气活血、温润肌肤目的的治疗技法。

【历史沿革】

壮医水罐疗法在火罐疗法的基础上发展而来。民间医者在拔火罐的实践过程中不断探索和尝试，发现在罐内加入少量温水，可在咳嗽、痰黏、咳血、哮喘等病证的治疗中收到较好的疗效。现今有医者在罐内加入可治疗各种疾病的药液，拔罐时药液被皮肤吸收而起到相应的治疗作用，从而丰富和发展了拔罐疗法的内涵。

【机理】

水罐疗法通过拔罐时罐内的负压作用，对局部穴位产生刺激，加上水的温润作用，起到通龙路和火路、调气活血、温润肌肤的作用，使龙路和火路通畅，气得顺，肺得润，则咳嗽、痰黏、咳血、哮喘等证得愈。

【功效】

通龙路、火路，调气机，润燥止咳。

【适应证】

壮医水罐疗法适用于治疗咳嗽、咳血、哮喘、上呼吸道感染等呼吸道疾病。

【禁忌证】

（1）合并严重心脏病、血友病严禁拔罐。

（2）有皮肤病或癌瘤的部位严禁拔罐。

（3）全身浮肿或极度消瘦，皮肤失去弹性不宜拔罐。

（4）剧烈抽搐，狂躁不安，不能与医生配合不宜拔罐。

【操作内容】

1. 器械准备

玻璃罐或陶罐、竹罐，止血钳，棉球，打火机，95% 酒精，40 ℃左右的温水或药液适量。

2. 穴位选择

（1）咳嗽：云门、中府、风门、肺俞、合谷、孔最等穴位。

（2）哮喘：定喘、肺俞、厥阴俞、肾俞、大杼、中府等穴位。

3. 体位选择

主要取卧位，拔背部穴位时取俯卧位，拔胸腹部穴位时取仰卧位。

4. 操作步骤

（1）患者取卧位，暴露治疗部位。

（2）罐中加入 10 毫升 40 ℃左右的温水或药液。

（3）医者左手执罐，罐口斜向上以防止水或药液流出，右手执止血钳夹蘸有 95%
酒精的棉球并点燃，然后将点燃的棉球伸进罐内旋转 1 周后立即退出，随即将罐倒扣
在患者选定穴位的皮肤上。

（4）留罐 10 分钟即可起罐。起罐时一手执罐，另一手拇指或食指按压罐缘处皮
肤，使空气进入罐内即可取下罐子。

5. 治疗时间和疗程

急性病每日 1 次，慢性病隔 1 日或 2 日 1 次，5 次为 1 个疗程。

【注意事项】

（1）拔罐时患者不可随意移动，以免罐子脱落。

（2）尽量选择肌肉丰厚、血管分布少、毛发少的部位拔罐。

（3）不宜使棉球在罐内燃烧过久或使火焰烧到罐口边缘，以免罐子过热而烫伤
皮肤。

（4）罐内水温不宜过高，以免烫伤皮肤。

（5）拔罐时要注意罐口朝下，这样罐内的水或药液才能与皮肤接触。

（6）取罐时要注意用卫生纸吸干罐中的水，勿使水沾湿患者衣物或床单。

五、壮医刮法

（一）壮医刮痧疗法

【概述】

壮医刮痧疗法是采用边缘光滑的羊角片、牛角片，或嫩竹板、瓷器片、小汤匙、
铜钱、硬币、纽扣等工具，蘸润滑油或清水，在体表部位反复刮动，将蕴结于体内的
"痧毒"刮出体表，以治疗痧病初起、发热头痛、全身骨节或肌肉胀痛、颈椎病、急慢
性肠炎、偏头痛等多种病证的方法。

【历史沿革】

壮医刮痧疗法起源于旧石器时代，广西柳州柳江人遗址、南宁新石器时代贝丘遗址、桂林甑皮岩遗址等发现了砭针、陶针、骨刮等器具，说明壮族先民已经学会采用石片、兽骨等工具预防和治疗疾病。但由于历史原因，刮痧疗法往往被认为是雕虫小技，一直未被重视，不像针灸疗法一样得以系统发展，而是流传于民间。清代《痧胀玉衡》王庭《序》中所言："先是乡人有粪秽感痧，例用钱物蘸油而刮，及此多用挑，然行之大都妇人，以故为名医者不道。"

【机理】

（1）活血祛瘀：刮痧可调节肌肉的收缩和舒张功能，使组织间的压力得到调节，促进刮拭组织周围的血液循环，增加组织血流量，从而起到活血化瘀、祛瘀生新的作用。

（2）调节脏腑功能：刮痧通过刺激皮部穴位，使内脏功能得到调节，从而使阴阳达到动态平衡。

（3）舒筋活络：刮痧可提高局部组织的痛阈，使紧张或痉挛的肌肉得以舒展，通则不痛，从而消除疼痛。此外，刮痧过程使局部组织高度充血，血管神经受到刺激使血管扩张，血流及淋巴液循环增快、吞噬作用及搬运能力加强，配合刺血、拔罐，使体内废物、毒素，如尿酸从皮肤排出体外，达到减轻病势、促进康复的效果。

【功效】

疏通三道两路，调和气血，平衡阴阳，祛邪排毒。

【适应证】

壮医刮痧疗法主要用于治疗痧病，也用于治疗颈椎病、急慢性肠炎、偏头痛、发热、咳嗽、小腿痉挛疼痛等。

【禁忌证】

（1）严重心脑血管疾病、肝肾功能不全、全身浮肿。刮痧可使皮下充血，促进血液循环，但会增加心、肺、肝、肾的负担，有加重患者病情甚至危及生命的风险。故急性传染病、重症心脏病、高血压病、中风等禁止刮痧。

（2）皮肤有溃烂、损伤、炎症的部位禁止刮痧，此类病变初愈也不宜刮痧。

（3）饱食、饥饿、醉酒和恐惧刮痧者忌刮痧。

（4）急性扭伤、创伤疼痛的部位或骨折部位禁止刮痧，因为刮痧可加重伤口出血。

（5）有出血倾向，如糖尿病晚期、严重贫血、白血病、再生障碍性贫血和血小板减少等禁止刮痧。

（6）孕妇的腹部、腰骶部禁止刮痧，否则有流产的风险。

【操作内容】

1. 器械准备

刮痧板（牛角或其他刮痧工具），呈长方形，大小约10厘米×8厘米，边缘光滑，板面平坦；刮痧油或清水，驱风油，干净毛巾。

2. 治疗部位

（1）痧病：在背部脊柱两侧从上往下刮治。如恶心呕吐，刮膻中穴；神昏，可加刮眉心、太阳穴。

（2）颈椎病：在颈项部两侧区域涂抹刮痧油，从上往下刮治。

（3）急慢性肠炎：刮治主穴为大椎、大杼、膏肓俞、神堂，刮治配穴为天枢、足三里、上巨虚、阴陵泉、曲泽、委中。腹痛甚，加刮合谷、三阴交；恶心、呕吐，加刮内关；发热，加刮曲池；里急后重，加刮关元俞。

（4）偏头痛：先点揉翳风、头维、太阳等穴，再刮前臂合谷、列缺，最后刮下肢阳陵泉至足三里的区域。

（5）咳嗽：从项部向下顺刮至第4腰椎处，同时刮治肘部、曲池穴。如咳嗽明显，再刮治胸部膻中穴。

（6）小腿痉挛疼痛：先刮治脊柱两旁，同时配合刮治腘窝。

3. 体位选择

（1）坐位：适宜刮治前头、颜面和颈前等部位。

（2）仰卧位：适宜刮治头、面、胸、腹部的穴位和四肢。

（3）俯卧位：适宜刮治头、项、脊背、腰骶部的穴位和下肢背侧及上肢。

4. 操作步骤

（1）患者取适宜体位，暴露刮治部位，用温水将刮治部位洗擦干净。

（2）医者右手持刮治工具，蘸上刮痧油或清水后，在选定的体表部位从上往下轻刮或从内向外反复刮动，力度逐渐加重。要沿同一方向刮，采用腕力，力度要均匀，一般刮10～20次，以出现紫红色斑点或斑块为度。

（3）刮完后应擦干油或水渍，并在青紫处抹少量驱风油，让患者休息片刻。

5.治疗时间和疗程

刮痧1次20～30分钟，或以患者能耐受为度，每3～6日刮治1次，3次为1个疗程。

【注意事项】

（1）治疗时，室内要保持空气流通，天气转凉或天冷时，刮痧要注意避免感受风寒。

（2）刮痧的体位可根据需要而定，一般取坐位、仰卧位、俯卧位等，以患者舒适为宜。

（3）初刮时试刮3～5下即见皮肤青紫而患者不觉痛，则适用本法；如见皮肤发红，患者呼痛，则不适用本法。

（4）刮痧工具必须边缘光滑，无破损。

（5）不能干刮，刮痧过程中要时时蘸刮痧油或水，保持皮肤润滑，以免刮伤皮肤。

（6）刮拭顺序：由上到下，从前到后，先中间后两边。

（7）刮拭要领：急者先喉，缓都顺受，肌肉骨节，近自远收。一般要求先刮颈项部，再刮脊柱两侧，最后再刮胸部及四肢。在刮治四肢部位时，从大腿开始向下刮，每次只能刮一个方向。按部位不同，"血痕"可刮成直线或弧形。

（8）刮痧的条数应视具体情况而定，一般每处刮2～4条，每条长2～3寸即可。

（9）刮完后，如患者自觉胸中郁闷、烦热等，再在患者胸前两侧第3、第4肋间隙处各刮一道即可使患者平静。

（10）刮痧后不宜发怒、烦躁或忧思焦虑，应保持情绪平静。同时忌食生冷瓜果和油腻食物。

（11）空腹、过度疲劳患者忌刮痧。

（二）壮医骨弓刮疗法

【概述】

壮医骨弓刮疗法是用马等家畜或野兽的肋骨做成骨刮弓，取茶油或醋涂在刮具上，根据不同的病证选择患者背部、肩棱、腘窝等部位进行刮治，使患者有酸、胀、麻、轻度疼痛的轻快感，从而达到排解体内邪毒目的的治疗方法。

【历史沿革】

壮医骨弓刮疗法源于狩猎时代，当时的人们有用兽骨制器的习惯，故当时亦使用骨弓刮法治病。壮族地区的动物种类非常丰富，考古发现，壮族先民猎食的动物数量巨大。远在石器时代，九涝山人遗址中出土的 35 个种类的大量动物骨骼中，即有虎、熊、狗、山羊、鹿等动物骨骼。桂林甑皮岩遗址出土的文物中有 3500 多块动物骨骼，其中有猪、牛、羊等动物骨骼。从医学运用的角度看，在当时的条件下，人们完全有可能将各种动物骨骼进行磨制加工，制成骨弓用于刮痧。这种传统而古老的中国民间医术起源于旧石器时代，盛行于春秋战国时代。它的刮治工具以砭石为开端，随后经过骨弓、陶器、银器、水牛角等演变。今天，壮族民间仍使用动物骨弓来刮治痧病。

【机理】

壮医理论认为，天、地、人三气同步，三道两路运行通畅，毒邪不能作用于人体，气血得以平衡，疾病则不会发生，反之则会出现三道两路乃至全身的疾病。壮医骨弓刮疗法能有效地通调人体三道两路，促进气血运行，调节阴阳平衡，排解体内邪毒，对全身疾病具有治疗和保健作用。

【功效】

疏通三道两路，平衡阴阳，舒筋活络，祛邪排毒。

【适应证】

壮医骨弓刮疗法主要用于治疗痧病，也用于治疗颈椎病、偏头痛、感冒、中暑、疳积等。

【禁忌证】

（1）严重心脑血管疾病、肝肾功能不全、全身浮肿。

（2）皮肤有溃烂、损伤、炎症的部位禁止刮痧，此类病变初愈也不宜刮痧。

（3）饱食、饥饿、醉酒和恐惧骨弓刮者忌用本疗法。

（4）有出血倾向，如糖尿病晚期、严重贫血、白血病、再生障碍性贫血和血小板减少禁用骨弓刮。

（5）孕妇的腹部、腰骶部禁用骨弓刮。

（6）静脉曲张禁用骨弓刮。

【操作内容】

1. 器械准备

马或牛的肋骨，长 10～15 厘米，边缘光滑；刮痧油或清水，驱风油，干净毛巾。

2. 治疗部位

（1）痧病：在背部脊柱两侧从上往下刮治。如恶心呕吐，刮膻中穴；神昏，可加刮眉心、太阳穴。

（2）颈椎病：在颈项部两侧区域涂抹刮痧油，从上往下刮治。

（3）偏头痛：先点揉翳风、头维、太阳等穴，再刮前臂合谷、列缺，最后刮下肢阳陵泉至足三里的区域。

（4）中暑：在脊柱两旁从上往下轻刮，力度逐渐加重。伤暑表证，刮治颈项部双侧痧筋；伤暑里证，刮治背部，并配合刮治胸部、颈部等处。

（5）疳积：刮治长强穴至大椎穴处。

3. 体位选择

（1）坐位：适宜刮治前头、颜面和颈前等部位。

（2）仰卧位：适宜刮治头、面、胸、腹部的穴位和四肢。

（3）俯卧位：适宜刮治头、项、脊背、腰骶部的穴位和下肢背侧及上肢。

4. 操作步骤

（1）患者取适宜体位，暴露刮治部位，用温水将刮治部位洗擦干净。

（2）医者右手持刮治工具，蘸上刮痧油或清水后，在选定的体表部位从上往下轻刮或从内向外反复刮动，力度逐渐加重。要沿同一方向刮，采用腕力，力度要均匀，一般刮 10～20 次，以出现紫红色斑点或斑块为度。

（3）刮完后应擦干油或水渍，并在青紫处抹少量驱风油，让患者休息片刻。

5. 治疗时间和疗程

刮痧 1 次 20 分钟左右，或以患者能耐受为度，每 3～6 日刮治 1 次，3 次为 1 个疗程。

【注意事项】

（1）治疗时，要保持室内空气流通，天气转凉或天冷时，应用本疗法要注意避免感受风寒。

（2）不能干刮，骨弓必须边缘光滑、无破损。

（3）要掌握手法轻重，从上往下顺刮，并时时蘸刮痧油或清水，保持皮肤润滑，以免刮伤皮肤。

（4）骨弓刮疗法的体位可根据需要而定，一般取坐位、仰卧位、俯卧位等，以患者舒适为宜。

（5）骨弓刮的条数应视具体情况而定，一般每处刮2～4条，每条长2～3寸即可。

（6）刮完后应擦干油或水渍，并在青紫处抹少量驱风油，让患者休息片刻。

（7）骨弓刮后不宜发怒、烦躁或忧思焦虑，应保持情绪平静。

（三）壮医药刮疗法

【概述】

壮医药刮疗法是将鲜卜芥、野芋头、水兰青、鸡蛋和香葱加银器、柚子叶等药物作为刮具，在患者身上直接刮擦以治疗疾病的一种方法。

【历史沿革】

在长期与疾病做斗争的过程中，壮族先民总结了许多治疗痧毒病的有效方法。壮族聚居的岭南地区，有丰富的中草药资源，对发热、痧病、风湿骨痛等常见病证，壮族人民常采用随处可取的草药对身体患病部位涂抹刮擦，总结出用特定药物治疗不同病证的壮医药物刮擦疗法。如对急病壮热实证，常用芭蕉根蘸石灰水刮治；邪毒深入，则用野芋根刮治。

【机理】

壮医理论认为，天、地、人三气同步，三道两路运行通畅，毒邪不能作用于人体，气血得以平衡，疾病则不会发生，反之则会出现三道两路乃至全身的疾病。壮医药刮疗法不仅能使药物渗透肌肤，而且能将体内邪毒刮出体表，有效通调人体三道两路，促进气血运行，调节阴阳平衡，标本兼治，对全身多种疾病具有较好的治疗作用。

【功效】

疏通三道两路，消肿止痛，祛邪排毒。

【适应证】

壮医药刮疗法主要用于治疗痧病，也用于治疗痹病、伤食、疳积、小儿高热等。

【禁忌证】

（1）严重心脑血管疾病、肝肾功能不全、全身浮肿、急性传染病等禁刮。

（2）皮肤有溃烂、损伤、炎症的部位禁刮。

（3）有出血倾向，如糖尿病晚期、严重贫血、白血病、再生障碍性贫血和血小板减少禁刮。

（4）对药刮过敏禁刮。

【操作内容】

1. 器械准备

（1）卜芥或野芋头刮：鲜卜芥或野芋头煨热，切去一小片，露出切面；清水，淡盐水。

（2）水兰青刮：鲜水兰青洗净捣烂，用薄布包好；清水，淡盐水。

（3）鸡蛋、香葱加银器刮：鸡蛋煮熟，取出蛋白，加香葱数根捣烂，与银器一枚用薄布一同包裹成刮具；清水，淡盐水。

（4）柚子叶刮：鲜柚子叶 100 克、紫苏 100 克、香茅 50 克、黄皮叶 100 克捣烂，大米 50 克泡水 1 分钟取出和上药用布包好；清水，淡盐水。

2. 治疗部位

（1）痹病：用卜芥或野芋头刮，顺刮项部、脊柱两侧，同时刮治腘窝、肘部或痛处。

（2）伤食、疳积：用水兰青刮法，从长强穴刮至大椎穴处。腹胀剧痛，可在胸腹部刮治。

（3）小儿高热：用鸡蛋、香葱加银器刮法，先刮前额、太阳穴，再刮背部脊柱两侧，也可配合刮肘窝、腘窝。

（4）痧病：用柚子叶刮法，在背部脊柱两侧自上而下刮治。

3. 体位选择

坐位：适宜刮治前头、颜面和颈前等部位。

仰卧位：适宜刮治头、面、胸、腹部的穴位和四肢。

俯卧位：适宜刮治头、项、脊背、腰骶部的穴位和下肢背侧及上肢。

4. 操作步骤

（1）患者取适宜体位，暴露刮治部位，用温水将刮治部位洗擦干净。

（2）医者右手持药刮工具，蘸上清水，在选定的体表部位从上往下轻刮或从内向外反复刮动，力度逐渐加重。采用均匀的腕力沿同一方向刮，同一部位一般刮 10 ～ 20 次，以出现紫红色斑点或斑块为度。

（3）药刮之后，应用手蘸淡盐水在所刮部位轻拍几下。

5.治疗时间和疗程

药刮一般每次刮 20 ～ 30 分钟，或以患者能耐受为度，每 3 ～ 6 日刮 1 次，3 次为 1 个疗程。

【注意事项】

（1）治疗时，要保持室内空气流通，天气转凉或天冷时，应用本疗法要注意避免感受风寒。

（2）初刮时试刮 3 ～ 5 下，若患者见皮疹、痛痒，应立即停止刮治。如症状加重，应给予抗过敏治疗。

（3）要掌握手法轻重，从上往下顺刮，保持皮肤润滑，以免刮伤皮肤。

（4）药刮疗法的体位可根据需要而定，一般取坐位、仰卧位、俯卧位等，以患者舒适为宜。

（5）药刮的条数应视具体情况而定，一般每处刮 2 ～ 4 条，每条长 2 ～ 3 寸即可。

（6）药刮后患者不宜发怒、烦躁或忧思焦虑，忌食生冷瓜果和油腻食物。

（7）空腹、过度疲劳忌刮。

（8）操作过程要力度适当，不要太过用力或用蛮力。

六、壮医敷法

（一）壮医湿敷疗法

【概述】

壮医湿敷疗法是将壮药加水煎煮后，将毛巾浸于药液中，捞出拧半干后随即敷于人体某些部位上，通过药物及热力的作用，调节人体天、地、人三气，使其复归同步，疏通龙路、火路气机，以达到治疗疾病目的的一种治疗方法。

【历史沿革】

壮医湿敷疗法是壮族民间常用的一种治疗方法，历史悠久，既是壮医外治法之一，又是敷法的一个重要组成部分。壮族群众多聚居于亚热带山林中，雨水丰富，山涧长流。山林中的草药、树叶落下后，被涧水浸泡，其中的药物成分被浸出，故在山上的水潭中，往往可见清澈而颜色棕褐如药液的潭水。民众以毛巾浸潭水后敷于病患处，诸病痛楚往往随之而去，此即为壮族先民最早发现的湿敷疗法。湿敷疗法简便易行，疗效确切，一直沿用至今。

【机理】

壮医湿敷疗法具有良好的调和气血、疏通三道两路、活血化瘀、消肿止痛等作用。邪毒客于机体，阻滞三道两路，三气不能同步，气血运行不畅而发诸多疾患。采用壮药湿敷患处，使药物直达病所，通过药力及热力的作用，鼓舞正气，祛散邪毒，使三气同步、三道两路通畅，则诸病尽除。

【功效】

疏通三道两路，调和气血，消肿止痛。

【适应证】

壮医湿敷疗法的适应证广泛，常用于治疗内科、外科等多种常见病、多发病。主要用于治疗寒毒、湿毒、瘀毒内阻之证，如痹病，肢体麻木、痿软无力，颈椎病，腰椎间盘突出症，骨折，跌打损伤等。

【禁忌证】

（1）局部皮肤感觉减退或严重溃烂禁敷。

（2）孕妇忌敷腰部、腹部及双足。

【操作内容】

1. 器械准备

药液，毛巾，水盆或水桶。

2. 治疗部位和药物处方

（1）治疗部位：关节疼痛、肿胀部位。

（2）药物处方：宽筋藤、海风藤、红鱼眼、伸筋草、山霸王、半枫荷各100克。

3. 体位选择

俯卧位：适用于肩背部、腰背部疼痛不适者。

仰卧位：适用于胸腹部、四肢部疼痛不适者。

坐位：适用于颈肩背部、双膝、四肢部疼痛不适者。

左侧卧位：适用于右肩、右髋部疼痛不适者。

右侧卧位：适用于左肩、左髋部疼痛不适者。

4. 操作步骤

（1）患者取适宜体位，暴露湿敷部位。

（2）壮药加水适量煎煮，煮沸 15～20 分钟后滤出药液。

（3）将毛巾浸于药液中，捞出拧半干后随即敷于人体某些部位上，温度以患者能耐受为宜。待毛巾温度降低，重复此操作，湿敷约 20 分钟至局部皮肤潮红即可。

（4）湿敷完毕，用干毛巾擦干患处。

5. 治疗时间和疗程

每日 1 次，7 次为 1 个疗程。

【注意事项】

（1）湿敷毛巾的温度不宜过高；皮肤嫩薄者，湿敷时间不宜过长。

（2）湿敷治疗前仔细询问患者的既往史、过敏史情况，如患者对其中的药物过敏，应避免使用。

（二）壮医敷贴疗法

【概述】

壮医敷贴疗法是将壮药研成细粉，然后敷贴于人体某些部位或穴位上，通过皮肤对药物的吸收，达到调气血、通道路、平阴阳、祛邪毒的目的，以预防和治疗疾病的方法。

【历史沿革】

壮医敷贴疗法是壮医外治疗法的重要内容之一，在壮族民间广为流传。壮族先民多居于山弄偏远之地，出行或到田间劳作时不免翻山越岭，在被乱石磕碰或遭荆棘划伤后，随手采摘路边草药置口中嚼碎，敷贴于患处，每获良效，此即为敷贴疗法的雏形。经长期的临床实践，发展为现代以膏散敷贴为主的壮医敷贴疗法。本疗法简便易行、疗效可靠、适应证广，治疗时无疼痛、创伤之虞，为壮族群众喜爱的一种外治法。

【机理】

龙路、火路在人体体表密布分支网络，并在皮肤一定部位结聚，壮医称为网结，也称穴位，是人体气血汇聚之处。壮药敷贴在这些网结上，可通过皮肤吸收而达到解邪毒、调气机、通道路的功效，可平衡阴阳气血，从而达到预防、治疗疾病的目的。

【功效】

通调道路，解毒祛邪，开窍醒神，散结消肿。

【适应证】

壮医敷贴疗法适用于治疗内科、外科、妇科、儿科、五官科等多种常见病证，如咳嗽、哮喘、痹病、中风、高血压病、失眠、胃痛、呕吐、呃逆、颈淋巴结结核、前列腺炎、腰椎间盘突出症、骨折、跌打损伤、痈疮肿毒、痛经、乳腺增生、慢性盆腔炎、子宫肌瘤、痄腮、小儿泄泻、疳积、小儿厌食症、小儿支气管炎、过敏性鼻炎、近视、副鼻窦炎、急性扁桃体炎等。

【禁忌证】

（1）孕妇及皮肤过敏禁敷。

（2）局部皮肤溃烂禁敷。

【操作内容】

1. 器械准备

药物，特制胶布（要剪几个小孔以便通气），纱布，绷带，胶布等。

2. 治疗部位和药物处方

（1）治疗部位。

①药散敷贴：失眠可贴三阴交、神门、耳部内分泌区，胃痛、小儿泄泻、小儿厌食症可贴足三里、中脘、合谷、脾俞、胃俞等穴。

②药膏敷贴：骨折及跌打损伤、痹病、痄腮、痈疮肿毒等可直接敷贴患处。

（2）药物处方。

①药散敷贴常用方药：王不留行50克，丁香30克，远志50克，茯神50克，细辛20克，鹅不食草30克，苍耳子30克。将药物磨成极细粉末，装瓶密封备用。多用于治疗各科杂病，可根据不同病证调整配方。

②药膏敷贴常用方药：三钱三50克，大驳骨100克，小驳骨100克，金不换100克，大钻100克，山霸王100克，通城虎100克，蒲公英50克。制成膏药，装瓶密封备用。多用于治疗骨折及跌打损伤、痹病、痄腮、痈疮肿毒等，可根据不同病证调整配方。

3. 体位选择

取坐位或卧位，以患者舒适和便于医者操作为宜。

4. 操作步骤

（1）患者取适宜体位，暴露治疗部位。

（2）药散敷贴法：药物粉末适量加水调和，使其干湿适中，制成小圆饼（圆饼大小视治疗部位而定），敷贴在选定的穴位上，用胶布固定（胶布要剪几个小孔以便通气）。

（3）药膏敷贴法：将药膏摊于纱布上，敷于患处，用绷带或胶布固定。

5. 治疗时间和疗程

每日换药 1 次，5 次为 1 个疗程。

（三）壮医敷脐疗法

【概述】

壮医敷脐疗法根据不同病证的需要，选择相应的治疗药物，制成散、膏、糊等剂型，将其敷贴于脐孔内，外用胶布或纱布等覆盖、固定，以达到预防和治疗疾病目的的一种方法。

【历史沿革】

壮医认为，肚脐属天、地、人三部中的人部，居中而沟通上下左右，是维系三部的中枢，亦是联络三道两路的关键部位。壮族民间素有给小孩佩戴肚兜的习惯，意在对这一重要部位加以保护，以免遭受外邪的侵袭。可见壮族人民很早就认识到脐部在预防保健与疾病治疗中的重要性。经过长期的临床实践，壮医敷脐疗法逐渐发展成熟，成为壮医外治疗法的重要内容之一，在民间广为流传，广大群众喜闻乐见。

【机理】

脐是胎儿出生后，脐带脱落所形成的一个生命根蒂组织，胚胎发育时期，它是连接胎儿和胎盘的血管通道。壮医认为，从脐部给药，药物通过脐眼吸收，借三道两路贯通全身四肢百骸。壮医敷脐疗法以气血、阴阳、脏腑学说为理论基础，药物通过刺激脐部，经皮肤透入人体，激发人体原气，协调人体各脏腑之间的功能，促进脏腑气血运行，保持阴阳平衡，从而起到预防、治疗疾病的目的。

【功效】

平衡阴阳，调和气血，疏通道路。

【适应证】

壮医敷脐疗法适用于内科多种常见病证，主要用于治疗腹痛、腹水、遗尿、尿闭、便秘、消化不良、疳积、哮喘等。

【禁忌证】

脐周湿疹、脐疝及过敏体质不宜用本法。

【操作内容】

1. 器械准备

（1）胶布，小方纱，陈醋，75% 酒精棉球等。

（2）药粉制备：选择相应的治疗药物混合研细末，过筛，装瓶密封备用。

2. 药物处方

（1）咳嗽或哮喘。

①细辛、苍耳子、醋炒延胡索各 4 克，麻黄 15 克，吴茱萸、公丁香、肉桂各 3 克。用时以适量陈醋调成糊状。

②麻黄、生石膏、甘遂、杏仁、明矾各等量。共研细末。用时以适量陈醋调成糊状。

（2）便秘。

附片、丁香各 15 克，川乌、白芷各 9 克，猪牙皂 10 克，胡椒 3 克。共研细末，用时合蒜蓉捣成饼状。

（3）腹水。

朴硝 6 克，皂角末 1.5 克。共研细末，用时以水调成糊状。

3. 体位选择

一般取仰卧位，以患者舒适和便于医者操作为宜。

4. 操作步骤

（1）患者取仰卧位，暴露脐部，用热毛巾或 75% 酒精棉球清洁消毒脐部。

（2）调药：取备好的药末适量，用陈醋或水调成糊状或饼状。

（3）敷脐：直接将调好的糊状或饼状的药物敷在肚脐上，外盖小方纱，并用胶布固定。

5. 治疗时间和疗程

每 24 小时换药 1 次，7 次为 1 个疗程。

【注意事项】

（1）根据不同的疾病选用和配制敷脐药物。

（2）敷脐后如局部有皮疹瘙痒，应停敷 3 ～ 5 日；在使用过程中要注意观察，防止皮肤起疱后溃烂；如出现脐部溃疡，应停止敷脐治疗，注意消毒，以防感染。

（四）壮医药袋敷疗法

【概述】

壮医药袋敷疗法是将壮药研成粗粉或细末，装进长方形药袋中，使用前先将药袋预热，然后围敷于人体某些部位上，通过药物及热力的刺激，通调龙路、火路气机，从而达到治疗疾病目的的一种方法。

【历史沿革】

壮族人民自古以来就有佩戴绣球、香袋的习俗，青年男女更是以绣球、香袋作为传情达意的信物，壮医药袋敷疗法即来源于这一古老的习俗。古时的绣球、香袋内容物多为木糠或香草，聪慧的壮族人民几经探索，在香袋中装入治疗疾病的草药，并逐渐发展成为壮医治疗疾病的又一种行之有效的方法，在壮族民间广为流传。

【机理】

壮医药袋敷疗法通过药物、热力对患部的刺激作用，祛除风寒湿毒，调三气，通两路，平衡阴阳，从而达到预防、治疗疾病的目的。

【功效】

通道路，散寒毒，祛风毒，除湿毒，消肿止痛。

【适应证】

壮医药袋敷疗法适用于内科、外科多种常见病证的治疗和辅助治疗，主要用于治疗痹病、颈肩腰腿痛、中风偏瘫、痿证、骨折、跌打损伤、胃痛等，痛经、乳腺增生、慢性盆腔炎等妇科病证也常用此疗法。

【禁忌证】

孕妇忌用此法行腹部治疗。

【操作内容】

1. 器械准备

长方形布袋，药物，煮药锅或炒锅等。

2. 药物处方

（1）关节筋骨疼痛或肌肉痿弱不用：两面针、鸡矢藤、半枫荷、肿节风、三钱三、宽筋藤、红鱼眼各 50 克，桂皮、细辛各 6 克。

（2）骨折、跌打损伤：大驳骨、小驳骨、山霸王、大钻、丢了棒、三钱三各 50 克，通城虎 10 克。用前以适量酒调和。

（3）妇科病证：夏枯草、蒲公英、山慈菇草、一点红各 50 克。

3. 治疗部位

敷药部位：骨折、跌打损伤围敷患处，腰椎间盘突出症、颈椎病分别围敷腰部和颈部，痛经、慢性盆腔炎、子宫肌瘤围敷下腹部，痹病、中风偏瘫围敷关节肿痛处或屈伸不利处。

4. 体位选择

根据疾病选择体位，以患者舒适和便于医者操作为宜。

5. 操作步骤

（1）研药：将壮药研成粗粉或细末。

（2）装药：将研好的药物适量装入准备好的长形药袋中，用绳子扎紧袋口。

（3）加热：将药袋置于锅中加水煮热。如用其他方法加热（如炒热法），宜先将药物加热后再装入布袋中。

（4）围敷：从锅中取出药袋，待温度适宜后趁热围敷患处，药袋温度降低后再重复加热围敷。

6. 治疗时间和疗程

一般每次 20 分钟，每日 1 次，7 次为 1 个疗程。

【注意事项】

（1）药袋温度不宜过高，药袋中的药粉宜细不宜粗。

（2）围敷过后，如局部皮肤瘙痒或起疹子者忌用。

（五）壮医鲜药外敷疗法

【概述】

壮医鲜药外敷疗法是将新鲜壮药直接捣烂外敷于人体某些部位或穴位上，达到祛邪毒、通道路、调气血，消肿痛的目的，从而治疗疾病的方法。

【历史沿革】

壮医鲜药外敷疗法历史悠久。壮族先民多居深山野林，出行或到田间劳作时不免翻山越岭，在不慎跌倒或遭荆棘划伤后，随手采摘路边新鲜草本植物叶子，揉搓后直接敷贴于患处，每获良效。在长期的生活实践中，壮族先民们积累了许多采用不同药物治疗不同病证的丰富经验，尤其在疮疡、痈肿、骨折、出血等方面应用广泛。壮医鲜药外敷疗法是壮医外治疗法的重要内容之一，至今在壮族民间广为流传。

【机理】

热毒、痧毒等邪毒阻滞龙路、火路，或外伤留瘀致道路不通、气血不调，局部壅滞则成痈肿等疾患。新鲜壮药可最大限度地保持药物清灵纯正的天然特性，具有疏通龙路和火路、解毒消肿、活血止痛的功效，同时新鲜壮药可更好地被皮肤吸收，达到解邪毒、调气机、通道路、平衡气血阴阳而治疗疾病的目的。

【功效】

通调道路，解邪毒，消肿止痛。

【适应证】

壮医鲜药外敷疗法常用于治疗痈疮肿毒、骨折、跌打损伤、痹病、颈淋巴结结核、骨髓炎、皮肤局部急性出血、急性乳腺炎等。

【禁忌证】

孕妇及皮肤过敏禁用。

【操作内容】

1. 器械准备

0.9% 氯化钠溶液（清洁患处），胶布或纱布，塑料薄膜，绷带，捣药工具等。

2. 药物处方和用法（所用药物均为鲜品）

（1）跌打损伤。

①大驳骨、小驳骨、大罗伞、小罗伞、一刺两嘴、红花倒水莲、黄柏、土鳖虫各适量。共捣烂敷患处，每日换药 1 次。

②红背草、九节风、土牛膝、小白背各适量。共捣烂，调酒敷患处，每日换药 1 次。

③古登木、大钻、小钻、麻骨风、过山香、了哥王各适量。共捣烂，调酒敷患处，

每日换药1次。

④曼陀罗、飞天蜈蚣、散骨风、半枫荷、上山虎、七叶一枝花各适量。共捣烂，加酒炒热后敷患处，每日换药1次。

（2）骨折。

①接骨草、大驳骨、小驳骨、七叶莲各适量，小公鸡1只（去毛及内脏）。共捣烂，复位后敷患处并用夹板固定，每日换药1次。

②大钻、假黄藤、透骨消、软筋藤、一枝箭各适量。共捣烂，加三花酒少许炒热，复位后敷患处并用夹板固定，每3日换药1次。

③海金沙、大驳骨、小驳骨、七叶莲、走马胎、爬山虎、薜荔（全草）、五指毛桃各适量。共捣烂，复位后敷患处并用夹板固定，每3～4日换药1次。

④二十四症（石南叶）、上山虎、杜仲皮、驳骨丹、五加皮、大钻皮各适量。共捣烂，加酒蒸热，复位后敷患处并用夹板固定，每日换药1次。

（3）脱臼。

木贼、泽兰、金耳环各适量。共捣烂，调酒，复位后敷患处，每日换药1次。

（4）炮码伤（枪伤）。

①冷水花、白饭木、白蜡树、盐肤木二层皮、玉叶金花、土狗、推车虫各适量。共捣烂敷患处，每日换药1次。

②芭蕉心、冷水花、酢浆草、芥菜子（用水浸胀）、粽叶根苗、鹰不扑各适量。共捣烂敷患处，每日换药1次。

（5）痈疮。

①一点红、水田七、白麻根、鬼针草、糯米各适量。共捣烂敷患处周围，每日换药1次。

②小叶榕叶、鹰不扑叶、白麻根、了哥王叶各等量。共捣烂敷患处，每日换药1次。

（6）疖肿。

铁扫帚、九里明、黄荆、苦李根、地葡萄各适量。共捣烂，调茶油炒热敷患处，每日换药1次。

（7）疔疮。

茅梅根、大叶田基黄全草、了哥王叶、冰片各适量。共捣烂敷患处，每日换药1次。

（8）乳痈。

白花丹全草适量。捣碎后用布包好，挂于患者胸部患处。

（9）骨髓炎。

小金樱根、鹰不扑、了哥王、落地杨梅、木芙蓉根各适量。共捣烂敷患处，每日换药1次。

3. 体位选择

取坐位或卧位，以患者舒适及便于医者操作为宜。

4. 操作步骤

（1）患者取适宜体位，暴露、清洁治疗部位。

（2）将所需新鲜壮药共同捣烂，直接敷于患处或调酒炒热后敷于患处。

（3）外用纱布或绷带固定，骨折者先复位再敷患处，并用夹板固定。

5. 治疗时间和疗程

一般每日换药1次，具体见上述不同病证的药物处方和用法。

【注意事项】

如选用的药物有较大毒性，有皮损者禁用本法。

（六）壮医滚蛋疗法

【概述】

壮医滚蛋疗法是用鸡蛋或其他禽蛋在患者身体特定部位来回滚动，治疗以外感为主的病证的一种方法。

【历史沿革】

南方许多少数民族都有滚蛋疗法的传承。据专家推测，在生活实践中，在偶然的情况下，人类先祖发现孩子伤寒后手脚、身体发冷，便将本欲给孩子吃的热鸡蛋或禽蛋在孩子体表来回滚动以增热去寒，意外收到了治愈感冒发冷的效果。于是，这种古朴的民间疗法，便随着民族文化传承下来。

【机理】

壮医滚蛋疗法主要治疗人体因感受寒邪，机能衰退，在阴盛阳虚的状态下产生的寒性病变。滚蛋疗法利用其热熨作用温散寒毒，有助于维持人体的阴阳平衡。若是风毒、寒毒、湿毒阻滞于关节，龙路、火路不畅，关节肿痛，也可用壮医滚蛋疗法散寒毒、祛风毒、除湿毒、调理龙路和火路。局部血气通畅，则疼痛自减，疾病自除。此外，经常用壮医滚蛋疗法温熨身体有强壮功效的穴位，如足三里、气海、肾俞、命门等，对体弱多病者也有一定的强身健体作用。

【功效】

散寒毒，调气机，止痛，强身健体。

【适应证】

壮医滚蛋疗法主要用于治疗感冒、咳嗽、肌肉关节疼痛、跌打损伤等。体弱多病者，也可用本法进行调理。

【禁忌证】

（1）皮肤溃疡，或疮疡已溃烂化脓者，不宜用本法。

（2）高热、汗多、口渴等阳毒较盛者，非本法所宜。

【操作内容】

1. 器械准备

（1）选蛋：多选用新鲜鸡蛋，也可选用鸭蛋或鸟蛋，每次2个或数个，不能选用变质蛋。

（2）其他器械：钢精锅或陶瓷锅，加热器具（煤炉、电炉、电磁炉等均可），医用手套等。

2. 常见病煮蛋药物处方

（1）感冒、咳嗽：生姜15克，艾叶10克，桉树叶15克。

（2）关节疼痛：杜仲、羌活、桑枝各15克。

（3）小儿消化不良：山楂、鸡内金、神曲各15克。

（4）跌打损伤：络石藤20克，鸡血藤20克，当归10克，桃仁10克，红花10克。

（5）强身健体：黄花倒水莲20克，当归10克，茯苓12克。

3. 治疗部位

以患处为主，或根据病情选穴。如关节疼痛，取关节周围穴位及疼痛部位；伤风感冒、风寒咳嗽，取太阳、大椎、风府等穴及前额、颈项等部位；消化不良，取腹部穴位及足三里穴；强身健体，取足三里、气海、大椎、肾俞、百会等穴。

4. 体位选择

取坐位或卧位，以患者舒适和便于医者操作为宜。

5. 操作步骤

（1）煮蛋：备鸡蛋 2 个或数个，根据病情需要，添加适当药物与蛋同煮。煮熟后，将蛋浸于药液中保温备用。

（2）根据疾病选择适宜体位，暴露治疗部位，医者戴好手套。

（3）熨疗：取煮好的温热蛋 1 个，医者以手掌带动蛋趁热在患者治疗部位反复滚动热熨。蛋凉后放入药液中加热，取另一个蛋继续滚动热熨，直至患者微汗出，令患者盖被静卧即可。

6. 治疗时间和疗程

每次 20 分钟，每日 1～2 次，5 日为 1 个疗程。

【注意事项】

（1）应用壮医滚蛋疗法时，结合推拿疗法效果更好。

（2）注意蛋的温度，以患者能耐受为宜。给患儿施治时，医者应先用手背试温，切忌烫伤患儿。

（七）壮医热熨疗法

【概述】

壮医热熨疗法是将相关药物加热后，置于患者体表特定部位热敷或往复移动，借助药力和热力的作用，达到治病目的的一种方法。

【历史沿革】

壮医热熨疗法是壮族先民在长期的生产、生活实践中逐渐发现，并传承下来的一种外治法。壮医热熨疗法源于火的发现和使用。在用火的过程中，人们发现身体某部位的病痛经火烧灼、烘烤而得以缓解或解除，继而学会用兽皮或树皮包裹烧热的石块、砂土进行局部热熨，并逐步发展为以药物代替石块、砂土热熨来治疗疾病，且取得更好的疗效。经过长期的摸索与总结，便形成了今天的壮医热熨疗法，成为壮医防病治病的重要方法。

【机理】

壮医热熨疗法所选用的壮药，大多气味芳香、善通龙路和火路，具有调理气血、逐除寒湿之毒、温通经脉等作用。在热熨过程中，药物虽不会大量进入体内，但某些有效成分，可通过体表皮肤或穴位进入体内，渗透龙路和火路，起到治疗作用；药物中的挥发成分，可通过呼吸进入机体，起到扶正祛邪、通经活络、醒脑安神的作用。

壮医热熨疗法是以温热的药物包热熨体表治病，治疗时的热效应也是产生治疗效果的重要因素。壮医热熨疗法产生的温热作用可治疗因寒冷引起的局部龙路、火路和气机不通的疾病，治疗时产生的热量恰到好处，除了使人感到特别舒适，更是一种良性治疗因子，可帮助机体神爽正复，调畅气机，温养脏腑，发挥整体调节作用，更利于患者康复。

【功效】

温通龙路、火路，散寒毒，止疼痛。

【适应证】

壮医热熨疗法主要用于因风寒湿毒侵犯引起的各种痛证、痹病、痛经，以及正气不足引起的腹部虚痛、脱肛等。

【禁忌证】

（1）局部皮肤溃烂、烫伤不宜热熨。

（2）妊娠期和经期妇女，不宜热熨腹部，以免引起流产或月经过多等不良后果。

【操作内容】

1. 器械准备

纱布或布袋，煤气灶或电磁炉，大砂锅、陶瓷锅或不锈钢锅，长镊子。

2. 药物处方

（1）柑果叶、大罗伞、小罗伞、两面针、泽兰、香茅、曼陀罗、大风艾、土荆芥、土藿香、七叶莲、柚子叶、黄皮果树叶、米酒各适量。用于治疗痹病、痛经。

（2）鸡血藤、两面针、高良姜、苏木、香附、桃仁、米酒各适量。用于治疗腹痛。

（3）干姜、桂枝、川乌、附子、乳香、没药、姜黄、川芎、赤芍、海桐皮、金银花藤、米酒各适量。用于治疗坐骨神经痛、老年人腰痛。

（4）蓖麻子100克，五倍子20克，米酒适量。用于治疗小儿脱肛。

3. 治疗部位

以患处局部或阿是穴为主。如痛证以局部阿是穴或反应点为主，腹痛、腹泻以脐周穴位为主，小儿脱肛取头顶百会穴、背部从尾骶向上至大椎穴处。

4.体位选择

取坐位或卧位，以患者舒适和便于医者操作为宜。

5.操作步骤

（1）加热药包。

①用纱布或布袋包裹好加工过的药物，分成2包，将药包置锅内隔水蒸30分钟。

②将药物粗末置铁锅内，加米酒适量，翻炒30分钟至药物变色、药味浓郁溢出，用纱布或毛巾包好药物，分成2包。

（2）熨疗。

将药包自锅内取出，稍放凉至患者能耐受且不烫伤皮肤的温度后置于选定的病灶或穴位上，固定熨疗或移动熨疗，温度下降后换另一个热药包继续熨疗。也可将熨斗、热水袋、水壶等热烫器具置于药包上保持热力和温度，以患者能耐受且不烫伤皮肤为度。

6.治疗时间和疗程

每次30分钟，每日1～2次，一般10日为1个疗程。每个疗程结束后，间隔3日再进行下1个疗程的治疗。

【注意事项】

使用壮医热熨疗法时，应注意药包的温度不宜过高，以免烫伤皮肤。

七、壮医熏浴法

（一）壮医药物熏蒸疗法

【概述】

壮医药物熏蒸疗法是通过煎煮药物产生的蒸气来熏蒸患处，从而达到治疗目的的一种方法。

【历史沿革】

早在远古时代，壮族先民在沐浴时，发现经过蒸气熏蒸发汗后，身体的疲劳和某些不适症状减轻或消失。经过不断试验，壮族先民就掌握了通过煎煮某些药物产生的蒸气来熏蒸身体，从而达到防病治病目的的方法，而用于熏蒸的药物也大量使用壮族地区特有的草药，从而形成了代代相传的、独特的壮医药物熏蒸疗法。

【机理】

具有祛风寒、除湿毒、活血化瘀等功效的药物经煎煮后热气蒸腾，人体处在蒸气环境中，肌肤、骨肉、脏腑受到药力及热力的作用，三道两路得以畅通，气血运行无阻，有利于恢复正气，祛毒外出。现代医学认为，熏蒸疗法可调节中枢神经的兴奋性，促进体内物质代谢，有助于代谢物排出体外，对病体康复有较好的帮助。

【功效】

通道路，散寒毒，祛风毒，除湿毒。

【适应证】

壮医药物熏蒸疗法适用于治疗给药面积较大或需要全身表面给药的疾病，如痹病、强直性脊柱炎、慢性腰痛、跌打损伤、软组织挫伤、慢性疲劳综合征等。

【禁忌证】

（1）重症高血压病、严重贫血、高热、急性传染病、心血管疾病代偿功能障碍等禁用。

（2）恶性肿瘤、癫痫、精神病、青光眼、孕妇等禁用。

【操作内容】

1. 器械准备

（1）杉木制成长1.5米、宽0.7米、高1.9米，顶部略成拱形的专用熏蒸仓1个，侧面开有门，门上有观察治疗情况的玻璃窗，玻璃窗下有通气的小木窗。

（2）口径26～28厘米的煎药电磁炉或专用压力锅（内有装药布袋1个，以能容纳所有药物为准）及耐高温的硅胶管若干米。

2. 药物处方

伸筋草、五月艾、透骨草、石菖蒲、五爪风、威灵仙、宽筋藤、五加皮、藤当归、藤杜仲、香樟草、柚子叶各30～50克。

3. 体位选择

取坐位。

4. 操作步骤

（1）治疗环境：保暖、通风，男女分开，有更衣条件的室内。

（2）药液煎煮：药材切片，放入布袋中扎紧袋口放入压力锅中，锅中加水，以即将浸过药袋为宜，盖好锅盖，锅顶排气口套上耐高温胶管（液化气胶管），并用管夹夹紧接口，用电磁炉给压力锅加热，使带有药性的蒸气通过胶管从熏蒸仓底部进入仓内。

（3）待蒸气充满仓内时便可让患者进入仓内进行熏蒸治疗。患者换上专用的熏蒸衣后坐于仓中木凳上，关闭熏蒸仓门，并自行调整通气窗的开闭程度，用小方巾遮掩口鼻，可耐受药味者也可不遮掩。询问患者是否可耐受当前热气，如能耐受可继续加热加气，如不能耐受可让患者自行调整通气窗的开闭程度来调节仓内蒸气的浓度，必要时停电停气。治疗结束后，嘱患者先用毛巾擦干身体，并完全打开通气窗，待仓内外温度大致持平后方可出仓。

5. 治疗时间和疗程

本疗法 5 日为 1 个疗程，第一次治疗以 15 ～ 20 分钟为宜，之后每次治疗的时长则由患者根据自身耐受情况自行调节，以不超过 30 分钟为宜。

【注意事项】

（1）开始治疗时，要先加热高压锅，待蒸气充满熏蒸仓后方可安排患者进入仓内治疗，否则寒冷季节患者在仓内等待熏蒸时容易感冒。

（2）治疗过程中，操作人员要自始至终在场，还要不时地和患者交谈，询问患者的治疗感受，以确保不出现意外。

（3）治疗结束后，叮嘱患者先打开通气小窗，让内外空气交换，待仓内外温度大致平衡后方可让患者出仓。如立即出仓，患者容易出现不适。

（4）加热时，用于输送蒸气的胶管不要垂靠在压力锅上，因加热时锅体较烫，日久胶管容易出现破损。另外，加热时管内温度较高，胶管是易损器材，因此要定期检查有无破损和裂口，如有要立即更换。要注意高压锅的使用安全，停止加热后，要等高压阀落下方能打开高压锅，同时还要注意用电安全。

（5）熏蒸后注意保暖，避免吹风着凉。

（6）年老体弱者熏蒸时间不宜过长，防止虚脱。

（7）空腹与饱食后均不宜熏蒸。

（二）壮医药物熏洗疗法

【概述】

壮医药物熏洗疗法是用壮族地区的草药加水煎煮，趁热取药液熏蒸患处皮肤，待药液温度适宜后，再行沐浴的一种治疗方法。

【历史沿革】

壮医药物熏洗疗法与熏蒸疗法密不可分。壮族先民在使用药物蒸气熏蒸的过程中，顺便用药液擦洗患处，结果发现治疗某些疾病的效果更明显，疗程更短。同时，壮族先民也认为通过煎煮某些芳香的药液来沐浴全身，能洗去人身上的"秽气"。经过长期的临床实践，逐步形成了独特的壮医药物熏洗疗法。

【机理】

用具有祛风散寒、除湿消肿、活血化瘀功效的中草药煎液来熏洗身体，调整人体三道两路，祛风除湿，改善血液循环，从而达到治病强身的目的。

【功效】

通道路，祛风寒，除湿毒，消肿痛。

【适应证】

壮医药物熏洗疗法的适应证广泛，感冒、痧症、跌打损伤、腰腿痛、痹病、各种皮肤病等均可采用本法治疗。

【禁忌证】

高热大汗、高血压病、主动脉瘤、冠心病、心功能不全及有出血倾向等不宜熏洗。

【操作内容】

1. **器械准备**

口径约 80 厘米、深约 100 厘米（以能容纳 1 人沐浴为宜）的沐浴木桶（或其他材质容器）1 个，煎煮药液工具 1 套，消毒毛巾 1 条。

2. **药物处方**

（1）痹病、腰腿痛、陈旧性外伤：透骨消、海桐皮、香樟草、两面针、柚子叶、柑果叶、大罗伞、小罗伞、宽筋藤各 50 克。

（2）感冒：防风、荆芥、贯众叶、桂枝、菊花、草河车各 50 克。

（3）湿疹：荆芥、防风、生石膏、苦参、苍术、牵牛子、生地、生甘草各 50 克，蝉蜕 10 克。

（4）跌打损伤：透骨草、丹参、天南星、川牛膝、苏木各 50 克，红花 10 克，黄酒 50 毫升。

3. 体位选择

取站立位或坐位，以患者舒适为宜。

4. 操作步骤

（1）按病证配制药方，加水适量煎煮至沸腾。

（2）将药液过滤后倒入木桶中。

（3）待药液温度适宜时，嘱患者进入木桶中沐浴，并用毛巾擦洗全身。

5. 治疗时间和疗程

每次熏洗一般为 15～30 分钟，最长不超过 1 小时，每日 1～2 次，5 日为 1 个疗程。

【注意事项】

（1）用于沐浴的药液温度要适中，不能过烫，以免烫伤。

（2）沐浴时要注意保暖，避免受寒、吹风，沐浴完毕应立即擦干皮肤。

（3）年老体弱者熏洗时间不宜过长。

（4）空腹和饭后 30 分钟内不宜熏洗，空腹熏洗易发生低血压性休克，饭后即洗浴可影响食物消化吸收。

（三）壮医坐浴疗法

【概述】

壮医坐浴疗法是采用壮药煎制药液后倒入盆内，置于坐浴椅下，先令患者坐于椅上熏蒸，待药液温度降至适宜时，再将臀部移入盆中坐浴的一种治疗方法。

【历史沿革】

壮医坐浴疗法其实是壮医熏洗疗法的局部使用。在长期的医疗实践中，人们发现，对于一些阴部和肛门疾患，长时间接触药液可获得更好的疗效，久而久之，就形成了专门的坐浴疗法。

【机理】

药液浸洗臀部，可刺激局部穴位，通调人体三道两路，促进气血运行。具有清热杀毒、凉血活血、止痛等功效的药物可治疗男科、妇科的各种病证。

【功效】

清热杀毒，凉血活血，止痛收敛。

【适应证】

壮医坐浴疗法适用于男性尿道炎、前列腺肥大，妇女宫颈炎、阴道炎、子宫下垂，阴部湿疹、痔疮、肛裂、脱肛等。

【禁忌证】

经期妇女及孕妇禁用。

【操作内容】

1. 器械准备

口径约 60 厘米、深约 30 厘米的木盆（或其他类似容器）1 个，煎煮药液工具 1 套，坐浴椅 1 把，消毒干毛巾 1 条。

2. 药物处方

（1）痔疮：苦参 30 克，芒硝 30 克，白及 30 克，生大黄 20 克，红花 10 克，乳香 6 克，没药 6 克，川椒 15 克。

（2）脱肛：芒硝 50 克，苦参 20 克。

（3）霉菌性阴道炎：蛇床子、苦参、百部、土茯苓、花椒、黄柏、白鲜皮、明矾、防风各 30 克。

（4）阴部湿疹：鱼腥草 30 克，苦参 20 克，枯矾 20 克。

3. 体位选择

取坐位。

4. 操作步骤

（1）按病证配制药方，加水适量煎煮至沸腾。

（2）将煎煮好的药液过滤趁热倒入盆内，置于坐浴椅下，令患者坐于坐浴椅上熏蒸 5～10 分钟。

（3）待药液温度降至适宜时，将臀部浸入盆中坐浴 10～20 分钟。

5. 治疗时间和疗程

每次 15～30 分钟，每日 1～2 次，5 日为 1 个疗程。

【注意事项】

（1）药液温度要适中，不宜过烫，以免烫伤。

（2）冬天坐浴时要注意保暖，避免受寒、吹风，坐浴完毕应立即擦干皮肤，及时穿上衣裤。

（3）坐浴治疗时要注意姿势，以免摔倒。

（4）年老体弱者坐浴时间不宜过长。

（四）壮医浴足疗法

【概述】

壮医浴足疗法是把草药加水煎煮后，滤渣取液洗足或浴足的一种治疗方法。

【历史沿革】

早在远古时代，壮族先民经过一天的劳作，回到家时总觉全身疲乏、四肢酸累，他们通过用热水浴足来消除这种肢体酸累感，后人在沿用该法时加入了一些具有活血化瘀、舒筋通络功效的药物，使浴足作用更明显，久而久之就形成了防病治病的浴足疗法。用具有活血化瘀、舒筋通络的药液来浴足，以消除疲劳、强身健体，该作用原理与现代科学研究中人体足底存在全身特定穴位反射区的结论是相吻合的。

【机理】

壮医认为，足属地部，为气血汇聚之处、三道两路必经之地，用药液浴足，可以刺激足部穴位，通调人体三道两路，促进气血运行，使天、地、人三气同步而达到治病的目的。

【功效】

通龙路、火路气机，清热解毒，消炎止痛，消肿祛瘀，杀虫止痒。

【适应证】

壮医浴足疗法的适应证较广泛，壮医常用来治疗发热、高血压病、头目眩晕、耳鸣、肢体麻木及各种皮肤病等。

【禁忌证】

（1）骨痈（骨髓炎）、结核性关节炎禁用。

（2）传染性皮肤病、烧烫伤、皮肤溃疡等禁用。

（3）经期妇女、妊娠 5 个月以上的妇女禁用。

（4）久病虚弱和高龄体弱禁用。

（5）严重心血管疾病禁用。

【操作内容】

1. 器械准备

瓷盆或木盆 1 个，干毛巾 1 条。

2. 药物处方

（1）高血压病、头目眩晕、耳鸣、肢体麻木：桑叶、决明子、川芎各 60 克。

（2）糖尿病足、皮肤病：十大功劳、九里明、苦参、王不留行各 100 克。

3. 体位选择

取坐位，以患者舒适为宜。

4. 操作步骤

（1）将所选药物加水煎煮，然后将过滤的药液倒入瓷盆或木盆内。

（2）患者取坐位，待药液温度适宜后浴足，其间可以用手按摩双足的穴位。

5. 治疗时间和疗程

每次 15～45 分钟，每日 1 次，5 日为 1 个疗程。

【注意事项】

（1）保持浴足环境幽雅、空气清新，坐姿舒适。

（2）根据患者病情选用适宜的浴足药液。

（3）注意药液温度，以患者舒适为宜。

（4）浴足时间一般以 15～45 分钟为宜，不宜过久。

（五）壮医熨浴疗法

【概述】

壮医熨浴疗法是将药物粉碎后装入布袋，加水煎煮，然后用布药袋趁热反复熨烫体表特定部位的一种治疗方法。

【历史沿革】

熨浴疗法古称"烫熨"，确切的起源年代尚无从考证，一般认为，上古时代先民已经知道用火烤过的石块来熨治关节疼痛之类的病痛，这一古老的外治方法因简、便、验、廉而深受广大群众的欢迎，成为家庭日常防治一些常见病的习用方法之一，在壮族地区使用广泛。

【机理】

药熨和药浴过程中，药物通过皮肤的吸收发挥相应的药效，可对机体产生良性的刺激作用。熨浴局部，可疏通三道两路，促进气血运行。现代研究认为，熨浴疗法可促进机体的血液循环和新陈代谢，从而增强机体的抗病力和耐受力，有利于病体康复。

【功效】

通龙路、火路，祛风除湿，活血舒筋，散寒止痛，散瘀消肿。

【适应证】

壮医熨浴疗法主要用于治疗痹病、强直性脊柱炎、慢性腰腿痛、骨质增生、退行性关节炎、手足扭伤、跌打损伤等。

【禁忌证】

（1）皮肤有创面、溃烂者禁用。

（2）出血性疾病，如血小板减少性紫癜、过敏性血小板减少性紫癜、月经过多、崩漏等禁用。

【操作内容】

1. 器械准备

中等大小口径的不锈钢锅 1 个，装药布袋 1 个，加热用炉灶 1 套，消毒毛巾 1 条。

2. 药物处方

伸筋草 20 克，丢了棒 30 克，山霸王 30 克，十八症 30 克，红鱼眼 30 克，半枫荷 30 克，宽筋藤 30 克，了刁竹 20 克，九龙藤 20 克，过江龙 20 克。

3. 体位选择

取坐位或卧位，以患者舒适和便于医者操作为宜。

4. 操作步骤

（1）煎药：将药物共同粉碎后装入布袋包，用 2000～3000 毫升水浸泡 20 分钟后再加热煎煮，煮沸 15 分钟即停止加热。

（2）取出布药袋趁热反复熨烫患处，以不起疱和患者能耐受为度。

（3）趁药液尚温热时用毛巾浸药液擦洗患处。

5. 治疗时间和疗程

每次 15 分钟左右，每日 1～2 次，10 日为 1 个疗程。

【注意事项】

注意掌握药袋的温度，以防烫伤。

八、壮医芳香疗法

（一）壮医香枕疗法

【概述】

壮医香枕疗法是用药物作枕芯枕睡，靠药物自然挥发的香气及药物与头颈部的直接接触，达到通两路、调脑窍、止痛、明目、安神作用的一种方法。

【机理】

壮医认为，头、口、鼻等位于天部，感应天气的升降。药枕内的芳香药物通过头部和口鼻的吸收发挥相应的药效，对通调三道两路，协调天、地、人三气使其复归同步具有重要作用。现代研究认为，将特定药物纳于枕中，人在睡眠时，药物与头、颈、肩部长时间接触，药物通过皮肤吸收直透筋骨，加速局部血液循环，促进肌肉等软组织的修复，可缓解并消除头、颈、肩部因慢性劳损性疾患造成的疼痛不适，从而产生良好的治疗作用。同时，人在睡眠时，头部和鼻部离枕头很近，药物的有效成分挥发，经过呼吸道、皮肤进入人体，从而达到防治疾病的目的。

【功效】

通调两路，宁心安神，明目止痛，调脑窍。

【适应证】

壮医香枕疗法主要用于治疗失眠、头晕目眩、高血压病、颈椎病、头痛、神经衰弱。

【禁忌证】

孕妇禁用。

【操作内容】

1. 器械准备

药枕用布宜用松、薄、软和透气性能良好的棉布、纱布，以利于药物的挥发。药枕的大小和形状可根据个人喜好和需求而定。

2. 药物处方

（1）高血压病：夏枯草、淡竹叶各 50 克，决明子 300 克，菊花 200 克，木香、蚕沙、桑叶、薄荷、丹参各 50 克。

（2）脑动脉硬化：丹参、乳香、没药、五灵脂、川芎、羌活、当归各 100 克，赤芍、石菖蒲各 50 克。

（3）颈椎病：伸筋草、透骨草、白芷、川芎、威灵仙、红花各 100 克，黄菊花 200 克，姜黄片 50 克，透骨草 100 克，川草乌、川椒各 50 克，竹叶、夏枯草各 100 克。

（4）神经衰弱：夜交藤 200 克，合欢皮、柏子仁、酸枣仁、五味子、丹参、菊花、香附、竹茹各 100 克，磁石 50 克。

（5）失眠：白芷、决明子、桑叶、菊花、薄荷、侧柏叶、牡丹皮、竹茹、龙骨、牡蛎、代赭石、生磁石各等份。

3. 体位选择

取卧位，以舒适为宜。

4. 操作步骤

（1）药物的制备：将药物烘干，制成粗末，相互混合，制成枕芯，外套枕套。花类、叶类药物必须充分晾晒、搓成碎末后使用；根茎、木本、藤类药物必须充分晾晒和烘干，粉碎成粗末后使用；矿物质、角质类药物必须打碎成米粒状或加工成粉状后使用；种子类药物必须除去灰尘，或清洗干净后晒干使用；芳香、含挥发油类的药物，一般不需加工制作，可直接混入其他药物中使用。

（2）药枕的制作及使用：将药物粉碎成粗末，共作填充物制成大小适中的枕芯，外套以透气枕套，每日枕用。

5. 治疗时间和疗程

每日枕用，半年更换药物 1 次。

【注意事项】

（1）使用药枕，一般需要 1～2 个月才能见效，不可操之过急。

（2）草药作枕芯易吸附人体内的湿气，因此，一定要定期翻晒，以防霉变，半年更换1次药物为宜。

（二）壮医熏香疗法

【概述】

壮医熏香疗法是通过焚烧某些植物或药物产生的烟气来清洁和消毒空气及防病治病的一种方法。

【历史沿革】

我国自古以来就有焚香、熏香的传统，并以此来防病治病，属于外治芳香疗法的一种，早在殷商甲骨文中就有熏燎、艾蒸的记载。汉墓马王堆出土的文物中就有香囊、香炉，内有辛夷、佩兰、茅香、花椒、肉桂等芳香类药物，这些都说明了当时已有用芳香药物防治疾病、避秽消毒、清洁环境的习惯。到了秦汉时代，特别是丝绸之路开通后，国外的香味药物传入我国，大大丰富和发展了我国芳香疗法的内涵。

【机理】

焚烧含有挥发性植物精油的药物产生的烟气，对空气中的细菌有杀灭作用，通过肺及鼻黏膜吸收后进入人体的血液循环，发挥相应的药效，从而起到防病治病的作用。

【功效】

杀虫灭菌，驱疫避秽，调理气机。

【适应证】

壮医熏香疗法主要用于治疗呼吸道疾病及相关疾病。

【禁忌证】

孕妇禁用。

【操作内容】

1. 器械准备

耐高温的容器，打火机。

2. 药物处方

艾叶、石菖蒲、乳香、沉香、檀香、玫瑰花、没药等干品各适量。

3. 操作步骤

将药物直接放入耐高温的容器中焚烧，使之产生烟气，将容器置于空间内的上风方向，至烟气充满空间即可。

4. 治疗时间

每次可熏 1 小时左右，每周可熏 1 次。

【注意事项】

对某些药物烟气过敏者应注意选择适宜的药物。

九、壮医筋骨推按疗法

（一）壮医经筋疗法

【概述】

壮医经筋疗法是在古典经筋理论指导下，结合壮族民间的理筋术总结而成的以"经筋摸结"诊病术和"经筋解结"治病术为要的一种新型非药物疗法。该疗法集推拿、针灸、拔火罐为一体，针对独有的十二经筋穴位综合施治，从而达到治疗疾病的目的。

【历史沿革】

考古证明，壮族先民自古就居住在山险林密、猛兽出没的祖国西南丘陵和山地中，在此环境中筚路蓝缕、以启山林进行生活生产的先民，跌碰损伤、野兽搏伤时常发生，其中包括大量的外伤性筋伤及骨折，新石器时代的桂林甑皮岩人骨骼化石中，就有许多带有外伤骨折的病理特征。由于生存和止痛的需要，壮族先民很早就会用手触查灶、手法松筋和针灸药物来防治筋骨病。

近年来，最有代表性的经筋专著首推黄敬伟主编的《经筋疗法》，该书全面、系统地阐述了经筋病证的病因，生理、病理、病候特点和诊断、治疗等，是一本比较全面的经筋临床专著。韦坚、韦贵康编著的《经筋疗法》，重点介绍各种筋病的手法治疗。薛立功从研究筋痹入手，对经筋理论进行了深入的探讨和发挥，并创立长圆针疗法，为临床治疗筋痹痛证提供了一种新的针法。台湾学者黄国松等以古典十二经筋为纲，着重研究经筋手疗法，并发表相关论著。韦英才的《十二经筋图谱》，较明确地标明了100 多个常用经筋穴位的位置，填补了古代经筋无穴位的不足。

【机理】

经筋相当于壮医的火路范畴。在生理上，一方面经筋网络遍布全身，形成许多"网结"，为大脑向全身传送信息，以达到天、地、人三气同步的健康状态；另一方面经筋攀骨附节，外应天序，内护脏腑，保证机体平衡和趋翔运动。在病理上，壮医认为，经筋失衡、外感风寒、横络盛加、筋结形成、两路不通是导致筋病的主要原因。因此，壮医常以手法松筋解结、火针消结、拔罐散结等综合疗法治疗筋病，可有效消除人体因筋性因素所致的病证，疏通两路，促进气血运行，调节阴阳平衡。

【功效】

疏通三道两路，松筋解结，消瘀排毒，祛寒止痛。

【适应证】

壮医经筋疗法适用于治疗偏头痛、颈椎病、肩周炎、网球肘、胸椎功能紊乱症、腰椎间盘突出症、腰椎骨质增生症、腰三横突综合征、梨状肌综合征、腰腿腹三联征、骨性关节炎、跟痛症等多种病证。

【禁忌证】

（1）年老体弱禁用。

（2）严重心脏病禁用。

（3）严重皮肤病禁用。

（4）各种骨折和急性软组织损伤禁用。

（5）各种出血性疾病禁用。

（6）严重传染病禁用。

【操作内容】

1. 器械准备

治疗床，酒精灯，火罐，打火机，棉球，75%酒精，镊子，针灸针，治疗巾。

2. 治疗部位

以痛处为中心，采用"顺藤摸瓜""顺筋摸结"的方法，查找相关筋结病灶点作为治疗部位。

3. 体位选择

根据治疗部位取仰卧位或俯卧位，以患者舒适和便于医者操作为宜。

4.操作步骤

（1）令患者根据治疗部位仰卧或俯卧在治疗床上，全身放松。

（2）经筋摸结法：遵循"以痛为腧"的原则，医者两手密切配合，左手着重协助固定诊察部位，右手根据检查部位的生理形态、肌筋的厚薄及层次、正常组织的张力和结构形态等情况，分别运用拇指的指尖、指腹及拇指与其余四指的合力，由浅至深，由轻到重，对经筋线做浅、中、深层次的切、循、按、摸、弹拨、推按、拔刮、拑掐、揉捏等手法。筋结分点、线、面等形状，以触压疼痛异常敏感为特征。

（3）经筋解结法：遵循"松筋解结"的原则，分三步法。

第一步，壮医经筋手法。医者先用滚法在病变部位来回滚动3～5遍，使局部充分放松发热。然后采用肘尖、钝（肱骨内髁）、硬（前臂尺骨面）、软（前臂内侧面）4个部位配合拇指及四指顺着病变部位的经筋线进行全线按、揉、点、推、弹拨、捏拿等分筋理筋手法，要求手法要"中灶"，即以拇指沿筋结肌纤维方向弹拨约2分钟。力量从轻到重，刚中有柔，柔中有刚，刚柔相济。

第二步，壮医经筋针法。遵循"固结行针"的原则，医者左手固定筋结，右手持2寸或3寸毫针，对准筋结病灶快速进针，要求以"中灶调气"为目的，可根据不同筋结选用一孔多针、局部多针、透针穿刺、移行点刺、尽筋分刺、轻点刺络等多种针法，使针刺部位出现酸、麻、胀或触电感为宜，不留针。如为寒性病候，可采用"燔针劫刺"，即壮医火针法，在选定的筋结病灶上进行常规消毒后，右手持2寸或3寸毫针，将针尖置于酒精灯上烧红，迅速刺入病灶，得气后迅速出针。针刺的深度主要根据病情、体质、年龄、针刺部位肌肉的厚薄及神经、血管的分布而定。

第三步，经筋拔罐法。采用闪火拔罐法在针刺的筋结部位或经筋线上拔罐8～10分钟即可，以拔出黄水为佳，隔日施治1次，10次为1个疗程。

该疗法的技术关键是"摸结"与"解结"，摸结要求查到具有阳性体征的真性筋结，这是疗效的关键，加上目前尚无仪器可检测出筋结病灶，故对医者触摸结的技术有较高的要求。解结环节的关键在于"中灶"，包括手法、针刺、拔罐均要求"固灶施法"，故要求医者必须有"固灶"思维，不拘经穴所限，并特别注意手法的力度、方向和技巧。以"气到病所"为最佳。

5.治疗时间和疗程

隔日1次，10次为1个疗程。

【注意事项】

（1）向患者做好解释工作，取得患者的配合。

（2）行手法治疗时注意患者状况，操作要细致，宜巧力，忌蛮力，以防骨折。

（3）针刺的手法和强度以患者能耐受为宜，因人、因病施治。

（4）严格执行无菌操作，防止感染。

（5）严防刺伤重要部位及脏器。

（6）拔罐注意火力和时间，严防烧伤及起疱。

（7）低血压、低血糖、过度虚弱和神经紧张患者不宜行经筋手法治疗。

（二）壮医推拿疗法

【概述】

推拿又称按摩，壮医推拿疗法是在壮医理论指导下，运用手和手指的技巧，作用于人体特定部位和穴位以达到防病治病目的的一种方法。由于刺激方式、强度、时间和活动肢体方式的不同，形成了许多动作和操作方法均不同的基本手法，其中以理筋推拿手法见长，推拿的常用基本手法大致可分为按法、推法、拿法、摩法四类。

【历史沿革】

壮医推拿继承了中医推拿的优点，根据壮族地区的实际情况，总结出独具壮族特色的"壮医理筋术"，该术由初起时简单机械的按摩发展到理筋、分筋、揉筋、捏筋、绞筋、拔筋、顺筋、拍筋等多种松筋法，为壮医推拿疗法打下了基础。黄敬伟主编的《经筋疗法》和韦坚、韦贵康编著的《经筋疗法》，均较详尽地介绍了各种筋病的手法治疗。

【机理】

壮医理论认为天、地、人三气同步，三道两路通畅运行，则毒邪不能作用于人体，气血得以平衡，疾病则不会发生，反之则会发生三道两路疾病。壮医推拿疗法直接作用于人体，疏通人体三道两路，松解粘连，缓解肌肉痉挛，调整脏腑功能，以达到治疗疾病的目的。

【功效】

疏通三道两路，行气活血，调整脏腑，理筋止痛。

【适应证】

（1）扭挫伤、软组织劳损。

（2）落枕、痿证、肩周炎、颈椎病、腰椎间盘突出症。

（3）关节运动功能障碍、骨折愈后功能恢复期、腱鞘炎。

（4）头痛、失眠、面瘫、脊髓灰质炎后遗症等。

【禁忌证】

（1）急性传染病、恶性肿瘤、出血倾向、精神分裂症、结核病进展期、恶病质、急性化脓性炎症禁用。

（2）局部血栓性静脉炎、淋巴管炎、皮肤病禁用。

（3）孕妇和经期妇女的腹部、腰骶部及下肢不宜推拿。

（4）骨折未愈合、韧带或肌肉断裂的固定期不宜推拿。

（5）心、肺、肝、肾等重要脏器的功能严重受损禁止推拿。

【操作内容】

1. 器械准备

治疗床，治疗巾。

2. 治疗部位

根据疾病选择治疗部位，如头痛、失眠、面瘫选择头部、面部、颈部，落枕、肩周炎、颈椎病选择颈肩部及上肢，腰椎间盘突出症选择腰腿部。

3. 体位选择

取卧位或坐位，以患者舒适和便于医者操作为宜。

4. 操作步骤

（1）令患者根据治疗部位仰卧或俯卧在治疗床上，全身放松。

（2）按法。用手指或掌面在体表某一部位或穴位着力，逐渐用力下压，称为按法。按压方向要与着力部位垂直，力度由轻到重、持续而稳定，使刺激充分透达肌体组织深部。切忌用迅猛的爆发力，以免产生不良反应，给患者增加不必要的痛苦。临床常将按法与揉法结合使用，组成按揉复合手法，即在按压力量达到一定程度时，再小幅度地缓缓揉动，刚中兼柔，既有力又柔和。按法的具体动作很多，有拇指按、中指按、拳按、掌按、肘按。本法适用于全身部位。

（3）摩法。主要分为手指摩和掌摩。将食指、中指、无名指指面附着在体表的一定部位上，做环形有节奏的抚摩，称为摩法。摩法是推拿手法中最轻柔的一种，动作要领为肘关节微屈，腕部放松，指掌自然伸直轻放在体表的一定部位上，带动前臂做缓和协调的环旋抚摸，100 次 / 分，顺时针或逆时针方向均可。本法适用于四肢关节、头胸及腰背部。

（4）推法。用手指或掌着力于人体一定部位或穴位上，肩及上肢放松，着力部位紧贴体表的治疗部位，向前、向外或弧形移动，向下发力时力度要适中、均匀。常用的有拳推法、掌推法、指推法。根据施治部位的形态特征，可分为平推法、直推法和分推法。

①拳推法。用拳头作用于施治部位，用力深沉平稳，呈直线移动的一种推压手法，刺激较强。适用于腰背部、四肢部的劳损，宿伤及风湿痹痛所致的感觉迟钝。

②掌推法。用掌部作用于施治部位做直线推压运动的一种手法。适用于面积较大的部位，如腰背部、胸腹部及大腿等。

③指推法。拇指平推法适用于肩背部、胸腹部、腰臀部及四肢。

（5）拿法。拇指、食指、中指相对，捏住某一部位或穴位，逐渐用力内收并持续揉捏。操作时手腕要灵活，用指面着力揉捏，动作要连续，力度由轻到重再由重到轻。由于所拿部位的手法差异，拿法可分三指拿、四指拿和五指拿 3 种。拿法的刺激较强，常配合其它手法使用，用于颈下、肩部和四肢部穴位。

5. 治疗时间和疗程

1～2 日 1 次，10 次为 1 个疗程。

【注意事项】

（1）向患者做好解释工作，取得患者的配合。

（2）空腹、饭后 30 分钟及劳累后不宜推拿。

（3）治疗过程中随时注意患者的反应及局部情况，根据病情变换手法。

（4）强度适当，防止擦伤。做被动运动时手法要轻缓。

（5）室内空气要流通，温度要适宜，冬季注意为患者保暖。

（6）行手法时注意患者状况，操作细致，宜巧力，忌蛮力，以防折伤。

（三）壮医接骨疗法

【概述】

壮医接骨疗法指医者运用壮医技法，修复骨折、脱臼及软组织损伤的一种方法。接骨疗法分为接骨和用药两步，接骨是第一步，治疗的关键是用药促进骨痂快速生长，使断骨快速愈合，以达到彻底康复的目的。

【历史沿革】

壮族先民多居住于崇山峻岭之间，江河密布，草木茂密，毒虫猛兽出没无常。恶劣的自然环境常使人体发生跌打损伤、骨折等疾病，人们利用树枝、树皮缚扎骨折的肢体，并用草药外敷，即为壮医接骨疗法的起源。后世经过长期的实践和经验总结，形成了现在的壮医接骨疗法。

【机理】

壮医认为，脏腑骨肉气血是构成人体的物质基础。壮医称骨肉为"夺诺"，骨肉构成人体的支架及形态，即人之所以具有人形，是有赖于骨肉的功能。骨肉还起到护卫的作用，保护人体脏腑不受外力伤害。骨肉受损，可使人体三道两路受损而致骨折、脱臼及软组织损伤等疾病。壮医接骨疗法采用手法复位，疏通三道两路，用小夹板固定，既能有效固定骨折断端避免其移位，又能保证受伤局部良好的血液循环。外敷壮药佐以小公鸡等血肉有情之品，起到活血化瘀、通络止痛、接骨续损的功效，使伤肢局部情况迅速改善，达到骨正筋顺的疗效。

【功效】

疏通三道两路，复位接骨，理筋止痛，化瘀消肿。

【适应证】

（1）各种外伤所致的单纯性、闭合性骨折。

（2）开放性、复杂性骨折用西医的方法清创和复位后，配合使用壮医接骨疗法治疗。

【禁忌证】

大面积创伤合并严重感染、休克禁用。

【操作内容】

1. 器械准备

（1）夹板，绷带，纱布。

（2）外敷壮药。500克左右的公鸡1只，用手捏死，开水烫后除去毛和内脏，捣烂如泥。取五加皮、小榕树叶、水泽兰、接骨丹、接骨草、大驳骨、小驳骨、七叶莲等草药各适量，切细丝，和鸡肉一起加米酒炒热，放入纱布袋内备用。

2. 治疗部位

骨折患部。

3. 体位选择

根据治疗部位取卧位或坐位，以患者舒适和便于医者操作为宜。

4. 操作步骤

（1）患者根据治疗部位取卧位或坐位。

（2）整复。壮医接骨疗法即运用熟练的手法，使移位的骨折断端正确地复位并治疗软组织损伤的一种方法。骨折类型不同，整复手法亦不同。如完全骨折，用拢按法对接；凹陷型骨折，用提推法使陷者复起；粉碎性骨折，用捏挤法复位；螺旋型骨折，用旋按法衔接；凸起型骨折，用展按法平复；尾椎骨等的嵌入型骨折，用钩提按捺和伸压展法整复；肱骨内髁和肱骨外髁等的青枝骨折，用蹭推捏挤法复位；骨折断端重叠移位而缩短，则按"欲合先离，离而复合"的原则整复。施术前轻轻按压和按摩伤部，使收缩的肌肉放松，缓解疼痛，然后用拔伸牵引的方法，使重叠的骨折断端复位；对向侧移位者可用提摇按推法复位；两根骨并列的部位发生骨折，则用扣挤分骨法使断端分离，然后用夹挤法复位。在正骨过程中，除运用恰当、熟练的手法外，治疗必须及时，动作要果敢、细致，准确而敏捷。如果施术时用力过大，就会有损伤骨软组织的危险；力量过小则达不到复位的目的。施术时，要正确运用手法和技巧，力求一次完成整复。反复多次施术，不但有损骨折断端，对愈合亦有不良影响，而且会给患者带来较大痛苦。

（3）外敷壮药。将备好的壮药均匀敷在患处周围，上下各超过10厘米，用纱布将壮药包紧。

（4）固定。骨折固定的原则是要有利于骨折段的轴线对位，既能使骨折的肢体达到解剖复位，又可解决因肢体动静矛盾所造成的伤肢功能障碍。如对长骨骨折采用三点包扎固定法，三点加压的作用是使骨折断端对接良好，使肢体功能恢复。

5. 治疗时间和疗程

3～7日换药1次。复查显示骨痂通过骨折线，骨折线已基本模糊，即可解除固定。

【注意事项】

（1）敷药后经常观察患肢有无畸形，必要时拍片检查，发现错位及时纠正。股骨骨折进行牵引治疗时，要经常测量双下肢是否等长。如过短则加大牵引重量，过长则减少牵引重量。

（2）如用夹板固定，要经常检查绷带的松紧情况。太紧可引起循环障碍，要适当放松；太松则起不到固定作用，要适当绷紧。

（3）注意防止感染、大血管损伤、褥疮、关节僵硬等，后期要适当进行功能锻炼。

十、壮医其他疗法

（一）壮医佩药疗法

【概述】

壮医佩药疗法是选用特定的壮药，佩挂于人体一定部位，利用药物的特殊气味调节机体龙路、火路及气机，达到防病治病目的的一种方法。

【历史沿革】

有历史学者认为，药物佩挂疗法，起源于远古时代人类以植物、药物为衣之时，发现某些植物穿挂在身上，有独特的防病治病作用，并作为民族文化传承下来。壮族人素有佩挂绣球、香囊的习俗，最初绣球、香囊的填充物多为木屑、米糠、香草等，后来发现在其中填充某些药物，对预防感冒、强身健体有较好的作用，遂逐渐发展成为一种群众喜闻乐见的防病治病方法。

【机理】

壮医佩药疗法选用的药物，大多具有芳香开窍、避秽去浊、预防疾病的作用，不仅内服有效，而且放在门旁室内、挂在衣服上或贴身存放，也有相当的防治作用。针对不同疾病，选用不同药物，制成佩袋或填充入近身的服饰中，可起到解毒消炎、消肿止痛、防病治病的作用。

【功效】

通调龙路、火路，芳香醒脑，避秽祛毒，预防疾病。

【适应证】

（1）龙路、火路不畅，毒邪积滞于体表引起的病证，如奶疮、乳腺增生、淋巴结结核等。

（2）气机不调、三道不畅的病证，如痞积、小儿消化不良、小儿口疮、小儿泄泻、水肿等，也有较好的疗效。

（3）流行性感冒流行期间的预防，体弱多病者的强壮保健治疗。

【禁忌证】

孕妇不宜使用佩药疗法，因佩药疗法所用药物多有芳香流窜之性，用之不当易造成流产或早产等不良后果。

【操作内容】

1. 器械准备

（1）药物准备：将选好的药物研为细末，密封备用。

（2）药袋制作：选择透气良好的布料，依个人喜好和美观的需要，可制成袋式（荷包式）、绣球式、腹兜式等式样。根据不同的病证及保健的需要，选用适宜的壮药依法加工、粉碎，过 40 ～ 60 目筛。一般每个袋式药佩内装药粉 6 克（药物绣球小号装药粉6 克，中号装药粉 8 克，大号装药粉 10 克），也可依据药佩的形状及大小而定，用塑料袋包装密封备用。

2. 药物处方

（1）强身袋方。苍术、石菖蒲、山漆、白芷、细辛、藿香、佩兰、丁香、甘松、薄荷各适量，共研细末，装袋，以丝线佩挂于颈项或戴于手腕。对慢性病和小儿体弱多病者，具有保健防病功效，亦适用于抵抗力差而易患感冒和消化功能低下的儿童。

（2）温脾兜方。丁香、苍术、陈皮、厚朴、白芷、木香、破故纸、吴茱萸各适量，共研细末，制成腹兜，佩戴于脐部。可温中健脾、行气止痛，适用于小儿谷道脾胃虚弱之泄泻、腹痛等。

（3）消食袋方。炒山楂、炒谷芽、炒神曲、藿香、苍术、陈皮、木香各适量，共研粗末，放入纱布做成的小袋内，悬挂于项部，使药袋平肚脐处。可调理谷道脾胃，适用于小儿消化不良、积滞症。

（4）防流感袋方。贯众、皂角、薄荷、防风、朱砂、艾叶、石菖蒲各适量，将除朱砂外的各药研极细末，然后加入朱砂混匀，装入小布袋内，挂于颈前。可避瘟防病，可作为流行性感冒流行期间的综合预防措施之一。

3. 体位选择

无需特殊体位，佩挂者可正常工作、学习和生活。

4. 佩挂部位

根据不同疾病的治疗需要，佩挂于相应部位。如强身袋佩挂于颈项或戴于手腕；

温脾兜佩戴于脐部；消食袋悬挂至平肚脐处；防流感袋挂于颈前等。如用于保健预防，可佩挂于颈前或置于上衣口袋内，也可挂于室内、摇篮旁等；夜间可挂于床头或蚊帐内。

5. 治疗时间和疗程

药袋内的药物一般 5～7 日更换 1 次。壮医佩药疗法一般没有疗程限制，可用至疾病明显好转或直至痊愈为止；用于强身保健的药袋可长期佩戴；用于避瘟防病的药袋，以佩戴至度过传染病流行期为原则。

【注意事项】

（1）根据不同的治疗需要选择适宜的药物。

（2）给小儿施用壮医佩药疗法时，注意教育小儿不要随便将药物内服。因某些外用药有一定的毒性或刺激性，内服过量可引起恶心、呕吐或慢性累积性中毒等。

（3）注意保持药佩干燥，剧烈运动或洗澡时应从身上取下。

（4）壮医佩药疗法的功效主要是防病、调病。若病情较重，非本疗法所宜，以免延误治疗时机。

（二）壮医点穴疗法

【概述】

壮医点穴疗法又称壮医指针疗法，医者徒手操作，以揉、扪、切、捏、点等手法直接刺激患者的穴位，疏通道路、调理气血，以达到治疗疾病、防病保健的目的。

【机理】

通过手指的点按等松解病灶的粘连、打结，疏通龙路、火路气机，从而起到治疗作用。

【功效】

行气活血止痛，调理脏腑，开窍醒神。

【适应证】

壮医点穴疗法不需要任何操作器械及穴位消毒，可以随时随地应用，因此可应用于多种急症如晕厥、心绞痛、胆绞痛、肾绞痛和常见病证如头痛、失眠、落枕、颈肩痛等的治疗。

【禁忌证】

（1）有疮肿、皮肤溃烂的部位禁用。

（2）急性传染病、皮肤病、肿瘤不宜用。

【操作内容】

1. 器械准备

治疗床或治疗椅，治疗巾。

2. 治疗部位

根据疾病选择治疗部位，如晕厥可取百会、人中、四神聪、劳宫、合谷，头痛、失眠、面瘫选择头、面、颈部的穴位，落枕、肩周炎、颈椎病选择颈肩部及上肢的阿是穴。

3. 体位选择

取坐位或卧位，以患者舒适和便于医者操作为宜。

4. 操作方法

壮医点穴疗法的基本手法可分为揉法、扪法、切法、捏法、点法5种。

（1）揉法。

常用拇指和中指的尖端轻按穴位，做环形平揉的一种方法。揉动时手指尖端不能离开皮肤，以穴位为中心，手指连同皮肤及皮下组织做小圆形转动，不要使手指与皮肤呈摩擦状态。揉1周为1次，每个穴位一般揉120～180次，用时2～3分钟。次数的多少可视病情轻重而定。

（2）扪法。

用手指扪按穴位或身体一定部位的手法，分为单指法和双指法。用手指端深深按压皮肤至皮下组织深部，同时根据患者体质施以轻重不同的指力，以感到酸麻胀痛为宜。指端按入时，应逐渐减轻指力，最后停止。每个穴位一般扪按3分钟左右。

①单指法：一般用拇指或中指指端按压穴位。此法常用于胸腹部和四肢的穴位，如气海、中脘、曲池、足三里等穴。

②双指法：2根手指同时扪按2个穴位。此法常用于头面、颈项、腹部、背部的穴位，如风池、阳白、天枢等穴。

（3）切法。

用拇指指甲切按穴位。操作时可用脱脂棉少许垫在指甲下，防止划伤皮肤。指切时力度要轻而缓慢，切按痛处更应注意，尽量避免切按造成剧烈疼痛。本法多用于狭窄部位的穴位，如人中、迎香、少商等穴。

（4）捏法。

用2根手指对称捏压穴位的手法，可用拇指和食指、拇指和中指或拇指和其他各指，从上下方或左右方对称相向用力。可捏压1个或2个穴位，如捏压1个穴位，拇指置于该穴位上，另一指或其他各指则置于与其对称的地方。此法常用于四肢、肩颈等部位的穴位，如合谷、曲池、足三里、三阴交等穴。

（5）点法。

用1根、2根或3根手指点在痛点或穴位上，先轻后重，指力逐渐向下渗透。本法常用于肩部、背部、臀部和大腿等部位的穴位。

5.治疗时间和疗程

每次30分钟，隔日1次，10次为1个疗程。

【注意事项】

（1）医者注意手消毒，以免交叉感染。应常剪指甲，以免切伤患者皮肤。

（2）指力的轻重以患者能耐受为宜，以免患者产生不适。对于年老体弱者和儿童，施术时指力不可过重。

（3）点穴的施术时间以1～3分钟为标准，亦可根据病情调整时间。

（4）小儿头部的囟门区，孕妇的合谷、三阴交和腹部穴位不宜点穴。

（5）过饥、过饱、酒醉、劳累过度时不宜点穴。

（三）壮医药槌疗法

【概述】

壮医药槌疗法是使用药槌叩打病变部位或穴位，在叩打与药物的双重作用下，达到治病目的的一种方法。

【历史沿革】

壮医药槌疗法兼推拿与药物敷贴于一体，该疗法可能从古代的按摩术发展而来。在生活与临床实践中，壮族先民发现，单纯用按摩、拍打治疗疾病，除比较费力外，也不方便同时用药，于是便将药粉包好，捆在木棒的一端制造药槌，或用木槌直接蘸药末、药酒叩击患处。

【机理】

壮医药槌疗法使药物成分通过反应点、穴位慢慢地渗透入体表，疏通龙路、火路，调理气机，促进病体康复。

【功效】

疏通龙路、火路，调理气机，舒筋活络，祛瘀生新，排毒散结，调和阴阳。

【适应证】

（1）各种痛证，如风湿性关节炎、类风湿性关节炎、强直性脊柱炎、肩周炎、跌打损伤、腰腿痛等。

（2）肢体功能障碍性疾病，如中风后遗症。

（3）慢性疲劳综合征，也可用于强身健体。

（4）其他内科杂病，如失眠、痛经、遗精、阳痿、胃肠功能紊乱、便秘、小儿泄泻、肥胖症等。

【禁忌证】

（1）各种急性渗出性、化脓性皮肤病禁用。

（2）各种急性传染性疾病禁用。

（3）各种有出血倾向的疾病禁用。

（4）各种良性、恶性肿瘤，肝脾肿大禁用。

（5）妇女月经期及妊娠期禁用。

【操作内容】

1. 器械准备

（1）硬药槌：用中等硬度的木棒做成丁字槌，槌头表面宜光滑、无小刺。

（2）软药槌：用中等硬度的木棒做成槌柄，将选好的药物研细末，用纱布包好，再用厚布包住，缝成比木棒略大的药包。将药包捆紧在槌柄上，即成软药槌。

2. 治疗部位

以局部患处或阿是穴为主。

3. 药槌处方

（1）痛证：两面针、高良姜、大驳骨、小驳骨、丹参、狗脊、当归、川芎、乳香、没药、宽筋藤、冰片各适量，可制成煎剂、酒剂、膏剂（用于硬药槌疗法）等，或研细末后用纱布和厚布包好，捆在槌柄上（用于软药槌疗法）。

（2）强身健体：鸡血藤、黄花倒水莲、土人参、绞股蓝、黄精、艾叶、益母草各适量，研细末，用纱布和厚布包好，制成软药槌。

4. 体位选择

取坐位或卧位，以患者舒适和便于医者操作为宜。

5. 操作步骤

（1）患者取适宜体位，暴露治疗部位。

（2）重叩法。用硬药槌叩击，先在叩击部位涂上药酒、药液或药膏。叩击力度较重，叩击时患者有痛感，以能耐受为度。多用于体质强壮的痛证患者。

（3）轻叩法。用硬药槌或软药槌叩击，叩击时力度较轻，患者不觉痛或只有轻微痛感。多用于年老体弱、小儿或初次接受治疗的患者，或用于肌肉较薄（如关节周围）处，或叩击部位下有重要脏器。

6. 治疗时间和疗程

急性病证，每次 20 分钟，每日 1 次，10 次为 1 个疗程，一般施治 2 个疗程，效果不显时应改用其他治疗措施；慢性病证及以强身健体为目的时，每次 20 分钟，每日或隔日 1 次，20 次为 1 个疗程，宜治疗 3 个疗程以上。

【注意事项】

（1）医者应掌握一定的壮医理论知识，练好基本功，包括药槌叩击手法和外用药物的选择。

（2）施行药槌疗法时，应保持室内温度适宜，以 27 ℃左右为宜。

（3）施术前患者应保持心情平静，情绪稳定，身体放松，体位舒适，排除杂念，意守治疗部位。

（4）施术时注意医患配合，注意询问患者的感受，不断调整叩击力度和范围。

（5）施术过程中或施术后，注意患者有无药物过敏现象。如发生药物过敏，应更换药物，或更换其他治疗措施。

（6）施术过程中或施术后，出现皮肤破损，应及时处理，避免感染。

（7）硬药槌用后要注意消毒，避免造成交叉感染。软药槌为一次性用品，应更换药包后再为其他患者施治。

（8）壮医药槌疗法是一种叩打治疗法，药槌叩击部位下有重要的脏器时，慎勿重叩。对慢性消耗性疾病患者，如结核病、糖尿病、慢性肾炎等，叩击时宜轻不宜重。

（四）壮医药物避秽疗法

【概述】

壮医药物避秽疗法是一种预防疾病的方法，是古代壮族人民发现和用于预防传染病的重要措施。在现代社会的预防保健方面，仍有一定的积极作用。

【历史沿革】

壮族人民在长期与大自然做斗争的过程中，认识到大自然中的许多毒气、毒邪非人力可抵抗，以远离为妙，这就是隔离和避秽的原始理念。壮族人民生活在南方毒邪遍地、瘴气和痧气繁多的地区，仍能一代代繁衍生息，并成为全国少数民族人口最多的民族，其预防传染病的得力措施值得今人借鉴。古代壮医发现或发明了许多预防疾病的方法，如干栏建筑避秽法，上层住人，下层贮放农具等器物及圈养牛、猪等牲畜，通风、采光、照明功能良好，而且还可有效地防避瘴气，抵御野兽蛇虫袭击，减少风湿病的发生；患者隔离避秽法，在传染病流行期间，染病之家常谢绝登门，邻村之间亦暂不交往，将换下的衣物或蒸或煮或晒，意在祛除邪秽、消除毒邪，防止疫气传染；鼻饮祛毒避秽法，用清热解毒的壮药煎取药液，在传染病流行期间吸入洗鼻，并蒸煮壮药液使其产生气雾，令人们吸入以预防疾病。壮医药物避秽疗法简明实用，对防治南方地区的传染病有一定的效果。

【机理】

传染病的流传与否，有 3 个关键因素：传染源、传播途径、易感人群。壮医药物避秽疗法的主要目的，就是采用具有芳香除秽、解毒祛邪作用的药物消毒净化居住、饮食等生活环境，切断传播途径，让易感人群远离传染源，从而达到预防疾病、延年益寿的目的。

【功效】

解毒除秽，祛邪扶正，预防疾病。

【适应证】

传染病流行之时，群众用于预防保健。

【禁忌证】

预防传染病的措施，对患病者一般效果不佳。因此，对传染病患者，在做好隔离措施的同时，应及时采取有效方法救治。

【操作内容】

（1）房屋挂药避秽法。每年春夏季是传染病的高发季节。壮族民间习惯将自采的壮药扎成药把挂于门外，或放置房中，以避秽祛瘴。常用的药物有石菖蒲、佩兰、艾叶、青蒿等。

（2）室内熏药避秽法。传染病流行期间，或患者因传染病死于室内时，壮族群众就连续数日在居室内焚烧柚子皮、苍术、白芷、艾叶、硫黄等药物，以消除毒邪，预防传染病。

（3）水源消毒避秽法。南方温暖，雨水多，气温高，自然界中各种毒素、毒邪非常多。在这种特殊气候及地理环境下，壮族地区的水源常遭污染。为此，在传染病流行期间，壮族先民们常在水中加入白矾并将水沉淀过滤，多吃生大蒜头，以防疫毒、虫毒在胃肠滋生，防止病从口入。

（4）小儿挂药避秽法。在传染病流行期间，鉴于儿童好动难静，壮族群众则令其佩挂内盛解毒壮药的药囊或药袋，意在扶助正气，抵御疫毒侵犯。常用于制作药囊或药袋的药物有檀香、苍术、木香、雄黄、艾叶等。在传染病大流行时，成年人亦都佩戴药囊，以辟邪防病，预防或减少传染病的发生。

【注意事项】

预防传染病，在采取以上措施的同时，应结合现代预防医学方法，主动接种疫苗，发现疫情及时向有关部门报告，对传染病患者、病原携带者予以隔离治疗，并对被传染病病原体污染的场所、物品及医疗废物进行消毒和无害化处置。

第四节　壮医外治可能出现的意外情况和处理措施

一、晕针、晕罐、晕推、晕刮等

晕针、晕罐、晕推、晕刮等是患者在针刺、拔罐、推拿、刮痧等治疗过程中出现气短、面色苍白、出冷汗，甚至晕厥的现象。轻度表现为精神疲倦，头晕目眩，恶心欲吐；重度表现为心慌气短，面色苍白，出冷汗，脉象细弱，甚则神志昏迷，唇甲青紫，血压下降，二便失禁，脉微欲绝等。

（1）原因。多见于初次治疗时，与患者体质虚弱、精神紧张、过度恐慌、刺激过强等因素有关。

（2）处理方法。立即停止操作，针刺患者立即出针，扶患者平卧，头部放低，松解衣带，注意保暖。轻者静卧片刻，亦可加服少量糖水，即可恢复。如未能缓解，用指掐或针刺急救穴，如人中、素髎、合谷、内关、足三里、涌泉、中冲等穴，也可灸百会、气海、关元、神阙等穴，必要时可配合运用现代急救措施。症状缓解后，仍需适当休息。

（3）预防措施。要重视对晕针、晕罐、晕推、晕刮等的预防，如为初次接受治疗者，要做好解释工作，消除患者的恐惧心理。协助患者正确选取舒适持久的体位，尽量采用卧位。选穴宜少，手法宜轻。患者劳累、饥饿、大渴时，应嘱其休息、进食、饮水后，再予针刺、拔罐等治疗。治疗过程中，应随时注意观察患者的神态，询问患者的感受，一有晕针、晕罐、晕推、晕刮等的先兆，应及早采取处理措施。此外，注意室内空气流通，消除过热或过冷因素。

二、断针

断针是行针时或出针后发现针身折断，断端部分针身尚露于皮肤外，或断端全部没入皮肤之下的现象。

（1）原因。针具质量欠佳，针身或针根有损伤剥蚀，进针前失于检查；针刺时将针身全部刺入穴位，行针时强力提插、捻转，肌肉猛烈收缩；留针时患者随意变更体位，或弯针、滞针未能及时正确处理等，均可造成断针。

（2）处理方法。如出现断针，应迅速请外科医生会诊，进行相应处理。

三、滞针

滞针是行针时或留针后医者感觉针下涩滞，捻转、提插、出针均感困难且患者感觉剧痛的现象。

处理方法。患者精神紧张，局部肌肉过度收缩时，可延长出针时间，或在针刺部位附近循按，或扣弹针柄，或在针刺部位附近再刺一针，以宣散气血，缓解肌肉紧张。若行针不当或单向捻针而致滞针，可向相反方向将针捻回。

四、疼痛

拔罐时患者感觉拔罐部位疼痛、有牵拉感。

（1）原因。竹罐制作不合格，罐口粗糙不平；拔罐时罐与罐之间的距离过近，牵拉皮肤产生疼痛；拔罐部位选择不当，如在皮肤细嫩之处拔罐、拔罐时将竹罐倒置易引起疼痛；患者体位移动不当；针刺过深或手法过重；启罐时手法粗野等。

（2）处理方法。拔罐时要选用罐口光滑平整的竹罐，禁用不合格的竹罐；严格按照拔罐的操作规程进行操作，不可使患者随意变换体位，确需变换体位时要有医生协助；罐与罐之间的距离要适当；吸拔竹罐时要求稳、准、快，掌握好吸拔力的大小、扣罐的时机和速度；起罐时要轻柔；发生疼痛时要取下竹罐重拔。

五、头晕

患者在熏蒸或熏洗等治疗过程中，特别是治疗结束时，出现头晕无力、出冷汗等。

（1）原因。年老体弱者治疗时间过长，或空腹进行治疗。

（2）处理方法。立即停止治疗，令患者平躺休息，并盖上毛巾保暖，同时给患者饮用温糖水以补充能量和水分。

六、过敏

过敏是患者在治疗过程中出现皮肤局部发红、皮疹、瘙痒等现象。

（1）原因。患者对某些药物过敏。

（2）处理方法。立即停止治疗，口服抗过敏药物。

七、血肿

血肿是患者在针刺过程中或针刺后出现局部肿胀瘀青，疼痛等现象。

（1）原因。进行刺血治疗时，局部小血管、毛细血管、淋巴管、毛细淋巴管或静脉被损伤，血液、淋巴液瘀积在狭小的组织间隙中所致。

（2）处理方法。针刺过程中出现血肿，应立即出针，用消毒干棉球按压血肿部位 3～5 分钟，防止血肿变大，同时冷敷，促进凝血。一般的小血肿不会留下后遗症，出血量大的血肿可嘱患者 24 小时后热敷，或按揉局部，以促进血肿吸收，防止血块机化影响关节功能。

八、出血

出血是患者在针刺、针挑、拔罐治疗过程中或治疗后，针孔部位出现局部出血或渗血伴疼痛肿胀等现象。

（1）原因。针刺操作不当，如针身过粗、针刺过深，或刺破血管等引起出血。

（2）处理方法。立即停止操作，针刺患者立即出针，用消毒干棉球按压针口 3～5

分钟以止血，敷上消毒棉纱，用胶布固定。针刺合拔罐治疗时，5毫升以下的少量出血可不必处理，出血量大于5毫升或呈喷射样出血时，应立即取罐，用消毒干棉球按压止血，血肿一般会在2日后消失。

九、烫（灼）伤

烫（灼）伤是施灸后局部皮肤发红，或肿胀、瘀斑、触痛、有烧灼感，或起水疱的现象。

（1）原因。高温物体离治疗部位过近，或治疗时间过长；药罐煮罐时间过长，罐壁过热，竹罐内的水珠未甩净；热熨时用的毛巾未拧干或毛巾温度过高等原因引起皮肤或组织损伤。

（2）处理方法。施灸后，皮肤多有红晕灼热感，一般不需处理，可自行恢复。操作不当时，施灸局部可能会出现水疱。水疱小者，可不必挑破，任其自然吸收；水疱较大者，可用注射器将疱内液体抽出，涂上紫药水或消炎膏、烫伤膏，盖上敷料保护创面，直至吸收愈合为止。根据经验掌握好煮罐时间及扣罐时机，拔罐前要甩净竹罐内的水珠，或者用干毛巾将竹罐擦干。热熨用的毛巾要拧干，并用手试温，待温度适宜时再敷于患部。

十、皮肤破损

皮肤破损是行刮法治疗时出现皮肤破损出血、疼痛等现象。

（1）原因。医者在操作过程中用力不均，或用力太重，或用蛮力。

（2）处理方法。保护破损皮肤，严格消毒，以防感染。

十一、气胸

气胸轻者可出现胸痛、胸闷、心悸、呼吸不畅，重者可出现呼吸困难、唇甲发绀、出汗、血压下降等。体检时，可见患侧胸部肋间隙变宽，叩诊呈过清音，气管向健侧移位，听诊时呼吸音明显减弱或消失，X线摄片可进一步确诊。

（1）原因。针刺胸部、背部和锁骨附近的穴位时刺入过深，或没掌握好针刺方向，刺穿胸腔和肺组织，气体积聚于胸腔而导致气胸。

（2）处理方法。小量气胸可无明显症状，一般不需特殊处理，可于1～2周内自行吸收，可根据症状酌情使用镇咳、镇痛的药物。大量气胸须送外科救治。

十二、骨折

骨折指出现局部肿胀畸形、功能障碍、疼痛等现象，结合 X 线摄片可见骨折影。

（1）原因。接骨治疗时，医者操作不当或使用蛮力引起骨折。

（2）处理方法。按照壮医接骨疗法的一般治疗原则进行处理。

（3）预防措施。操作过程力度要适当，宜巧力，忌蛮力。

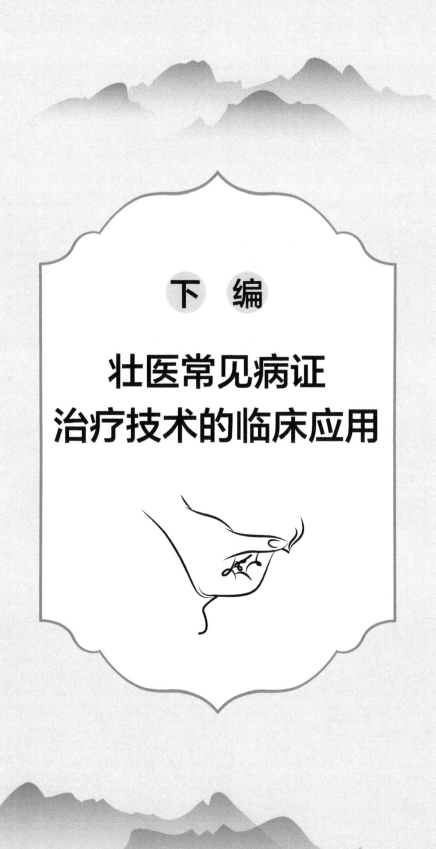

下 编

壮医常见病证
治疗技术的临床应用

第一章　壮医内科病证

第一节　六毒病

壮医称"痧、瘴、蛊、毒、风、湿"为六毒，自古以来，六毒所致的病证是壮族地区的常见病和多发病。由于社会经济环境的变迁，瘴毒和蛊毒在现今的日常生活中较为少见。本章节仅对痧、毒、湿三类病证进行讨论。

一、痧病（贫痧 Baenzsa）

【概述】

痧病又名"痧症、发痧、痧气、痧麻"，是以全身胀累、头昏脑胀、胸腹烦闷、恶心、倦怠乏力、胸背部透发痧点，甚则昏迷、四肢厥冷、或吐或泻、或寒或热、或胀或痛、或唇甲青紫等为临床特征的一种疾病。中医学的"时行感冒、伤暑"等属于此范畴，西医的"中暑、病毒性感冒、流行性感冒、胃肠型感冒"等属此范畴。

【病因病机】

多因体弱气虚感受病气、霉气、痧雾暑气等邪毒，或饮食不洁，内伤谷道，导致谷道运行不畅，升降失常，阴阳失调而发病。

【临床表现】

全身胀累，头昏脑胀，胸腹烦闷，恶心，倦怠乏力，胸背部透发痧点，或吐或泻，或寒或热，或胀或痛，甚则昏迷，四肢厥冷，唇甲青紫。

【治疗原则】

解毒除痧，疏通气机。

【内服验方】

（1）南蛇簕、马莲鞍、荆芥、藤黄连、两面针、防风、黄金扣、生姜各 10 ～ 15

克。水煎服，每日 1 剂。

（2）山芝麻、草鞋根、两面针、古羊藤、南蛇簕各 15 克。水煎服，每日 1 剂。

（3）山芝麻 20 克，三叉苦 20 克，金银花 20 克，柴胡 15 克。水煎服，每日 1 剂。

（4）地胆头 10 克，吊水莲 10 克，六月雪 10 克，毛算盘 10 克，红网子藤 10 克，一扫光 10 克。水煎服，每日 1 剂。

（5）雷公根 10 克，大田基黄 10 克，九龙盘 10 克，狗脚迹 10 克，地桃花 10 克。水煎服，每日 1 剂。

【外治疗法】

熏蒸、捏痧、挑痧、刮痧、割治、点痧、绞痧、拖烫痧、拔罐、药线点灸。

二、毒病（病叮笃 Binghdengdoeg）

食物中毒（根东洋叮笃 Gwndoenghyiengh dengdoeg）

【概述】

食物中毒是由于食用有毒食物而引起恶心欲呕或呕吐、腹痛、泄泻等不适的一种疾病。

【病因病机】

因饮食不节，过食生冷瓜果，或进食酸腐变质食物、病死家畜，有意或无意食用有毒食物等，致清浊相混，气机逆乱，升降失调，三道两路功能失常而发病。

常见的容易引起食物中毒的食物有变质的肉类、鱼类、禽类、蛋类、动物内脏，海产品、水产品及腌渍品，隔夜的剩饭菜、乳及乳制品，腐烂的或有农药残留的水果、蔬菜，病死家畜、毒蕈，被污染的罐头食品、发酵食品等。

【临床表现】

（1）主症。恶心欲呕或呕吐，腹痛，泄泻。

（2）兼症。发热，发冷，发抖，头痛，头晕，胸闷，心悸，腹胀，尿少，尿闭；皮肤发红，出现斑疹、丘疹，产生幻视、幻听、幻觉，昏睡，甚则出现眼睑下垂，瞳孔散大，复视，吞咽及呼吸困难，声音嘶哑，神昏谵语，抽筋，惊厥，昏迷等，更甚者死亡。

【治疗原则】

排食解毒，调理气机，疏通道路。

【内服验方】

中毒 4 小时内，首先要洗胃，洗胃液常用 1∶2000 高锰酸钾溶液，或 0.5% 鞣酸溶液，或生理盐水，或浓茶；其次灌入常用的解毒剂或药用炭；然后灌入导泻药，必要时进行静脉输液及对症治疗。中毒 4 小时以上，可根据食物中毒的类型服用相应的解毒方药。

1. 腐败肉类中毒

（1）赤小豆 30 克。烧为末，水送服。

（2）马齿苋 60 克，大蒜 30 克。煎汤顿服。

2. 各种食物中毒

（1）雷公根、蕹菜各 200 克。共捣烂，泡开水服，每日 1 剂。

（2）鲜苣荬菜适量。去根，洗净生吃。

（3）火炭母 30 克，大青叶、鸭跖草各 15 克。水煎服，每日 1 剂。

（4）鲜大蒜适量。生吃。

3. 蚕豆中毒

（1）白头翁、车前草、凤尾草、茵陈各适量。水煎代茶饮。

（2）生地 18 克，茵陈、溪黄草、车前草各 30 克，牡丹皮 15 克。水煎服，每日 1～2 剂。

4. 水牛肉中毒

圣齑（又名不乃羹或青羹）适量，调入姜、盐、醋服。

5. 鱼中毒

（1）南瓜藤、甘草各适量。水煎服。

（2）鲜芦根 500～1000 克，橄榄约 20 枚。榨汁服。

（3）墨鱼的墨囊 1～2 个，或紫金锭 1 枚。开水调服。

【外治疗法】

（1）吴茱萸、食盐适量，炒热布包，熨脐下；或吴茱萸 30 克，研末和盐，涂两手心和脚心。

（2）针刺天枢、合谷、上巨虚，每日 1 次。腹痛甚，加刺中脘、神阙、足三里、公孙、内庭；呕吐甚，加刺中脘、内关、足三里、公孙。

三、湿病（兵湿 Binghcaep）

（一）风湿病（发旺 Fatvuengz）

【概述】

风湿病壮医又称为"风湿骨痛、风手风脚"，是以筋骨肌肉关节酸痛、麻木、重着、伸屈不利、肿大，甚则关节变形、行走困难为主症的一种疾病。西医的"风湿性关节炎、类风湿性关节炎、痛风"等属于此范畴。

【病因病机】

壮医认为，风湿病主要是邪毒（包括风毒、湿毒、痧毒、热毒、寒毒等）入侵，此时若毒力太强，正邪交争，正不胜邪，或身体虚弱，防御外邪的能力低弱，外邪乘虚而入，邪毒在人体内阻滞三道两路，使天、地、人三气不能同步而发病。因各种毒的性质不同，侵犯的主要部位有别，作用的机制各异，并且人体对毒的抵抗程度不同，故在临床上表现出各种不同的症状和体征。如风毒致病，多见游走性关节肌肉疼痛；湿毒致病，关节肌肉多重着、麻木等。若邪毒侵犯肢体日久，可致四肢关节肌肉两路不通，亦可致关节变形等。

【临床表现】

（1）主症。筋骨肌肉关节酸痛、麻木、重着、伸屈不利、肿大，或有定处，或游走不定，或遇冷加剧、得热减轻，或遇热加剧、得冷减轻，甚则关节变形，行走困难。

（2）兼症。怕风，发热，口渴，烦闷，手足沉重，睡眠差，腹胀满，面色青，口唇红、干，舌红、苔薄白或黄燥，舌下脉络粗胀、色青紫。目诊可见嘞嗒（眼睛）龙路脉络边飞、界混浊、模糊不清。甲诊可见指甲色青，月痕暴露过少；甲象为竹笋甲、鹰爪甲，按压右手环指时血色向上升，或按压指甲时两旁有血中间无血，指关节红肿或指关节门肿大肤色不变，或手指如梭形。耳诊可见耳尖色青。脉诊可见前臂内侧上段脉和下段脉呈慢脉。

【治疗原则】

驱风散寒或清热除湿，解毒通络，运行气血。

【内服验方】

（1）九龙藤 15 克，鸡血藤 20 克，千斤拔 30 克，过江龙 10 克，透骨消 10 克。水煎服，每日 1 剂。

（2）红鱼眼50克，宽筋藤15克，红花青藤茎50克，地灵苋茎75克，了刁竹20克。水煎服，每日1剂。

（3）枫树寄生15克，海风藤15克，九节风20克，吹风藤15克，半枫荷20克，五加皮20克。水煎服，每日1剂。

（4）通城虎10克，丢了棒10克，七叶莲10克，宽筋藤10克，麻骨风15克。水煎服，每日1剂。

（5）四方钻10克，野鸭脚木10克，上山虎10克，过山风15克，走马胎10克。水煎服或取汁与瘦猪肉炖服，每日1剂。

（6）飞龙掌血10克，血风藤10克，搜山虎10克，土防己15克，松节15克。水煎服，每日1剂。

【外治疗法】

（1）烫浴。宽筋藤50克，山霸王、红鱼眼、半枫荷、了刁竹、轮叶木姜子各30克。

（2）药敷。通城虎、徐长卿、山花椒各适量。捣烂，加醋炒热，敷患处。

（3）药线点灸。手关节痹痛，点灸昆仑、太溪、中封、丘墟；肩关节痹痛，点灸肩俞、肩骨俞、腰俞、曲池；膝关节痹痛，点灸内膝眼、犊鼻、足三里；趾端痹痛，点灸患处梅花形穴；腰胀痹痛，点灸关元、膀胱俞、白环俞、上髎、下髎、环跳。

（4）火针。取患处及其周围穴位施针。

（5）点穴。点按取阿是穴、委中、承山、承扶、环跳、腰根。

（6）针挑。挑委中、腰背部各线挑点。

（7）药罐疗法。杜仲藤、三钱三、五爪风、八角枫、臭牡丹、五加皮各40克，伸筋草、石菖蒲各20克，鸡矢藤30克。制备药液煮罐，取患处及其周围穴位拔罐。

（8）刮痧。取疼痛关节部位刮痧。

（二）黄疸（能显 Naenghenj）

【概述】

黄疸壮医又称"黄病"，是以面黄、目黄、身黄、尿黄为主症的一种疾病。中医诊为"黄疸"，西医的"黄疸型肝炎、肝硬化、寄生虫病、部分血液性疾病、部分感染性疾病及一些药物中毒、肿瘤"等均可出现黄疸。

【病因病机】

外邪侵袭，或饮食所伤，或湿毒内生，阻滞三道两路，道路不通，邪毒郁蒸于肌肤所致。

【临床表现】

（1）主症。面黄、身黄、目黄、小便黄，黄色鲜明如金色，或晦暗如烟熏。

（2）兼症。发热口渴，心中烦闷，腹部胀满，口干而苦，恶心欲吐，小便黄少，大便秘结；或头重身困，胸腹痞满，食欲减退，恶心欲吐或呕吐，腹胀，大便溏垢；或高热烦渴，胁痛腹满，神志不清，乱语，可见脉漏各症；或不思饮食，腹胀，大便不成形，神疲发冷，口淡不渴。

【治疗原则】

祛邪排毒，利湿退黄，疏通道路。

【内服验方】

（1）仙鹤草15克，杠板归10克，救必应10克，一点红30克，栀子根10克。水煎服，每日1剂。

（2）十大功劳15克，姜黄10克，栀子根15克，虎杖20克，白花丹15克，吊水莲20克。配牛肉300克炖熟，吃肉喝汤，每日1剂。

（3）小叶金花草10克，救必应10～15克，紫背金牛10克，人字草30克，薏苡仁根20克。水煎服，每日1剂。

（4）竹荚菜20克，崩天碗30克，红丝线10克，草决明根10克，土茵陈20克。水煎服，每日1剂。

（5）田基黄30克，岗稔根20克，红无娘藤30克，虎杖30克，大血藤30克。水煎服，每日1剂。

【外治疗法】

（1）烫浴。

①虎杖适量，切片，加水适量煎取药液，将岩黄连、十大功劳、美人蕉根各适量捣烂用布包好，浸于药液中，刮洗全身，每日1次。

②栀子、田基黄、虎杖、黄江刺根、黄竹各适量。煎水外洗，每日1次。

（2）拔罐。取膈俞、肝俞、胆俞、脾俞、三焦俞、右肩胛压痛点、胆囊区压痛点、足三里、阳陵泉或膝阳关至外丘之间的压痛点拔罐。

第二节　三道两路病

一、气道病（病啰嘿 Binghroenheiq）

（一）伤风（叮凉 Dengliengz）

【概述】

伤风是外邪（以风邪为主）侵袭，阻滞气道，致气道不畅通并影响全身的一种疾病。中医诊为"感冒"，西医中属"上呼吸道感染、流行性感冒"等范畴。

【病因病机】

以风邪为主的外邪侵袭肌体，阻滞气道，致气道不通。

【临床表现】

（1）主症。怕冷或怕风，头痛，鼻塞，流涕，打喷嚏，咳嗽，周身疼痛。

（2）兼症。发热、汗出、咽痒、咽痛、头痛等。

【治疗原则】

疏风祛邪，畅通气道。

【内服验方】

（1）老姜 20 克，辣椒 10 克，鸭蛋 1 个。水煎服，每日 1 剂。

（2）大叶桉 30 克，路边菊 20 克，常山、枇杷叶各 10 克，大蒜 5 克。水煎服，每日 1 剂。

（3）地桃花根、山枝根、百解、草鞋根各 9 克，白背叶根、土常山各 6 克。水煎服，每日 1 剂。

（4）野紫菜、青蒿各 15 克，水煎服，每日 1 剂。寒重加生姜 3 片，热重加山芝麻 9 克。

（5）三叉苦 15 克，救必应 15 克，银花 15 克，贯众 15 克，甘草 3 克。水煎服，每日 1 剂。

【外治疗法】

（1）佩药。

①野紫苏、石菖蒲各 15 克。装入布袋，佩挂于胸前。

②鹅不食草、六月雪、山奈、薄荷、灵香草各适量。研碎，装入布袋，佩挂于胸前。

（2）药线点灸。

①点灸大椎、风池、曲池、太阳，每日1次。

②点灸攒竹、头维、太阳、迎香、风池、大椎、风门、肺俞、合谷，每日1次。

（3）拔罐。

①在背部拔罐。

②用梅花针沿脊柱两侧叩刺，在叩刺部位拔火罐10～15分钟。每日1次，5日为1个疗程。

（4）按摩头颈部穴位。

（二）咳嗽（埃病 Ae）

【概述】

以咳嗽为主症的一种气道疾病。中医诊为"咳嗽"，西医中的"肺部疾患"均可出现咳嗽。

【病因病机】

外邪犯肺或内邪袭肺，致气道不通。

【临床表现】

（1）主症。咳嗽，或咳声重浊，或干咳作呛，或咳剧气促，或咳声有力，或咳声低弱，或喉间痰鸣。

（2）兼症。咯痰，咽痒，咽痛，胸痛，胸闷不适等。

【治疗原则】

通肺气，疏气道，止咳嗽。

【内服验方】

（1）肺热咳嗽。红毛毡、石上桃、一枝香、桔梗、罗汉果各10克，陈皮3克。水煎服，每日1剂。

（2）久咳不止。猪肺适量，姜汁半杯，蜂蜜120毫升，杏仁4～9粒。水煎30分钟，睡前将猪肺和药汤一次吃完，每日1剂。

（3）慢性咳嗽。鲜香附全草（切碎）、蜂蜜各适量。用冷开水适量浸泡1周后服，每次适量，每日2～3次。

（4）老弱久咳。石仙桃 60 克，蜂蜜 30 克，橘皮 60 克。浸酒 1000 毫升，每日服 10 ～ 20 毫升。

（5）老人咳嗽。向日葵根 90 克。水煎服，每日 1 剂。

（6）瓜蒌皮、白茅根、卜芥根、一点红、百部根、枇杷叶、铁包金各 10 克，柑果皮 15 克。水煎服，每日 1 剂。

（7）鱼腥草、罗汉果、鬼灯笼、虎杖、七叶莲、不出林、翠云草、油桐寄生各 6 克。水煎服，每日 1 剂。

（8）水蚕根、石仙桃、吊兰、千年竹、红毛毡、七叶一枝花、通草、罗汉果、红背草各 10 克，猪肺适量。水煎，调蜂蜜服，每日 1 剂。

（9）细茶叶、红糖各适量。炒干，每次 120 克，开水泡服，每日 2 次。

（10）生姜汁、萝卜汁、梨汁、蜂蜜各 120 克，白糖 60 克，紫苏、杏仁各 30 克。制成药膏，常服。

【外治疗法】

（1）针刺。针刺天突、大椎、风门、肺俞。

（2）药线点灸。点灸天突、大椎、风门、肺俞。

（三）哮喘（墨病 Haebgyawh）

【概述】

哮喘是一种发作性的哮鸣气喘疾患，以呼吸急促、喉间哮鸣为主要特征，秋季多发，春季次之，反复发作，迁延难愈。中医诊为"哮证"，西医中属"支气管哮喘、喘息性支气管炎"等范畴。

【病因病机】

外邪侵袭；饮食不当，痰浊内生；禀赋不足或病后体虚，气化失常，痰浊内生，壅塞气道，气逆上冲所致。

【临床表现】

（1）主症。喘促阵作，呼气延长，喉间痰鸣有声，甚则张口抬肩，不能平卧。

（2）兼症。痰黏量少，咳吐不利，烦躁不安，唇甲青紫，面色暗滞，额汗淋漓，神疲乏力，头晕，食欲不振，胸膈满闷。

【治疗原则】

通气道，降逆气。

【内服验方】

（1）乳儿哮喘。

①鲜大肚柚皮、瘦猪肉各 50 克。水煎，五更时服，每日 1 剂。

②虾子窝 1.5 克，三月艾上的虫 10 只。焙干研粉，每次取药粉 5 克，开水冲服。

③小爬丛刺、牛大力、臭牡丹根、猪肺各 30 克，柠檬叶适量。水煎，加食盐少许服，每日 1 剂。

（2）乳儿哮喘日久不愈。乳汁藤、瘦猪肉各 30 克。蒸服，每日 1 剂。

（3）小儿哮喘。小公猪睾丸 5～10 个，蜂蜜 29 毫升。蒸服，每日 1 剂。

【外治疗法】

（1）穴位刺血。用三棱针刺肺俞，深 0.2～0.4 厘米，拔罐吸出少量血。

（2）拔罐。背部大面积拔罐 10～15 个，每次 15 分钟，5～7 日为 1 个疗程。

（3）灯火隔叶灸。灸足底及手掌有关咳喘的穴位，每日 1 次。

（4）针灸。针刺天突、膻中、丰隆，隔姜灸大椎、肺俞、定喘，每日 1 次。

（5）穴位贴敷。缓解期敷肺俞、心俞、膈俞。白胡椒粉配生姜汁制成绿豆大的丸剂，用胶布固定在穴位上，每 5 日换药 1 次，10 日为 1 个疗程。

二、谷道病（兵根埃 Bingroenhaeux）

（一）呕吐（鹿 Rueg）

【概述】

呕吐是谷道不通，胃气失降，气逆于上，胃内容物从口而出的一种疾病。中医亦名"呕吐"，西医中属"急性胃炎、消化不良"等范畴。

【病因病机】

外邪侵犯胃腑，胃气失降，水谷随气上逆；饮食过多，或过食生冷油腻、不洁等食物，导致食运不化，阻滞谷道，胃气不能下行，上逆而为呕吐；气结于谷道，谷道不通，胃气上逆，发为呕吐。

【临床表现】

（1）主症。呕吐胃内容物，或为酸腐食物，或为糜谷，或为清水痰涎，或干呕。

（2）兼症。发热怕冷，头身疼痛，胸部满闷；或胃腹胀满，嗳气厌食，大便溏薄秽臭或干结；或胃闷不食，心慌头晕；或嗳气频繁，胸胁闷痛；或脸色苍白，倦怠乏力，口干而不欲饮，四肢不温，大便溏薄；或干呕时作，口燥咽干，饥不欲食。

【治疗原则】

疏通谷道，顺气止呕。

【内服验方】

（1）米饭适量，盐少许。拌匀，置火上烧成焦黄，研末，开水送服。

（2）瓜皮适量。吃何种瓜致呕吐，即取该种瓜的瓜皮煎水服。

（3）大叶香薷、厚朴、白扁豆各 10～20 克，十大功劳 15～20 克。水煎服，每日 1 剂。

（4）山奈、丁香、当归、甘草各等份。研末，醋调为丸，梧桐子大，每次 2 丸，酒送服。

（5）龙须草 15～30 克，橘红珠 6～10 克，代赭 10～20 克，生姜 5～10 克，大枣 10～15 克。水煎服，每日 1 剂。

（6）丢了棒 30～60 克，高良姜 3 克，丁香 3 克，甘草 6 克，厚朴 6 克。水煎服，每日 1 剂。

（7）阴香皮 3～10 克，痴头婆 10～20 克，柿蒂 10～20 克，生姜 3～5 克，大枣 10～15 克。水煎服，每日 1 剂。

（8）生姜适量。洗净去皮，切薄片放置口中含服。

【外治疗法】

（1）药线点灸。点灸中脘、上脘、足三里、内关、天突，每日施灸 1 次。

（2）针挑。

①轻挑、浅挑金津、玉液，使出血，亦可治妊娠呕吐。

②轻挑天突穴左右旁开 5 分处，使微出血。

（3）点穴。点按内关、足三里，手法由轻到重，每次 15 分钟。

（4）壮医艾灸。灸上脘、中脘、足三里、天突、内关、神门，以艾条温和灸为主，每次灸 2～4 穴，每次灸 10 分钟。

（5）拔罐。取中脘、膻中、肝俞至胃俞范围内的压痛点和反应点、内关（左右交替）、足三里（左右交替）拔罐。

（二）泄泻（屙细 Oksiq）

【概述】

泄泻壮医又称"屙肚、拉肚子、屙泻"，指排便次数增多，粪便稀薄，甚至排出水样便的一种疾病。中医诊为"泄泻"，西医中的"急性肠炎、慢性腹泻、消化不良"等属此范畴。

【病因病机】

感受外邪，饮食失调，情志不舒或体虚，致谷道不通，水谷不化，夹杂而下。

【临床表现】

（1）主症。大便次数增多，大便或清稀，或如水样，或夹杂糜谷，或如溏泥。

（2）兼症。胸闷食少，怕冷发热，鼻塞头痛，肢体酸痛；或肛门灼热，小便黄少，烦热口渴；或胸腹痞满，嗳腐酸臭；或周身酸累无力，脸色蜡黄，腰膝酸软。

【治疗原则】

畅通谷道，祛毒止泻。

【内服验方】

（1）六月雪 10 克，山苍子根 10 克，酸藤根 15 克，杜仲 10 克，马连鞍 15 克，茅莓 10 克。水煎服，每日 1 剂。

（2）爆牙郎苗 10 克，番石榴叶 15 克（米炒），算盘木 5 根 15 克。水煎服，每日 1 剂。

（3）樟树皮 20 克，红薯藤 30 克，猫须草 10 克，土牛膝 10 克，煅白矾 5 克，番石榴叶 20 克。水煎服，每日 1 剂。

（4）凤尾草 15 克，铁苋菜 10 克，十大功劳 10 克，救必应 15 克，车前草 10 克，地桃花 15 克，桃金娘 10 克。水煎服，每日 1 剂。

（5）虎杖 10 克，十大功劳 10 克，栀子 10 克，枫树根皮 10 克，一点红 10 克，凤尾草 10 克。水煎服，每日 1 剂。

（6）车前草 10 克，桃金娘 10 克，算盘树根 10 克，山芝麻 15 克，白背艾 10 克，十月雪 10 克。水煎服，每日 1 剂。

【外治疗法】

（1）热敷。

①鲜吴茱萸叶适量。捣烂，调洗米水炒热，敷肚脐。

②红白花茉莉叶、八角枫叶、蔓荆叶各 10 克，鸡矢藤、鱼腥草各 6 克，木瓜子 10 粒。捣烂，调洗米水炒热，敷肚脐。

（2）药线点灸。

①点灸脐周四穴、食背穴、足三里、大肠俞、三阴交，每日 1 次，必要时可多次。治疗急性屙泻。

②点灸脐周四穴、下关元、命门、足三里、大肠俞、上巨虚、阴陵泉，每日 1 次，15 日为 1 个疗程。治疗慢性屙泻。

③点灸脐周四穴、四缝穴、足三里，每日 1 ～ 2 次。治疗小儿屙泻。

（3）拔罐。取中脘、天枢、胃俞、大肠俞、足三里（左右交替）拔罐。

（4）刮痧。在腰背部、腹部、足部刮痧。

（5）针挑。针挑肛门内的小黑疱。

（三）痢疾（屙利 Okleih）

【概述】

痢疾壮医又名"红白痢"，是以大便夹杂红白黏液为主症的一种疾病。中医诊为"痢疾"，西医中属"细菌性痢疾、中毒性痢疾、阿米巴痢疾、慢性结肠炎"等范畴。

【病因病机】

外感时邪疫毒或内伤饮食，即饮食不洁或饮食生冷，使时邪疫毒或饮食阻滞谷道，与肠内气血相搏，夹杂而下。

【临床表现】

（1）主症。痢下红白，或为红白夹杂，或为鲜紫脓血，或为赤白黏冻，或为鲜血黏稠。

（2）兼症。腹痛，里急后重，肛门灼热，或胃闷、头身重困，或食少神疲、消瘦，或时发时止，经年不愈。

【治疗原则】

通道解毒，顺气止痢。

【内服验方】

（1）大凤尾草 20 克，七叶一枝花 20 克，雷公根 10 克，飞龙掌血 10 克，石榴树皮 20 克。水煎服，每日 1 剂。

（2）地桃花 20 克，牛筋草 15 克，落地杨梅 20 克，红天葵 10 克，稔子叶 30 克。水煎服，每日 1 剂。

（3）木防己 10 克，金银花 20 克，黄葵叶 30 克，大飞扬 20 克，红背草 10 克。水煎服，每日 1 剂。

（4）木棉花 10 克，鸡冠花 20 克，土茯苓 30 克，土牛膝叶 10 克，番石榴叶 10 克。水煎服，每日 1 剂。

（5）草鞋根 10 克，葫芦茶 10 克，稔子根 15 克，仙鹤草 10 克，透地龙（酸藤根）10 克。水煎服，每日 1 剂。

（6）叶里含珠 30 克，灯盏草（去叶）10 克，仙鹤草 20 克，算盘子 10 克，地榆 10 毫克，菠萝根 20 克，鸡蛋 1 个。水煎服，每日 1 剂。

（7）路边菊 10 克，铺地稔 30 克，金耳环 10 克，地桃花 15 克，八月泡（粗叶悬钩子）20 克，杜仲 10 克，七叶一枝花 10 克，猪肠七寸头 1 副。水煎，喝汤吃猪肠，每日 1 剂。

【外治疗法】

（1）药线点灸。点灸关元、天枢、气海、下髎、足三里、水分，每日 1 次或数次。

（2）针挑。

①轻挑天枢、上巨虚、大肠俞，使微出血。

②背部出现小红点或暗褐色点，左右侧各取 4～6 点，胸部左右侧各取 3～5 点，肚脐部上下左右旁开 1 寸各取 1 点。慢挑、轻挑，挑出并挑净小红点及各挑点的白色毛状纤维，使微出血为止。

（3）艾绒硫黄灸。取神阙、天枢、关元、大肠俞、足三里、小肠俞、中脘、气海，行灯草阴灯灸或余热灸。

（4）拔罐。取神阙、水分、天枢、气海等穴拔罐。

（四）呃逆（沙呃 Saekwk）

【概述】

呃逆壮医又名"打嗝"，是以气逆上冲，喉间呃呃连声，声短而频，令人不能自制为主症的一种疾病。中医诊为"呃逆"，西医中属"膈肌痉挛"的范畴。

【病因病机】

饮食不节、情志不舒或身体虚弱，致谷道之气失于顺降、上冲音户而发。

【临床表现】

（1）主症。呃声连连，或高亢或低弱，或时作时止，或昼夜不停。

（2）兼症。胃部不适，或渴喜冷饮，口臭，尿黄，大便结；或形瘦体弱，面色无华，食少困倦，手足冷，大便烂；或胸胁胀闷，急躁易怒。

【治疗原则】

畅通谷道，降气止嗝。

【内服验方】

（1）鲜芦根或枇杷叶 100～150 克。煎浓汁顿服。

（2）马刀豆壳 1 个。烧存性，研末，每次 3 克，每日 3 次，开水送服。

（3）芥菜子 1.5 克，杵头糠 10～15 克。研末，每日 2 剂或 3 剂，开水送服。

（4）广木香 5 克，代赭石 10 克，柿蒂 10 克，竹茹 10 克，鸡蛋 2 个，蜂蜜 60 毫升。前 4 味药水煎服，鸡蛋同蜂蜜服，每日 1 剂。

（5）山橙 6～10 克，陈皮 6 克，厚朴 10～12 克。水煎服，每日 1 剂。

【外治疗法】

（1）药线点灸。

①点灸上脘、屋翳；兼有消化道症状，加灸足三里；伴有心神症状，加灸内关；若疗效欠佳时，加灸天突、膈俞、下关元。每日点灸 1 次或多次。

②点灸中脘、膈俞、内关、膻中；热者加陷谷，寒者加梁门，虚者加气海、关元、太溪、三阴交，每日点灸 1～2 次，6 日为 1 个疗程。

③热者点灸合谷、曲池、少商、太冲、期门、间使；寒者点灸足三里、三阴交、中脘、章门；虚者点灸内关、足三里、膈俞、胃俞、三阴交、太溪，加指压天突穴，每次指压 10～15 秒，反复指压 3～5 次。

（2）针挑：轻挑膈俞、胃俞、上脘，挑出少量纤维，配合药线点灸天突、足三里。

（3）点穴。点按天突、内关，由轻到重，每次 15 分钟。

（4）艾灸。灸上脘、中脘、天突、足三里、内关、膈俞、胃俞，以艾条温和灸为主，每日灸 2～3 次，每穴灸 10 分钟。

（5）拔罐。取中脘、膻中、肝俞至胃俞范围内的压痛点、反应点、内关（左右交替）拔罐。

（6）刮痧。在胸腹部、背部、手部刮痧。

（五）胃痛（胴尹 Dungxin）

【概述】

胃痛壮医又名"心头痛"，是以胃部近心窝处疼痛为主症的一种疾病。中医诊为"胃脘痛、胃痛"，西医中属"急慢性胃炎，胃十二指肠溃疡，胃神经官能症"等范畴。

【病因病机】

外邪侵袭、饮食所伤或恼怒忧思，致谷道运行失常，气结心头而发。

【临床表现】

（1）主症。胃部疼痛，或隐痛绵绵，或疼痛难忍，或痛如刀割，或痛如针刺，或痛如火灼，或攻撑作胀。疼痛喜按或拒按。

（2）兼症。嗳气，反酸，不思饮食，口干喜热饮或冷饮，或口干不欲饮，口苦，大便不爽、干结或稀烂。

【治疗原则】

调理谷道，行气止痛。

【内服验方】

（1）毛叶石楠、黄鳝藤、盐肤木、海金沙、三月莓、七爪风、金樱子、茅莓各50克，冰糖50克。用白酒6000毫升浸泡1个月，每日服药酒20～30毫升。

（2）木通、公雀屎各适量。共研末，调白糖冲开水服，每日1剂。

（3）丝瓜络1个。烧成灰，和甜酒适量煮沸，加入白糖10克，内服，每日1剂。

（4）野蓝靛90克，瘦猪肉210克。水煎服，每日1剂。

（5）胡萝卜500克，羊肉500克。炖服，每日1～3剂。

【外治疗法】

（1）针刺。针刺头维、风池、百会。

（2）药线点灸。

①点灸头维、风池、百会。

②点灸中脘、胃俞、内关、合谷、足三里。

（六）腹痛（腊胴尹 Lajdungxin）

【概述】

腹痛壮医又名"肚痛"，是以肚脐周围疼痛为主症的一种疾病。中医诊为"腹痛"，西医中属"慢性胃炎、十二指肠炎、消化性溃疡、胃黏膜脱垂、肠道寄生虫病、慢性阑尾炎、憩室炎、肠结核、结肠炎"等范畴。

【病因病机】

外感时邪或饮食不节，食滞内停；或情志失调，气血郁滞，致谷道不通，气机受阻而发。

【临床表现】

（1）主症。肚脐周围疼痛，或灼痛，或胀痛，或隐痛，或剧痛，或刺痛，或时作时止，或持续不休。

（2）兼症。小便清利，大便溏薄；或胸闷不舒，大便不爽，小便黄少，心烦，口渴多饮；或肚痛拒按，得食痛剧；或肚痛喜按，得食痛减；或厌食，反酸。

【治疗原则】

疏通谷道，调理气机。

【内服验方】

（1）鸡盲肠（带粪）。烘干为末，每次 1 ～ 20 克，调酒服。治肚痛久不愈。

（2）救必应、鸡骨香各 15 克，两面针 8 克，香附 9 克，重楼、甘草各 10 克。水煎服，每日 1 剂。

【外治疗法】

药线点灸：点灸脐周四穴、足三里、内关。

三、水道病（兵啰林 Binghroenraemx）

（一）浮肿（笨浮 Binghfoegfouz）

【概述】

浮肿是以眼睑、头面、四肢、腹背甚至全身浮肿为主症的一种疾病。中医诊为"水肿"，西医中属"急慢性肾炎、肾病综合征、肾功能衰竭、黏液性水肿、心源性水肿、营养障碍性水肿、老年性水肿"等范畴。

【病因病机】

外邪侵袭，阻滞水道，水道不通，水液溢于肌肤；或气虚，水道运行无力，水液不得外泄而溢于肌肤所致。

【临床表现】

（1）主症。身体局部或全身浮肿。

（2）兼症。怕冷发热，周身酸痛，小便不畅；或怕风发热，身发疮痱，甚者溃烂；或身体困重，胸闷，不思饮食，反胃；或胸部结闷，烦热口渴，小便黄。

【治疗原则】

驱逐外邪，通利水道；或补虚理气，通利水道。

【内服验方】

（1）猪胆1个，黄豆适量，矮陀陀30克。将黄豆纳入猪胆内，阴干研末。每次0.5～0.6克，用矮陀陀煎汤送服，分3次服，每日1剂。

（2）大冬瓜、大蒜头各200克。冬瓜切片，蒜头去皮，加水煲至熟烂服食，每日1剂。

（3）荷连豆、枫叶、双钩藤、牛肉各适量。水煎服，每日1剂。服2剂后改用黄豆壳、玉米须、粗糖各适量，水煎代茶饮，每日1剂。

【外治疗法】

（1）针刺。

①用毫针刺肾俞、膀胱俞、三阴交、气海、关元、阳陵泉。

②用三棱针刺内庭、天枢、中枢，待消肿后用田七粉3克蒸瘦猪肉服。

（2）药线点灸。点灸肾俞、膀胱俞、三阴交、气海、关元、阳陵泉。

（3）穴位敷贴。蓖麻子、石蒜、冰片各适量，捣烂敷双涌泉穴。治疗慢性浮肿。

（4）药浴。

①排钱树适量。煎水洗浴，每日1次。

②核桃树皮250克，桃树皮500克，鱼腥草250克。煎水洗浴，每日3次。

③木贼、芭蕉、竹梢、田中泡沫各适量。共捣烂，煎水外洗，每日数次。

（二）癃闭（幽卡 Nyouhgaz）

【概述】

癃闭壮医又称"尿不通，尿闭"，是以小便量少、点滴而出，甚则小便不通为主症的一种疾病。中医诊为"癃闭"，西医中的"前列腺病变、膀胱或尿道结石、异物、结核、肿瘤、憩室"等疾病可引起尿不通。

【病因病机】

湿热毒邪蕴结或肝气郁结，阻滞水道，水道不通；或体弱气虚，水运无力，水道不通所致。

【临床表现】

（1）主症。排尿艰难，点滴而出，甚则无尿排出。

（2）兼症。小肚胀满，口苦口黏，渴不欲饮；或咽干，心烦，口渴多饮，呼吸短促；或胁腹胀满，烦躁欲怒；或小肚坠胀，神疲乏力，不思饮食；或排尿无力，面色苍白，腰膝酸软。

【治疗原则】

清热利湿，解毒行气，通利水道；或补虚行气，通利水道。

【内服验方】

（1）老鼠拉冬瓜 10 克，路边菊 15 克，黄花菜根 15 克，车前草 20 克，铺地稔 15 克，淡竹叶 10 克。共捣烂，用第 2 道洗米水煎服，每日 1 剂。

（2）小薜荔藤 15 克，老鸦酸 10 克，车前草 30 克，笔筒草 15 克，水红木 15 克。水煎服，每日 1 剂。

（3）鲜木贼 100 克，鲜钻地风 50 克。水煎服，每日 1 剂。

（4）芭蕉根 150 克，地龙（去头）5 条，六一散 5 克。将前 2 味药捣烂泡水取液，与六一散调服，每日 1 剂。

（5）满天星 50 克，鲜车前草 100 克。捣烂，用淘米水浸泡，取液调白糖 20 克服，每日 1 剂。

（6）白花蛇舌草 40 克，石韦 10 克，草鞋根 15 克，羊蹄草 15 克，臭草 10 克。水煎服，每日 1 剂。

【外治疗法】

（1）导尿。从尿道中插入一根导尿管，将尿导出。

（2）针灸推拿。针刺足三里、中极、三阴交、阴陵泉等穴，反复捻转、提插，行强刺激；体虚可灸关元、气海，并揉按少腹膀胱区。

（3）药线点灸。点灸上长强、阴谷；伴腰痛，加灸膀胱俞；伴小腹痛，加灸下关元、三阴交、膀胱俞。每日点灸1次或数次。

（4）刮痧。在腹部、腰背部、足部刮痧。

四、龙路病、火路病（兵啰垄 Binghlohlungz、兵啰虎 Binghlohhuj）

（一）痛证（Bingh'in）

【概述】

痛证是由龙路或火路阻滞不通引起的以疼痛为主症的一种疾病，由于发生部位不同可分为"头痛、胸痛、胁痛、腰痛、下肢麻痛"等。中医病名亦然，西医中的"颈椎病、偏头痛、血管神经性头痛、紧张性头痛"等属"头痛"的范畴；"胸膜炎，肺、气管、支气管感染"等属"胸痛"的范畴；"肋间神经痛、肝炎、胆囊炎、胆管结石、胆囊结石"等属"胁痛"的范畴；"腰肌劳损、腰椎骨质增生、腰椎间盘脱出，腰骶关节错位或紊乱"等属"腰痛"的范畴；"坐骨神经痛"属"下肢麻痛"的范畴。

【病因病机】

外邪侵入或情志不舒，气机郁滞；或体虚气弱，气行不畅，阻滞龙路或火路而发。阻于巧坞网络则头痛，阻于胸部则胸痛，阻于胁部则胁痛，阻于腰部则腰痛，阻于下肢则下肢麻痛。

【临床表现】

（1）主症。局部疼痛，或胀痛，或刺痛，或钝痛，或灼痛，或隐痛；疼痛或阵作，或持续，或得热（冷）痛减，或遇热（冷）加剧。

（2）兼症。怕冷发热，或烦躁易怒，或腰膝酸软，神疲乏力，或胸部满闷，饮食减少，黄疸。腰痛者可见转侧不利，仰俯不便；下肢痛者可见跛行。

【治疗原则】

通调龙路、火路，止疼痛。

【内服验方】

1. 头痛

毛叶石楠、黄鳝藤、盐肤木、海金沙、三月莓、七爪风、金樱子、茅莓各50克，冰糖50克。泡酒6000毫升，1个月后饮服，每次服20～30毫升，每日1次。

2. 胸痛

（1）满天星、少年红、血党、臭牡丹、天青地白各适量。配猪肺炖服，每日1剂。

（2）上树虾、石仙桃、七叶一枝花、狗脚迹、叶连菇各12克。水煎服，每日1剂。

（3）百部9克，五指牛奶60克，瓜蒌壳30克。水煎服，每日1剂。

3. 胁痛

（1）水石榴、鸡骨草、板蓝根、金樱子、山辣椒、盐肤木、木贼各2克。水煎服，每日1剂。

（2）山稔根、山枝根、倒水莲、五指牛奶各30克。水煎服，每日1剂。

（3）古羊藤、七叶一枝花、胭脂花各20克。研末，每次10克，开水冲服，每日3次。

（4）黄花倒水莲、黄饭花各30克，虎杖9克，重楼45克，岩黄连1.5克，黄无娘藤15克。水煎，加白糖代茶饮，每日1剂。

4. 腰痛

（1）茴香（研末）5克，猪腰1只。将茴香纳入猪腰中，用湿纸包裹，煨熟，饭前用盐汤、米酒送服，每日1剂。治疗寒性腰痛。

（2）小叶榕根皮30克。与猪尾或猪骨适量炖服，每日1剂。治疗损伤日久腰痛。

（3）千斤拔、龙骨风、小榕树须、吊水莲、山苦楝皮各10克。配猪尾或猪骨头炖服，每日1剂。

5. 下肢麻痛

（1）过江龙、入地麝香各15克，鸡肠风、两面针、大驳骨各10克。与猪骨适量煎服，每日1剂。

（2）两面针、藤细辛、千年健各30克，一针两嘴、千斤拔、四方藤、松筋草、过山风、单钩藤、双钩藤、十八症各10克。配猪骨头炖服，每日1剂，连服3～5日。

【外治疗法】

（1）头痛。针刺或药线点灸头维、风池、百会。

（2）胸痛。药线点灸阿是穴、天池、辄筋、天溪、期门、肩前、屋翳，每日1次，点灸到痛止为止。

（3）胁痛。药线点灸阿是穴、支沟（双侧）、阳陵泉（双侧）、屋翳、太溪、后溪、天宗，每日1次。

（4）腰痛。

①药物竹筒拔罐。取患部穴位及痛点拔罐。

②药线点灸。点灸患部穴位及痛点。

③药浴。活血藤、松筋草、见风消、小钻、麻骨风各适量，水煎外洗。

④药酒。活血藤、飞龙掌血、上山虎、下山虎、山羊各适量。浸酒外擦患处。

（5）下肢麻痛。

①药线点灸。点灸肾俞、环跳、风市、委中、阳陵泉、承山、申脉、足三里，每日1次，6日为1个疗程。

②针刺。针刺腰阳关、环跳、风市、殷门、阳陵泉、昆仑、委中，然后用50度以上的三花酒200毫升洒于腰部及环跳穴，揉搓5分钟。每日1～2次，7日为1个疗程。

③药物竹筒拔罐。取患部穴位及痛点拔罐。

（二）脉漏（脉漏 Maeglaeuh）

【概述】

脉漏又称"血证"，是指血液不循常道，溢于脉外的一种疾病。中医诊为"血证"，西医的各种出血性疾病均属此范畴。血从口而出为"吐血"，从鼻而出为"鼻出血"（中医诊为"鼻衄"），由齿而出为"牙出血"（中医诊为"齿衄"），随痰而出为"咳血"，从小便而出为"尿血"，随大便而出为"便血"，溢于肌肤为"紫斑"（中医诊为"肌衄"）。

【病因病机】

外邪侵袭，损伤龙路及其网络；过食辛辣厚味，湿热内蕴，熏灼龙脉；情志过极，火动气逆；体虚劳倦，气损阴伤，龙路功能失调；久病热病，阴津耗伤，虚火内生，燔灼龙路等，致血溢脉外而发。

【临床表现】

（1）主症。出血或渗血，血色淡红、鲜红或紫暗。

（2）兼症。

①鼻出血。鼻燥，口干咽燥；或鼻干，口干，烦躁，口气秽臭，大便秘结；或头痛眼花，耳鸣，烦躁易怒，双目红赤，口苦；或面色苍白，神疲乏力，头晕耳鸣。

②牙出血。牙龈红肿疼痛，口臭，头痛；或齿摇不坚。

③咳血。咽痒咳嗽，口干鼻燥；或咳嗽阵作，胸胁胀痛，烦躁易怒，口苦；或咳嗽痰少，口干咽燥，面红，发热盗汗。

④吐血。心下、肚子胀闷，甚则作痛，口臭，大便秘结；或口苦胁痛，心烦易怒，寐少梦多；或神疲乏力，心悸气短，面色苍白。

⑤便血。大便不畅或稀溏，肚痛，口苦；或肚痛，喜热饮，面色无华，神疲懒言，大便溏烂。

⑥尿血。小便黄赤灼热，心烦口渴，面赤口疮，夜寐不安；或小便短赤，头晕耳鸣，神疲脸红，发热，腰膝酸软；或面色无华，体倦乏力，气短声低；或神疲困倦，腰背酸痛。

⑦紫斑。发热，口渴，大便秘结；或脸红，心烦，口渴，手足心热，发热盗汗；或神疲乏力，头晕眼花，面色苍白或蜡黄，食欲不振。

【治疗原则】

固龙路，止出血。

【内服验方】

（1）鼻出血。旱莲草 20 克，五倍子 20 克。水煎服，每日 1 剂。

（2）牙出血。

①旱莲草 50 克，玉米须 50 克，白茅根 30 克。水煎服，每日 1 剂。

②鲜藕节 100 克，铁树叶 50 克。水煎服，每日 1 剂。

（3）吐血。

①地桃花 10 克，茅根 10 克，百草霜 10 克，马鞭草 15 克，藕节 20 克。水煎服，每日 1 剂。

②旱莲草 15 克，扶芳藤 15 克。水煎取液，冲血余炭 10 克服，每日 1 剂。

③白茯苓（研末）30 克。纳入 1 个洗净的猪肚内炖服，每日 1 剂。

④青壳鸭蛋 1 个，仙鹤草 30 克。水煎服，每日 1 剂。

⑤三七粉 3 克，白及粉 3 克。冷开水送服，每日 1 剂。

⑥红背菜 20 克，金耳环（兜唇石斛）10 克，马连鞍 10 克，红毛毡 10 克。水煎服，每日 1 剂。

（4）紫斑。

①藕节 1 份，大枣 4 份。先加水煮藕节，煮至水成黏胶状，再加入大枣同煮，每天吃适量大枣。

②大枣 20 枚。煎汤送服。

③大叶紫珠 20 克，白茅根 50 克，侧柏叶 20 克，五月艾 10 克。水煎服，每日 1 剂。

④栀子 10 克，鸡蛋黄 2 个。水煎，冲蛋黄服，每日 1 剂。

⑤花生衣 15 克。与瘦猪肉、猪骨头或糖水煎服，每日 1 剂。

【外治疗法】

（1）鼻出血。

①针刺。针刺后发际正中、第 2 胸椎下凹陷处、印堂及阳白上 0.5 寸处。

②药线点灸。点灸风池。

③针挑。轻挑、浅挑少商、百会，挑两手少商穴使之出血，然后用艾条隔姜灸百会穴 10 分钟，每日 1 次。

（2）牙出血。

①药洗。生石膏 30 克，黄柏、五味子各 15 克，儿茶 6 克。浓煎药液漱口，每次 5～10 分钟，每日 3～4 次。

②药线点灸。点灸曲池。

③针挑。轻挑、浅挑尺泽、上星，以出血为度。

（3）吐血。

①药敷。大蒜头适量。捣烂敷双涌泉穴，每日 1 次。

②药线点灸。点灸曲池、太溪、尺泽、梁丘。

③针挑。轻挑、浅挑上腕、郄门、太冲，以微出血为度。

（4）紫斑。药线点灸梁丘、曲池。

（三）抽筋（狠纠 Hwnjgeuq）

【概述】

抽筋是以颈背强急，四肢肌肉痉挛，或脸面肌肉抽动，舌头僵硬，甚则角弓反张为主症的一种疾病。中医诊为"痉证",西医中属"低钙血症、破伤风、扭转痉挛"等范畴。

【病因病机】

外邪侵袭,壅滞火路,火路不通则筋脉拘急;热盛伤津,阴津不足;或体虚亡血,阴血亏虚,龙路不充,火路失养致筋脉拘挛而发。

【临床表现】

(1)主症。颈背强急,四肢肌肉痉挛,脸部肌肉抽动,舌头僵硬,甚则角弓反张。

(2)兼症。头痛,发冷发热,肢体酸重;或发热胸闷,肚胀便结,咽干口渴,心烦急躁;或头昏眼花,多汗,神疲气短。

【治疗原则】

驱逐外邪,疏通火路;或滋阴养血,疏通火路。

【内服验方】

(1)牛尾蕨12克,杜仲12克,五加皮10克,黄花倒水莲10克,银花藤9克,牛膝9克。配猪脚或猪肉适量炖服,每日1剂。

(2)乌梅4个,蝉蜕、红花、地桃花、钩藤、水菖蒲各15克。水煎服,每日1剂。

(3)威灵仙、木贼、五加皮、八角枫各适量。水煎服,每日1剂。

【外治疗法】

(1)药浴。

①木瓜皮30克,或松筋草适量。煎水外洗。

②望江南、算盘花、大叶紫珠、土牛膝、苍耳草各30克。煎水外洗,每日1剂,每剂洗2～3次。

(2)穴位刺血:三棱针刺上下牙龈各2～3针,食指近端指间关节横纹中央左右各1针,每日1次。

第三节　大脑病

一、失眠（年闹诺 Ninzmboujndaek）

【概述】

失眠壮医又称"夜不睡"，是指经常不能获得正常睡眠的一种疾病。中医诊为"不寐、不得眠、不得卧、目不瞑"，西医中属"神经衰弱综合征"的范畴。

【病因病机】

思虑过度；或素体虚弱；或情志不舒；或心虚胆怯；或饮食不节，胃气不和；或房劳伤肾，心肾不交，神志不宁，阴阳失调，三气不能同步而致。

【临床表现】

（1）主症。久久不能入睡，或睡而不稳反复醒来，或早醒不能再睡，或时寐时醒，甚则彻夜不能入睡。

（2）兼症。急躁易怒，不思饮食，口渴喜饮，目红口苦，小便黄，大便秘结；或头重头痛，痰多胸闷，嗳气，反酸欲呕，心烦口苦；或心烦，心悸不安，头晕耳鸣，健忘，手足心热，口干津少；或多梦易醒，头晕眼花，肢倦神疲，饮食无味，面色少华；或多梦易惊，胆怯心悸，遇事善惊，气短倦怠，小便清长。

【治疗原则】

平衡阴阳，调理气机。

【内服验方】

（1）夜交藤、松针各30克，大枣15克。水煎，睡前服，每日1剂。

（2）酢浆草100克。水煎，睡前服，每日1剂。

（3）含羞草15克。水煎，睡前服，每日1剂。

（4）竹叶心30克，十大功劳20克，灯心草3克。水煎服，每日1剂。

（5）五味子、大枣、酸枣仁各50克。用米酒1000毫升浸泡30日后饮用，每晚睡前饮10～20毫升。

【外治疗法】

（1）耳针。针刺耳部的丸神门、肾穴。

（2）艾灸。艾灸印堂、百会、神门、三阴交、太阳、头维，每日 1 次。

（3）药线点灸。点灸攒竹、神门、安眠、三阴交、足三里、肾俞、肝俞、太冲、胃俞、中脘，每日 1 次。

二、眩晕（兰奔 Ranzbaenq）

【概述】

眩晕壮医又称"头晕旋转"，是以头晕眼花、视物旋转为主症的一种疾病。中医诊为"眩晕"，西医的"梅尼埃病、椎、基底动脉供血不足、颈椎骨质病变及颈肌病变"等均可出现头晕旋转。

【病因病机】

长期忧郁恼怒，或饥饱劳倦，损伤脾胃，致痰火内生，上冲巧坞；病后体虚，或年老肾亏，或房劳过度，致巧坞失养而发。

【临床表现】

（1）主症。头晕眼花，轻者闭目即止，重者如坐舟车，旋转不定，不能站立。

（2）兼症。恶心欲吐或呕吐，汗出，胸闷，心悸，耳鸣，头晕，头痛，急躁易怒，少寐多梦，面色发红或苍白，饮食减少。

【治疗原则】

清火化痰，调理巧坞；或健脾益肾，滋养巧坞。

【内服验方】

（1）山枝子、钩藤各 30 克，红杜仲、天麻、川芎各 10 克，乌鸡 1 只，米酒 100 毫升。炖服。

（2）人字草 50 克，地胆草 25 克，双钩藤 30 克，甘草 15 克。水煎服，每日 1 剂。

（3）五指牛奶 10 克，鸡血藤 15 克，白薇 10 克，大力王 10 克，黄花倒水莲 15 克，五加皮 10 克，当归 10 克。水煎服，每日 1 剂。

（4）千斤拔 15 克，过江龙 10 克，独角风 10 克，四方钻 10 克，当归藤 10 克，钩藤 10 克，百草霜 3 克。配猪骨头或鸡肉炖服，每日 1 剂。

【外治疗法】

（1）拔罐。在背部大面积拔罐，每次 10 分钟，每日 2 次，3～5 日为 1 个疗程。

（2）灯火隔叶灸。灸百合、印堂、合谷、足三里、足部脑点，每日灸 2～3 次，3～5 日为 1 个疗程。

（3）隔姜灸。灸耳门、听宫，每日 1 次。

（4）药线点灸。点灸攒竹、百会、风池；伴胸闷呕吐，加灸天突、止吐、内关、足三里。每日点灸 1 次，10 日为 1 个疗程。

（5）刮痧。在头部、颈背部、手部、足部刮痧。

（6）针挑。针挑印堂、太阳线。

三、中风（麻邦 Mazbang）

【概述】

中风是以突然昏倒，不省人事，可伴见口眼㖞斜，半身不遂，语言不利，或不经昏仆而仅以痿僻不遂为主症的一种疾病。中医诊为"中风、卒中"，西医的"脑血管意外"属此范畴。

【病因病机】

脏腑功能失调，或情志、饮食所伤，或外邪侵袭，致三道两路不通，三气不能同步，气血逆乱，血冲巧坞，巧坞功能失调而发。

【临床表现】

（1）主症。突然昏倒，不省人事，可伴见口眼㖞斜，半身不遂，言语不利，或不经昏仆而仅见痿僻不遂。

（2）兼证。牙关紧闭，两手握拳，肢体强痉；或伴脸红身热，气粗口臭，躁扰不宁；或伴面白唇暗，静卧不烦，四肢不温，痰涎壅盛；或眼合口张，鼻鼾息微，手撒肢冷，汗多，大小便自遗，肢体软瘫。

【治疗原则】

疏通道路，调理气机，调整巧坞。

【内服验方】

（1）吹风散 10 克，九节风 15 克，牛耳风 10 克，钻地风 15 克，刘寄奴 15 克。水煎服，每日 1 剂，15 日为 1 个疗程。

（2）老陈皮 15 克，通城虎 20 克。加姜汁、米双酒各适量灌服，每日 1 剂。

（3）鸭子风 15 克，白饭木 10 克，大钻 15 克，半边风 10 克，龙骨风 15 克，穿破石 15 克。水煎服，每日 1 剂。

（4）骨热风 10 克，山樟树 20 克，大发散 15 克，小钻 15 克，大白骨风 10 克，竹叶青 6 克。水煎服，每日 1 剂。

（5）大叶千斤拔 15 克，白骨风 10 克，九牛入石 10 克，过江龙 20 克，无味香 10克，刺盐肤木 10 克。水煎服，每日 1 剂。

（6）鸡血藤 20 克，走马胎 10 克，半枫荷 10 克，九龙藤 10 克，松筋藤 20 克，五加皮 15 克。水煎服，每日 1 剂。

【外治疗法】

（1）热敷。

①走马胎 2 克，透骨消 20 克，三七 10 克，红花 10 克，伸筋草 20 克，路路通毛20 克，下山虎 20 克，水田七 20 克，两面针 20 克。共捣碎，加酒糟拌匀炒热敷患处，每日 2 ～ 3 次，15 ～ 30 日为 1 个疗程。

②风姜（红球姜）30 克，旱莲草 20 克，五加皮 30 克，花椒 30 克，金不换 50 克。煎水外洗患处，另用八角粉少许和鸡蛋清煮熟拌匀擦患处，每日 1 次。

③水泽兰 100 克，韭菜根 100 克，九里香 100 克，五色花 100 克，五月艾 100克，大风艾 100 克。共捣烂，加醋炒热或蒸热装入布袋，外敷患侧，每日 2 ～ 3 次，15 ～ 30 日为 1 个疗程。

（2）针刺。针刺人中、百会、合谷、足三里、后溪、外关、涌泉、昆仑穴，可针刺少商放血少许，每日 1 次。

（3）穴位刺血。三棱针刺大椎后加拔罐使其出血少许，每日 1 次，15 日为 1 个疗程。

（4）拔罐。取患侧太阳、牵正、地仓、颊车拔罐。治疗面瘫。

（5）刮痧。在面部、颈部、手部刮痧。

第四节　杂病

一、痿证（缩印糯哨 Sukinnohsauj）

【概述】

痿证是由邪热伤津，或气阴不足而致筋脉失养，以肢体软弱无力、筋脉弛缓，甚则肌肉萎缩或瘫痪为主要表现的肢体病证。痿证临床上以下肢多见，故又称"痿躄"。"痿"是指肢体瘦弱不用，"躄"是指下肢软弱无力。本病多见于西医的"周围神经病变、脊髓病变、肌萎缩侧索硬化、周期性麻痹"等。

【病因病机】

导致肢体痿软的原因十分复杂，内伤情志、外感湿热、久病、劳倦色欲都可损伤脏腑精气，三道两路气机受阻，三气不能同步而致筋脉失养，痿弱不用。

【临床表现】

（1）主证。肢体痿软无力，以下肢为甚，甚则肌肉萎缩、麻木不仁。

（2）兼证。皮肤干燥，心烦口渴；或发热，小便赤涩、热痛；或神倦，气短自汗，食少便溏，面色不华；或腰膝酸软，头晕耳鸣，二便失禁。

【治疗原则】

祛毒补虚，调理三道两路。

【内服验方】

（1）复脚菜根10克，散血丝15克。配猪脚炖服，每日或隔日1剂。

（2）枫荷桂10克，鸡血藤15克，伸筋草15克，走马胎10克，肿节风10克。水煎服，每日1剂。

（3）千斤拔15克，鸡血藤15克，毛杜仲10克，枫树寄生10克，爬山虎10克。水煎服，每日1剂。

（4）枸杞根10克，骨碎补15克，五指牛奶20克，杜仲10克，冬稔子干10克。水煎服，每日1剂。

（5）常服补虚药膳。

【外治疗法】

（1）药线点灸。点灸肾俞、环跳、风市、阳陵泉、承山、足三里，每日1次，15日为1个疗程。

（2）按摩。用木针对患处进行深部按摩，每次20分钟，每日2次，15日为1个疗程。

（3）熏洗。

①柑果叶、柚子叶或辣蓼叶各500克。煎水熏洗患处，每次20分钟，每日2次，

15 日为 1 个疗程。

②五加皮 50 克，旱莲草 50 克，花椒 30 克，金不换 50 克，风姜 30 克。煎水外洗患处，另用八角粉少许和鸡蛋清煮熟拌匀擦患处，每日 1 次，15 日为 1 个疗程。

二、消渴（屙幽脘 Oknyouhvan）

【概述】

消渴壮医又称"尿甜"，是以口渴引饮、多食善饥、消瘦、尿多、尿落地有蚂蚁爬为主症的一种疾病。中医诊为"消渴"，西医的"糖尿病"属此范畴。

【病因病机】

过食肥甘、醇酒厚味，湿热内积，化燥伤津；或情志失调，气机郁结，郁热伤津；或劳欲过度，损耗阴精，阴虚火旺，灼伤津液而发。

【临床表现】

（1）主症。口渴多饮，多食，消瘦，多尿，尿有甜味。

（2）兼症。烦躁，或大便秘结，或脸色黧黑，耳轮焦干，腰膝酸软。

【治疗原则】

养阴，清热，润燥。

【内服验方】

（1）猪胰 1 个。干燥研末，制成蜜丸，每次 9 克，每日 2 次，长期服用。

（2）猪胰 1 个，土茯苓、野山药各 100 ～ 200 克。炖服，每日 1 剂。

（3）玉米须、积雪草各 30 克。水煎代茶饮。

（4）肾蕨 50 克，十大功劳 30 克。文火煎 2 次，浓缩取汁 300 毫升，分 3 次餐前服，每日 1 剂。

【外治疗法】

（1）刮痧。在头部、背部至骶部、足部刮痧。

（2）药线点灸。点灸膻中、劳宫、鱼腰、足三里、肾俞、命门，每日 1 次，7 日为 1 个疗程。

第二章　壮医外科病证

一、疖肿（狠尹 Hwnjin）

【概述】

疖肿是外感热毒之邪或热毒内生，毒邪侵犯肌肤，发于肌表，成肿、成脓、成疮的一种热毒病。

【病因病机】

情志不舒，气郁化火；或过食辛辣煎炒，热毒内生；或外感热毒之邪，侵犯肌肤，郁结于皮肉之间或龙路、火路之中，气血凝滞不通所致。

【临床表现】

皮肤初现 1 个发红而疼痛的凸起，逐渐向四周扩大，数天后，于中央出现 1 个黄白色脓头，破溃后可逐渐吸收愈合，亦可逐渐扩大加重，严重者可发展为败血症。

【治疗原则】

清热解毒，排脓消肿。

【内服验方】

（1）金银花、野菊花各 30 克，鲜车前草、鲜马齿苋各 50 克。水煎服，每日 1 剂。

（2）木黄连、一点红各 50 克。水煎服，每日 1 剂。

【外治疗法】

（1）敷贴。

①木芙蓉花或九里明适量。捣烂外敷患处。

②七叶一枝花膏外敷患处，或七叶一枝花酊外擦患处。

③成脓者，切开引流，用桉树叶或九里明煎液清洗后敷七叶一枝花膏。

（2）艾灸。先用冷开水喷淋疖面，然后用艾条在疖面上施灸，同时徐徐吹风于疖面，疖面的水将干时再喷水，每次 15 分钟，每日 2 次。

二、疔疮（呗疔 Baezding）

【概述】

疔疮是常见的外科急症，因其初起形小根深，底脚坚硬如针，故名。疔疮好发于颜面和手足部，因发病部位和形状不同，而有唇疔、蛇眼疔、红丝疔、托盘疔、烂疔等名称。相当于西医的"颜面部疖、痈、急性甲沟炎、化脓性指头炎、急性淋巴管炎、气性坏疽"等。

【病因病机】

本病由皮肉破损，热毒之邪趁隙而入，侵犯龙路，使龙路不通，气血凝滞，血热互结，搏阻于皮肉之间所致。

【临床表现】

颜面疔疮多见于唇、鼻、眉、额等处，初起可见栗粒样脓头，根深坚硬，或痒或麻，逐渐红肿热痛；手部疔疮初起高部红肿，麻木作痒，逐渐红肿疼痛，可伴有发热恶寒等全身症状。疔疮肿势逐渐扩大，红肿灼热，疼痛剧烈，脓头破溃，伴发热口渴、头痛、便秘溲赤，甚者患肢红丝迅速向上走窜，肘窝、腋窝、腘窝或腹股沟部常有导核肿痛。轻者红丝较细，全身症状较轻；重者红丝粗肿明显。

【治疗原则】

排解血毒，疏通道路。

【内服验方】

（1）瓜藤痈：金银花藤、板蓝根、一点红、野菊花、蒲公英、木黄连各15克。水煎服，每日1剂。

（2）落头疽：穿心莲10克，甘草10克，一点红50克，九节茶50克。水煎服，每日1剂。

（3）黄水疮。

①木黄连、野菊花、一点红、金银花各15克。水煎服，每日1剂。

②木黄连15克，野菊花15克，金银花15克，淡竹叶10克，刺苋菜10克，板蓝根10克，大青叶10克。水煎服，每日1剂。

【外治疗法】

（1）瓜藤痈。

①犁头草、木芙蓉、木鳖子叶各适量。捣烂外敷患处或煎水外洗患处。

②已化脓者，切开，将脓浦椿海，闲越麻根或棉花根捣烂外敷患处及其周围。

③长期不愈者，用九里明、木黄连、苍耳草、番桃叶煎水外洗，洗后再撒适量血条炭在疮口上。

（2）落头疽。

①生姜适量。捣烂，用芭蕉叶包好，煨热敷患处，每日换药1次。

②苦丁茶叶、了哥王叶适量。煎水外洗或捣烂外敷患处。

③成脓者，呈"十"字切开或呈"廿"字切开，切口宜大，使引流通畅，用九里明、火炭母煎液外洗后敷七叶一枝花膏，每日换药1次。

（3）蛇头疮。

①葫芦茶、犁头草各适量。共捣烂敷患处。

②苍耳子全草烧灰，或芭蕉叶烧灰，醋调涂患指，每日3～4次。

③川乌、草乌、天南星、雄黄、冰片、猪胆各适量。共研末，水调敷患处。

④成脓者，在患指两侧切开贯穿指端的切口，用桉树叶、九里明煎水外洗后放置引流条，外敷七叶一枝花膏或木芙蓉花膏。

⑤药线点灸。点灸患指梅花穴及结顶穴。

（4）蛇眼疗。

①山奈、有毛一点红各适量。共捣烂如泥状，外敷患处四周，用干净树叶或菜叶包裹，再用纱布和胶布包扎固定，每日换药1次。

②仙人掌150克，生盐20克，醋适量。共煮，外敷患处。

（5）疵疗。

①九里明、蒲公英、地丁草各适量。煎水外洗患处，并用这3味药的鲜品捣烂敷患处。

②苦参、苦地胆各适量。煎液外涂患处。

③药线点灸。点灸局部梅花穴、手三里、结顶穴，每日1次。

（6）黄水疮。

①九里明60克，桉树叶60克，苦楝树皮40克。煎水外洗患处，每日1次。

②外涂壮药止痒酊或止痒膏。

三、臁疮（能嘎累 Naenggalaih）

【概述】

臁疮又名"裤口毒、老烂脚、远年烂脚、烂脚、黄鳝漏"，属西医的"下肢慢性溃疡"。

【病因病机】

外感热毒之邪，侵犯肌肤，郁结于皮肉之间或龙路、火路之中，气血凝滞不通所致。

【临床表现】

发于小腿部的慢性溃疡，好发于小腿下三分之一处，内侧多于外侧，溃疡日久不愈，疮口内陷，常流黑绿色脓水，臭秽难闻，反复发作。

【治疗原则】

清热解毒，排脓消肿。

【外治疗法】

（1）桑叶捣烂外敷患处，或白萝卜丝煮熟热敷患处。

（2）黄芪、轻粉、乳香、没药、血竭、铜绿各适量。研末，麻油调敷患处。

四、骨镰（柔活嗦痨 Gyaeujhoq baenzlauz）

【概述】

骨镰又名"鹤膝症、鹤膝风"，好发于膝关节、胸椎等关节部位，儿童多见。中医称为"骨痨"，相当于西医的"骨关节结核"。

【病因病机】

毒邪入侵，积结于龙路、火路网络，气血运行受阻，毒邪、气血凝聚于局部所致。

【临床表现】

膝结毒：膝关节肿痛、微红、压痛、屈伸不利，行走困难，伴面黄肌瘦，下肢肌肉萎缩。

骨镰：局部关节隐痛，休息时减轻，关节肿大畸形明显，最后破溃流脓，伴午后潮热，周身无力，饮食减少，形体消瘦，盗汗。

【治疗原则】

解毒排毒，疏通两路，运行气血。

【内服验方】

（1）膝结毒。

①走马胎、杜仲、四方松筋藤各 50 克。水煎服，每日 1 剂。

②大罗伞 15 克，大风艾 15 克，荜茇 10 克，威灵仙 10 克，防风 10 克，五加皮 10 克。水煎服，每日 1 剂。

③仙桃、不出林、远志、贝母、杉木寄生、牛尾菜根、水百步还魂各 15 克。水煎服，每日 1 剂。

（2）骨镰。

①鹿角 10 克，蜈蚣 10 克，全蝎 10 克，地龙 10 克，地鳖虫 10 克，甘草 6 克。共研末，每次 10 克，每日 3 次，开水送服。

②熟地黄炭 12 克，炙龟板 12 克，淮山 12 克，地骨皮 12 克，知母 6 克，当归 6 克，牡丹皮 6 克，牛膝 9 克，白芍 9 克，黄柏 4 克。水煎服，每日 1 剂，半年为 1 个疗程。

③黄芪 12 克，当归 10 克，党参 10 克，牛膝 10 克，五指毛桃 10 克，牛大力 10 克。水煎服，每日 1 剂。用于疾病后期。

【外治疗法】

（1）膝结毒。

①细椿树叶、红龙船花、倒刺草根、鹅不食草各 100 克。共捣烂，加米醋炒热外敷患处。

②牛膝藤、泽兰、大罗伞、枇杷叶、生姜木叶各适量。捣烂酒炒敷患处。

③了哥王、九节风、石油菜、八角王子、田螺各适量。捣烂敷患处。

④鸡蛋壳、箭猪毛、蛇蜕各适量。研末，配鸡蛋炒成块，外敷患处 3 小时，敷药后患处出现疼痛时可将药除去。

⑤隔姜灸。灸膝眼、地机、曲泉，每日 1 次。

（2）骨镰。

①大罗伞、小罗伞、水泽兰各适量。水煎外洗患处。

②溃破流脓。罗裙带、酒糟、秤星木各适量。捣烂敷患处。

五、猪头肥（航靠谋 Hangzgauqmou）

【概述】

猪头肥中医称为"痄腮"，西医称为"流行性腮腺炎"。冬春季多发，好发于青少年。

【病因病机】

外感时毒，夹痰积热，邪热郁滞于龙路、火路；或疹后余毒未尽，或胃火过盛等，邪气壅滞于腮部而成。

【临床表现】

腮部肿胀疼痛，咀嚼困难，一侧或双侧受累，伴发冷寒战、高热，男性患者可伴有睾丸肿痛。

【治疗原则】

驱风排毒，疏通两路。

【内服验方】

（1）金银花25克，木黄连15克，葫芦茶12克，板蓝根20克。水煎服，每日1剂。

（2）夏枯草、金银花藤各30克。水煎服，每日1剂。

（3）板蓝根30克，薄荷10克。水煎服，每日1剂。

【外治疗法】

（1）药线点灸。点灸局部梅花穴、手三里，或点灸腮部刺激点（位于耳部肾穴与小肠穴的中点）。

（2）木鳖子醋磨外涂患处，或七叶一枝花酊外涂患处，或青黛粉醋调外涂患处。

（3）鲜大青叶或鲜板蓝根叶适量。捣烂外敷患处，每日换药1次。

六、风疹（麦蛮 Maekman）

【概述】

风疹相当于西医的"荨麻疹"。冬春季多发，好发于儿童。

【病因病机】

风毒侵入肌肤，游走不定或结于局部，阻滞龙路、火路所致。

【临床表现】

皮肤出现红色斑块，形状不规则，边界清楚，稍高于皮肤，瘙痒难忍，此起彼伏，可伴头晕、发热、恶心欲吐或呕吐、纳食减少等。

【治疗原则】

驱风排毒，疏通两路。

【内服验方】

防风 10 克，白术 10 克，牡丹皮 10 克，浮萍 20 克，生地 20 克，麦冬 15 克，甘草 6 克。水煎服，每日 1 剂。

【外治疗法】

（1）药线点灸。点灸曲池、手三里、足三里、血海、局部梅花穴、耳部反应点，每日 1 次。

（2）韭菜适量，浸于热水片刻后取出，趁热蘸米醋稍用力擦患处，每日 1 次。

（3）防风草、浮萍、赤芍、牡丹皮、茜草、木贼各适量。煎水洗浴，每日 1～2 次。

（4）鲜白花草叶适量，捣烂取汁擦患处，每日 1 次。

七、痔疮（仲嘿唪尹 Conghhaex baenzin）

【概述】

痔疮是以肛门疼痛或大便出血为主要临床表现，以肛门内有痔核或痔核脱出肛门外为主要临床特征的一种疾病。

【病因病机】

脏腑本虚，外感湿毒，或过食辛辣煎炒之物，热毒内蕴，阻滞龙路、火路；或长期站立、久坐、排便时间过长、妊娠等，致气血运行不畅，龙路、火路不通，气血凝结于肛门而发。

【临床表现】

便血（大便带血或滴血，或呈喷射状出血），肛门疼痛、瘙痒、坠胀，痔核可脱出肛门外。轻者痔核较小，质软，表面色鲜红或青紫，排便时痔核不脱出肛门外，常与大便摩擦出血，出血量少，夹杂于大便中；中者痔核较大，排便时痔核可脱出肛门外，大便后可自行回纳，出血较多，呈点滴状或喷射状；重者痔核更大，表面稍带灰白色，排便时常脱出肛门外，甚至行走、咳嗽、喷嚏、站立时也会脱出，不能自行回纳，须用手推回或平卧、热敷后才能回纳，便血不多或不出血。可伴有肛门异物感，气短懒言，饮食减少，周身无力，头晕眼花，面色苍白，心慌，口干，大便难解，肚胀满等。

【治疗原则】

除湿毒，解热毒，通两路，行气血。

【内服验方】

（1）千斤拔、红蓖麻根、山栀子、木贼、地榆炭各适量。炖猪七寸吃，每日 1 剂。

（2）生地、白及、黄花菜根各适量。纳入猪七寸内，两头扎紧，炖熟，除药渣，服猪七寸，每日 1 剂。

（3）香椿根白皮 30 克，大排钱草 30 克，五指牛奶根 30 克，刺苋菜根 30 克，鹅不食草 15 克。水煎服，每日 1 剂。

（4）杠板归、扁柏各 60 克。水煎服，每日 1 剂。

【外治疗法】

（1）木鳖子 3 个。捣烂如泥，放入米醋 50 毫升中浸泡，擦患处。

（2）鲜细叶桉适量。水煎 2 小时，先熏洗，再坐浴 15 ～ 20 分钟，每日 1 次。

（3）山杨梅树皮 300 克，冬青叶、红龙船叶各 500 克。煎水洗患处，每日 1 ～ 2 次。

（4）黑芝麻、黄花饭树叶各适量。捣烂敷患处。

（5）针挑：在腰部脊柱两旁寻找稍突起如针头大小的红点行针挑，深 1 ～ 3 分，挑断白丝，15 日挑 1 次。

八、盲肠炎（兵西弓 Binghsaejgungz）

【概述】

盲肠炎是以肚痛拒按发热、发冷寒战、恶心欲吐或呕吐，或有肿块为主症的一种疾病。中医诊为"肠痈"，西医诊为"阑尾炎"。

【病因病机】

饮食不节，暴饮暴食，过食生冷、油腻、辛辣煎炒之物等，损伤谷道，谷道功能失常，湿热内蕴，气机不畅，气血瘀滞，蕴结于谷道；饱食后急剧运动或奔走，致谷道功能失常，气血凝滞，血肉腐败；寒温不适或精神失常，谷道不畅，龙路、火路不通，气血运行失常，血肉腐败所致。

【临床表现】

（1）主症。转移性右下腹痛，开始呈逐渐加重的阵发性钝痛，最后呈持续性疼痛，发热，发冷寒战，恶心欲呕或呕吐，可有肿块。

（2）兼症。头晕，头痛，周身困倦无力，不思饮食，泄泻，大便难解。

【治疗原则】

通谷道，调气血，止疼痛。

【内服验方】

（1）小凉伞 30 克。切开，泡开水代茶饮，每日 1 剂。

（2）臭牡丹嫩苗 15 克，铁芭芒 9 克，瘦猪肉 30 克。共蒸熟服，每日 1 剂。

（3）鲜漆树皮 15 克，鲜一枝黄花 15 克，鲜野荞麦根 30 克，鲜白花蛇舌草 30 克。水煎服，每日 1 剂。

（4）鲜鬼针草、红藤各 30 克。水煎服，每日 1 剂。

（5）白花蛇舌草 50 克，一点红 50 克，鬼针草 50 克，两面针 10 克。水煎服，每日 1 剂。

（6）虎杖 12 克，金银花 12 克，猕猴桃 12 克，山豆根 12 克，十大功劳 12 克，红藤、旱莲草各 9 克，一点红 6 克。水煎服，每日 1 剂。

【外治疗法】

（1）八角莲根或野芙蓉叶适量。捣烂，加酒炒热敷患处，每日 1 次。

（2）药线点灸。点灸肚子痛点梅花穴、大横、腹结、腹哀、三间、阳溪、曲池、商阳、二间。

九、冻疮（唉唠北 Oemqlauxbaeg）

【概述】

冻疮是由天气寒冷引起的，以局部皮肤红肿痒痛为主症的一种疾病。中医、西医均诊为"冻疮"。

【病因病机】

多为严冬季节静坐少动，严寒侵袭，气血运行不畅，龙路受阻，寒凝瘀滞，阻遏肌肤所致。

【临床表现】

局部皮肤初起苍白，渐变为紫红斑块，肿痛、瘙痒或麻木，日久不愈可变黑甚或糜烂作脓。好发于手足及耳郭。

【治疗原则】

散寒邪，通龙路。

【外治疗法】

（1）金丝草适量。水煎洗患处。

（2）生姜60克，辣椒（去籽）60克。浸泡于300毫升95%酒精中10～15日后涂患处，每日1～2次。

（3）鲜萝卜适量。煎水洗患处。

（4）武打将军酒（万康精）擦患处。

（5）生南瓜适量。切碎擦患处，以自觉发热为度，早晚各1次。

第三章　壮医妇科病证

第一节　月经病

月经病是以月经周期和月经的量、色、质异常，或伴随月经周期所出现的症状为特征的一类疾病。常见的月经病有月经不调、血山崩、痛经等。

一、月经不调（约京乱 Yezginghluenh）

【概述】

月经周期、经量或行经期出现异常称为"月经不调"，包括月经先期、月经后期、月经先后不定期、经期延长、月经过多、月经过少。

【病因病机】

体虚气血不足；或过食辛辣煎炒之物，热毒内郁；或劳倦过度，伤精耗气；或七情所伤，气机不畅，龙路、火路不通，子宫功能失调，致经水运行异常。

【临床表现】

（1）月经先期，又称经期超前，或经早。

①主症。月经提前 7 日以上而至。

②兼症。月经量多，色深红或紫红，心胸烦闷，面红口干，尿黄，大便结；或月经量少色红，面红，手足心热；或月经量或多或少，色或红或淡，多夹有血块，经行不畅，乳房、胸胁、小肚胀痛，心烦易怒，口苦口干；月经量少色淡，或量少而淋漓不断，神色疲惫，手脚酸软，心慌气短，饮食减少，大便溏烂。

（2）月经后期，又称经期推后，或经期错后，或经迟。

①主症。月经推后 7 日以上而至。

②兼症。月经色暗或色淡，量少质稀或有血块，可伴小腹冷痛、绵绵作痛或胀痛，畏寒，手脚冰冷，面色苍白，腰酸无力，小便清长，大便稀溏，胸胁、乳房作胀。

（3）月经先后不定期，又称月经愆期。

①主症。月经不按周期来潮，或提前或推后，时间不定。

②兼症。经量或多或少，色或淡或红或暗，或有血块，胸胁、乳房、小肚胀痛，胸闷不舒，喜叹息；或头晕眼花，耳鸣腰酸，夜尿多，大便不实。

（4）经期延长，又称经水不断或经事延长。

①主症。月经周期正常，行经期延长至7日以上，甚至淋漓不净达半个月之久。

②兼症。经行不净，量或多或少，色淡、暗黑或红，可伴神色疲劳，周身无力，心慌少寐，饮食减少，大便溏烂；或脸红，手足心热，口干咽燥。

（5）月经过多。

①主症。月经量明显超过正常量。

②兼症。月经色淡质稀，或色深红、质稠、有血块，可伴有面色苍白，心慌心跳，气短懒言，小肚空坠，手脚酸软无力，腰腹胀痛，心烦口渴，尿黄，大便结。

（6）月经过少。

①主症。月经量明显少于正常量。

②兼症。月经量少，色淡，或色鲜红，或紫暗有血块，可伴腰膝酸软，足跟痛，头晕耳鸣，肚子空痛或肚子胀痛拒按，心慌心跳，脸色蜡黄。

【治疗原则】

补虚，清热，调理气机，疏通龙路、火路，促进经水运行。

【内服验方】

（1）芙蓉根250克，水煎取液，加入阿胶15克，文火隔水炖白毛乌肉鸡或未开啼的雄鸡仔（去毛及内脏）1只。分早晚饭后服，每次月经后服2～3剂，连服3～4个月。治月经不调诸症。

（2）鸡冠花、月季花、当归藤、鸡血藤、千斤拔、牛大力各15克。水煎服，每日1剂。治月经紊乱。

（3）月月红、臭牡丹、鸡血藤、九龙盘各15克。水煎服，每日1剂。治月经不调诸症。

（4）红丝线、走马胎、月月红、一身保暖、红毛毡、红背菜、小韭菜根、泥藤各9克。水煎取液，煮鸡蛋或瘦猪肉服，每日1剂。治月经不调诸症。

（5）月月红根、韭菜根、马连鞍、走马胎各12克，老姜3片。配鸡蛋或猪脚汤煎服，每日1剂。白带多，加鸡血藤、五指牛奶、九层皮各适量。治月经不调诸症。

【外治疗法】

（1）药线点灸。

①点灸关元、气海、三阴交、脾俞、肾俞、足三里、内关，每日1次，10日为1个疗程。

②点灸关元、气海、三阴交、足三里、中极、水道、血海、攒竹，每日1次，10日为1个疗程。

（2）艾灸。灸关元、腰俞、三阴交，每日1次，10日为1个疗程。

二、崩漏（兵淋嘞 Binghlwed）

【概述】

崩漏壮医又称"血山崩"，是非经期阴道大量出血，或持续下血，淋漓不断的一种疾病。中医诊为"血漏、崩中漏下"，西医的"功能性子宫出血、女性生殖器炎症、子宫肌瘤"等属此范畴。

【病因病机】

素体阳盛，或感热邪，或过食辛辣，或情志过激，迫血妄行，龙路功能失常，经血失去制约；经期产后，余血未尽，或夹外感，或夹内伤，龙路不通，瘀血不散，恶血不去，新血不得归于龙路；平素体虚，或营养不足，或劳倦过度，或早婚、房劳、多产伤肾，精血亏损，龙路不充，功能失常而发。

【临床表现】

①主症。阴道突然大量出血，或出血淋漓不断，或出血量少、日久不停；血色淡红、深红或暗黑，或有血块。

②兼症。口干喜饮，头晕耳鸣，面红发热，烦躁不寐，小肚疼痛，身体困倦，气短懒言，胸闷，不思饮食，尿短黄或频长，大便溏薄，腰膝酸软，怕冷，手脚冰冷等。

【治疗原则】

清血热，调气血，散瘀血，通龙路。

【内服验方】

（1）陈棕炭、黄麻炭、葵扇炭各15克，黄狗头炭6克，灶心土30克。共研末，开水冲服，每日1剂。

（2）鲜辣椒根（指天椒根更佳）30克，项鸡（未下蛋的母鸡）脚2～4只。水煎，分 2 次服，每日 1 剂，服 3～5 剂显效。

【外治疗法】

（1）针灸。

①针刺耳郭子宫、内分泌、皮质下等穴，留针 15～20 分钟，每日 1 次。

②针刺断红穴，留针 20 分钟，同时艾灸该穴。

（2）艾灸。灸神阙、隐白，每次 20 分钟，每日 1 次。

（3）药线点灸。崩者点灸曲骨、急脉、梁丘、阳陵泉，漏者点灸中极、梁丘、阳陵泉。

三、痛经（经尹 Ging'in）

【概述】

痛经是妇女在行经前后或行经期小肚及腰部疼痛，甚则剧痛难忍的一种疾病。中医诊为"痛经，行经腹痛"，西医的"子宫发育不良、子宫过于前屈或后倾、子宫颈管狭窄、子宫内膜呈片状排出（膜样痛经）、盆腔炎、子宫内膜异位症"等疾病均可出现痛经。

【病因病机】

本病多因情志不舒，气机不利，龙路受阻，经血滞于子宫而作痛；或冒雨涉水，游泳，坐卧湿地，过食冷饮，感受寒邪，寒湿阻滞子宫，经血排出不畅；或素体虚弱，或大病久病之后，或多产房劳，致精血不足，经血不充，子宫失养而发。

【临床表现】

（1）主症。行经前后或行经期小肚及腰部疼痛，甚则剧痛难忍。可表现为胀痛、隐痛、绵绵作痛、寒痛、热痛、绞痛或刺痛。疼痛或喜按，或拒按，或遇寒加剧、得热痛减，或遇热加剧、得寒痛减。

（2）兼症。经色紫暗有血块，或呈腐肉片样物，块下痛减，经量减少，恶心呕吐，胸胁、乳房胀痛，腰脊疼痛，发冷，大便溏烂，脸色苍白，精神倦怠，腰膝酸软，头晕耳鸣，甚则四肢厥冷，大汗淋漓。

【治疗原则】

散寒祛湿，通经止痛。

【内服验方】

（1）红背菜、韭菜各30克。切碎和鸡蛋炒服，每日1剂。

（2）当归藤30克，异叶南五味、秦香莲、黑血藤、七叶莲各15克。水煎服，每日1剂。

（3）艾叶、姜汁各适量。拌匀冲热酒服，每次20～30毫升，每日1～3次。

（4）鹅不食草30克，配猪肉适量炖服。

（5）透骨消、护心草、益母草、香附、大钻、小钻各10克。水煎服，每日1剂。

（6）槟榔、四方藤、鸭仔风、九龙根、九节风各10克。水煎服，每日1剂。

（7）落地杨梅60克。水煎，去渣取液，加入2个鸡蛋煮熟调酒服，每日1剂。

（8）七叶莲15克，两面针9克。水煎，分2次服，每日1剂。

（9）益母草30克，老姜15克，红糖20克。水煎温服，每日1剂。

【外治疗法】

（1）药线点灸。

①点灸承山、下关元、次髎、中极（气海或肾俞），每日1次。

②点灸中极、气海、三阴交、肝俞、肾俞、足三里、太冲，每日1次。

③点灸百会、关元、承山、三阴交、合谷、足三里、肾俞，每日1次。

（2）针刺。针刺三阴交、合谷、关元、气海，留针15～30分钟，每日1次。

（3）耳针。针刺耳郭的子宫、交感、神门，留针15～20分钟，每日1次。

（4）艾灸。灸涌泉、关元、足三里各20分钟。配合红糖和生姜各适量、鸡蛋1～2个炖服。

第二节　带下病

【概述】

带下病是妇女阴道流出黏液，如涕如唾，连绵不断的一种疾病。有白带、青带、黄带、赤带、黑带、赤白带、五色带等，常见的有白带、黄带、赤带、赤白带。中医亦诊为"带下病"，西医的"宫颈炎、阴道炎、盆腔炎"等属此范畴。女子在发育成熟期、月经期前后、妊娠初期，带下可相应增多，属生理现象，若带下量、色、质、味发生改变，或伴有全身症状，则为病态。

【病因病机】

多因饮食不节，或劳倦过度，谷道功能失常，聚湿下注而为带下；或平素体虚，或房劳多产，气虚失约，水湿下注；或行经、产后、手术感染，湿毒之邪乘虚而入，损伤子宫，湿毒下注而发。

【临床表现】

（1）主症。阴道流出黏液，如涕如唾，连绵不断。白带色白或黄，或夹血丝等；质黏稠、稀薄或如豆腐渣样；量多，终日淋漓不断，或量少绵绵不断，或忽多忽停；味腥臭或秽臭难闻，或淡而无味。

（2）兼症。面色苍白或蜡黄，四肢不温，精神疲倦，饮食减少，大便溏烂，腰膝酸软，小肚冷痛，小便频数清长或短赤，阴痒，口淡无味或口苦，口干不欲饮水。

【治疗原则】

补虚，利湿邪，止带下。

【内服验方】

（1）白带。

①棉花根、向日葵根、红枣各适量。水煎服，每日1剂。

②塘角鱼120克，米醋250毫升。水煎，调适量油盐服，每日1～2剂。

③盖酒叶根60克，大芙蓉根60克，红走马胎30克，米汤树120克，大开锁120克。水煎服，每日1剂。

④金樱根150克，千斤拔根150克，鸡血藤30克。水煎服，每日1剂。

⑤月月红、韭菜根、马连鞍、走马胎、老姜、鸡血藤、五指牛奶、九层皮各适量。配猪脚或鸡蛋适量炖服，每日1剂。

⑥白背桐根500克，猪脊骨250克。炖服，每日1剂。

（2）黄带。

①三白草、鸡冠花、五指牛奶、白变木、大田基黄各10克。水煎服，每日1剂。

②白背桐15克，鸡冠花、野菊花、过塘藕各9克。水煎服，每日1剂。

（3）赤带。

①向日葵茎30克，大枣、黑枣各10枚。水煎服，每日1剂。

②红鸡冠花500克。晒干研末，每次6克，水、酒各半送服，每日2次。

③地杨梅炭10克，过塘藕、仙鹤草、铺地稔各15克，猪骨头适量。水煎服，每日1剂。

（4）赤白带。

杉木浆 5 克，棕树炭 15 克。研末，分 3 次服，每日 1 剂。

【外治疗法】

药线点灸。

①点灸关元、中极、宫梅、足三里、三阴交、阳陵泉，每日 1 次，7～10 日为 1 个疗程。

②点灸关元、气海、带脉、归来、维道，每日 1 次，10 日为 1 个疗程。

第三节　妊娠病

一、胎气上冲（咪裆噜 Mizndangrueg）

【概述】

妊娠早期恶心呕吐，头晕厌食，甚或食入即吐，称为"胎气上冲"。中医诊为"恶阻、妊娠呕吐"，西医诊为"妊娠呕吐"。

【病因病机】

本病多为素体虚弱，受孕之后胎气未足，谷道衰弱，气逆而上；或情志不舒，气机不畅，谷道不通，气逆而上所致。

【临床表现】

（1）主症。妊娠初期呕吐酸水、苦水、胃内容物或清涎，甚则食入即吐。

（2）兼症。神疲思睡，胸满胁痛，嗳气，头胀头晕，烦渴口苦，全身无力。

【治疗原则】

补虚调气，降逆止呕。

【内服验方】

（1）葫芦茶、灶心土各 30 克。水煎服，每日 1 剂。

（2）鸡蛋 1 个，白糖 30 克，米醋 50 毫升。共煎服，每日 1 剂。

（3）鲜鲤鱼（500 克以上）1 条。剖净，不加油盐蒸服。

（4）苎麻根 60 克，葱头 10 克。水煎服，每日 1 剂。

（5）金樱根 90 克，煅南蛇簕子 5 粒。水煎服，每日 1 剂。

【外治疗法】

（1）艾灸。灸上脘、中脘、下脘、足三里、内关，每次 20 分钟，每日 1～2 次。

（2）药线点灸。点灸百会、上脘、中脘、下脘、足三里、内关、耳部压痛点。

二、胎漏、胎损（吷偻 Daihlaeuh）

【概述】

妊娠早期，阴道不时少量出血，或时下时止，或淋漓不断，无腰痛、肚痛、小肚坠胀者为胎漏；先感胎动下坠，腰酸肚胀，继而阴道少量出血者为胎损。胎漏中医诊为"胎漏、漏胎、胞漏"，胎损中医诊为"胎动不安"，西医统称为"先兆流产"。

【病因病机】

平素体弱，或大病、久病后体虚，气血不足以养胎；孕后不节房事，或跌倒闪挫，或劳力过度，损伤气血，胎失所养；素体积热，或孕后患热病，热扰胞宫，胎无所系而致胎漏或胎损。

【临床表现】

（1）主症。妊娠早期阴道不时少量出血，或时下时止，或淋漓不断，血色鲜红、暗黑或淡红，可伴腰酸、肚痛、小肚胀坠。

（2）兼症。头晕眼花，神色疲劳，四肢无力，脸色苍白，心慌气短；或头晕耳鸣，腰膝酸软，小便次数增多甚至小便失禁；或心烦不安，手心、足心及胸口发热，口干咽燥，发热盗汗，小便黄，大便干结。

【治疗原则】

补虚养胎，清热固胎。

【内服验方】

（1）干苎麻 9 克，桑寄生 15 克。水煎服，每日 1 剂。

（2）路路通、枫树寄生、蚂蚱腿、鹅不食草各适量。水煎服，每日 1 剂。

（3）血散儿、红鸡肉菜各 60 克，鸡肉适量。炖服，每日 1 剂。

（4）苎麻根 5 克，鸡蛋 4 个。水煎服，每日 1 剂。

三、妊娠转脬（觅裆闲佛 Mizndang cienq foeg）

【概述】

妊娠转脬是以妊娠期间小便不通或次数增多，但量少，或排出不畅，甚至小肚胀急疼痛，心烦不得卧为主症的一种疾病。中医诊为"妊娠小便不通、转胞、胞转"。

【病因病机】

孕妇素体虚弱，或大病、久病，或营养不足，系胎无力，胎重下坠，压迫"弄幽（膀胱）"，致尿不得出。

【临床表现】

（1）主症。妊娠期间小便不通或次数增多，但量小；或排出不畅，甚至小肚胀急疼痛，心烦不得卧。

（2）兼症。面色苍白，精神疲倦，头重，头晕眼花，短气懒言，大便不爽；或小肚胀满，坐卧不宁，发冷、四肢冰冷，腰膝酸软。

【治疗原则】

补虚举胎。

【内服验方】

（1）龙草30克，茅草根30克，枸杞根15克，狗肝菜9克。水煎，分3次服，每日1剂。

（2）鲜灯心草30克，蜂蜜18克。灯心草水煎取液，加入蜂蜜顿服，每日1剂。

【外治疗法】

（1）药熨。鲜四季葱或大葱（连须）250克。捣烂炒热，用布包敷脐下，或自脐部向耻骨部热熨，药包冷后加热再熨。每次30分钟，每日1次。

（2）针灸。针刺气海、膀胱俞（双侧）、阴陵泉（双侧）、大椎、足三里（双侧），行强刺激，留针15～30分钟，每隔1～2分钟捻转1次，须有通上达下的麻胀感，出针后电灸或艾灸，直至皮肤轻度充血为止，同时艾灸关元20分钟。

第四节 产后病

一、产后血晕（产呱嘞恩 Canjgvaq lwedngunh）

【概述】

产妇分娩后突然头晕眼花，不能坐起或泛恶呕吐，甚则昏厥不省人事，称为"产后血晕"。中医亦诊为"产后血晕"。

【病因病机】

素体气血不足，复因生产失血过多，以致气随血脱，巧坞失养。

【临床表现】

产后阴道出血量多，突然昏晕，面色苍白，心慌胸闷，渐至昏不知人，甚至四肢冰冷，冷汗淋漓，治疗不及时可危及生命。

【治疗原则】

补虚养血，醒神开窍。

【内服验方】

（1）人参 10 克。泡沸水顿服，每日 1～2 剂。

（2）棉花籽 120 克。捣碎，水煎服，每日 1 剂。

（3）益母草适量。水煎服，每日 1 剂。

【外治疗法】

（1）烟火熏。

①用铁器烧红淬醋，熏产妇鼻。

②酸醋 250 克，红糖或韭菜 120 克。和匀，浇在烧红的铁器上，让产妇吸入药气。

（2）针刺人中、中冲，行强刺激，不留针。

二、产后缺乳（产呱嘻馁 Canjgvaq cij noix）

【概述】

产后乳汁甚少或全无，称为"产后缺乳"。中医诊为"缺乳、乳汁不足"。

【病因病机】

时常心情抑郁，气机不畅，乳汁运行受阻；或体虚，或营养不足，或生产失血过多，致乳汁分泌不足。

【临床表现】

（1）主症。产后乳少，乳汁清稀，甚或乳汁全无，乳房柔软无胀感。

（2）兼症。面色无华，神疲食少，胸胁胀闷，心情抑郁。

【治疗原则】

调气通乳。

【内服验方】

（1）黄花菜根、土党参各适量。配猪脚炖服。

（2）赤小豆 250 克。水煎服，每日 1 剂，连用 3～5 日。

（3）木瓜、猪蹄各 500 克，酒 100 毫升。炖服，每日 1 剂。

（4）五指爪 20 克，木瓜、猪蹄各 500 克。炖服，每日 1 剂，连服 5 剂。

（5）生藤根、假芙蓉根各 25 克。配猪骨或猪脚炖服，每日 1 剂。

（6）五爪金龙 60 克，五加皮 30 克。炖猪脚服，每日 1 剂。

（7）土人参 90 克，木瓜 60 克。炖猪脚服，每日 1 剂。

（8）鲜红旱莲 60 克，猪骨 150 克。水煎，分 2 次服，每日 1 剂。

【外治疗法】

（1）药线点灸。点灸膻中、乳根、三阴交，每日 1 次，5 日为 1 个疗程。

（2）糯米适量，煮熟，和葱适量，捣烂后热敷乳房，每日 2～3 次。

第四章　壮医儿科病证

一、小儿伤风（嘞爷叮凉 Lwgnyez dengliengz）

【概述】

伤风是小儿最常见的疾病，是以发热、怕冷、鼻塞、流涕、咳嗽、头痛、身痛为主症的一种疾病。中医、西医均诊为"感冒"。一年四季均可发生，以冬春季多发。

【病因病机】

外邪侵袭，阻于气道，气道功能失调所致。

【临床表现】

（1）主症。发热，恶寒，鼻塞，流涕，咳嗽，头痛，身痛。

（2）兼症。出汗，喷嚏，吐痰，咽痛口干；或身重困倦，呕吐，泄泻，心烦口渴，小便黄少，头晕眼花，困倦无力；或肚子胀满，不思乳食；或呕吐酸腐，口气秽臭，大便酸臭；或惊悸啼叫，睡卧不宁。

【治疗原则】

祛邪通道。

【内服验方】

（1）葱白头3个，生姜3～5片。浓煎后加糖适量，热服取汗。

（2）山芝麻10克，古羊藤10克，两面针6克，枇杷叶6克，青蒿6克，甘草4克。水煎服，每日1剂。

（3）龙眼树叶15克，生葱、山芝麻各30克。水煎服，每日1剂。

（4）三姐妹15克，山芝麻15克，土常山9克。水煎服，每日1剂。高热、咳嗽加枇杷叶15克、一箭球9克、鱼腥草6克、鬼针草30克。

（5）一点红6克，地桃花根15克，车前草9克。水煎服，每日1剂。咳嗽加磨盘草根15克。

（6）六月雪、旱田草各10克。水煎服，每日1剂。

（7）灯心草、竹叶心、雷公根、鱼腥草、地桃花各 10 克。水煎服，每日 1 剂。

【外治疗法】

（1）药浴。马鞭草、桃叶、鸡矢藤各适量。煎水洗浴，每日 1 次。

（2）针刺。风寒刺风府、风池、风门、外关，风热刺风池、合谷、外关、尺泽等。

（3）药线点灸。点灸攒竹、头维、曲池、合谷、风池、风门、肺俞、足三里，每日 1 次。

二、小儿咳嗽（嘞爷贫埃 Lwgnyez baenzae）

【概述】

咳以声名，嗽以痰名，有声有痰谓之咳嗽。中医诊为"咳嗽、乳嗽、胎嗽"，西医的"咽喉炎、肺炎、气管炎、支气管炎"等呼吸系统疾病均可出现咳嗽。一年四季均可发生，以秋冬季多发。

【病因病机】

外邪侵袭，阻于气道，气道不通，气冲于上所致。

【临床表现】

（1）主症。咳嗽频作，痰白稀薄；或咳嗽不爽，痰黄黏稠；或咳嗽阵作，痰稠难咯；或咳嗽痰壅，色白而稀；或咳而无力，痰白清稀；或干咳无痰，或痰少难咯。

（2）兼症。发冷无汗，发热头痛，鼻塞流涕，喉痒声重，全身酸痛；或咽喉干燥，发热口渴，面红唇红，眼睛发红，口苦，小便黄少，大便干燥，烦躁不宁；或胸胁胀满，不思饮食，神色疲劳，周身无力；或脸色苍白，气短懒言，语声低微，喜温怕冷，体弱多汗；或口渴咽干，喉痒声嘶，手足心热，午后发热。

【治疗原则】

祛邪通道，化痰止咳。

【内服验方】

（1）千斤锤 10 克，老鼠脚迹 6 克，薄荷叶 6 克，老鸦酸 15 克。共捣烂，加白糖适量，温开水冲服，每日 1 剂。

（2）惊风草适量。与猪骨头适量炖服，每日 1 剂。

（3）七叶一枝花 3 克，柠檬根 6 克，土甘草 6 克，南蛇藤 9 克、薄荷 4 克。水煎服，每日 1 剂。

（4）鱼腥草粉 3 克。纳入红鲤鱼（约 200 克，去内脏）肚中，加米醋少许煮食，每日 1 剂。

（5）草鞋根、桐木寄生、不出林、穿破石、十大功劳、鱼腥草各 5 克。水煎服，每日 1 剂。

（6）鱼腥草 6 克，过塘藕 6 克，臭牡丹根 6 克，九龙胆 3 克，桐树皮 3 克。水煎取液，加猴结 3 克，配瘦猪肉适量蒸服，每日 1 剂。

【外治疗法】

（1）敷贴。白芥子末、面粉各 30 克。加水调和，用纱布包裹敷贴背部，每次约 15 分钟，以皮肤发红为度，每日 1 次，连敷 3 日。

（2）针刺。针刺定喘、丰隆、平喘、肺俞、膻中，每日 1 次。

（3）埋针。在神门穴埋针，每次 10 分钟，每日 2～3 次。

（4）药线点灸。

①点灸风门、肺俞、天突、足三里，每日 1 次。

②点灸肺俞、定喘、气户、天突，第 1 日 2 次，以后每日 1 次，直至治愈为止。

三、百日咳（唉百银 Aebakngoenz）

【概述】

百日咳壮医又称"鸡咳"，是以阵发性痉挛性咳嗽，咳后有特殊吸气性吼声，即鸡鸣样回声，最后倾吐痰沫为特征的一种传染性疾病。中医诊为"百日咳、顿咳、顿嗽、顿呛"，西医诊为"百日咳"。一年四季均可发生，以冬春季多发，5 岁以下小儿多见。

【病因病机】

素体不足，调护失宜，伏痰内蕴，阻遏气道，气道不通而作咳。

【临床表现】

（1）初咳期。1～2 周，咳嗽初起似有外感，但有逐渐加剧之势，常有流涕，痰白而稀、多泡沫。

（2）痉咳期。4～6 周，咳嗽频频阵作，咳后有回吼声，反复不已，入夜尤甚，痰多而黏，呕吐后阵咳暂停，烦躁，面红，大便干结，小便黄。

（3）恢复期。阵咳渐减，回吼声亦渐消失，呕吐减少，经 2～3 周可愈。可伴手足欠温，神疲面白，多汗，周身无力，食少肚胀，大便溏薄，小便清，或手足心热，夜卧不安，神色疲劳，盗汗，面颊发红，口唇干。

【治疗原则】

补虚健体，祛痰通道，止咳。

【内服验方】

（1）杠板归 10～20 克。水煎服，每日 3 次。

（2）杠板归 12 克，大蒜 7 克，冰糖适量。水煎服，每日 1 剂。

（3）荷叶 15 克，煅红柚子皮 15 克，白糖 9 克。水煎服，每日 1 剂。

（4）鲜鱼腥草 30 克，鲜一箭球 15 克，鲜鹅不食草 10 克。水煎服，每日 1 剂。

（5）鲜一箭球全草 30～40 克，鸡蛋黄 1 个。水煎服，每日 1～2 剂。

（6）龙利叶 60 克，冰糖 15 克，猪肉适量。水煎服，每日 1 剂。

（7）沙梨寄生、柚子寄生各 15 克，柠檬叶、橘叶各 9 克，生姜 3 克。水煎，兑白糖服，每日 1 剂。

（8）大蒜 120 克，切碎，用冷开水 60 毫升泡 10 小时，去渣，加适量白糖。5 岁以上每次服 15 毫升，5 岁以下减半，每日 3 次。

（9）磨盘草 20 克，枇杷叶 15 克。水煎服，每日 1 剂。

【外治疗法】

（1）针刺尺泽、合谷，每日 1 次，7 日为 1 个疗程。

（2）梅花针叩刺颈、骶之脊旁 3～4 厘米的区域，每日 1 次；在身柱穴拔火罐，每日 1 次。

（3）推拿。运八卦，掐合谷，推肺俞，掐揉五指节，推脾胃，揉鱼际、太渊，掐尺泽，每日 1 次。

（4）药线点灸。点灸天突、水突、肺俞、四缝，每日 1 次，7 日为 1 个疗程。

四、小儿哮喘（嘞爷墨病 Lwgnyez haebgyawh）

【概述】

小儿哮喘是以小儿阵发性哮鸣气喘、呼气延长为特征的一种疾病。中医亦诊为"哮喘"，西医的"支气管哮喘、哮喘性支气管炎"属此范畴。一年四季均可发生，以春秋季多发，常反复发作，天气骤变常为发作的诱因。

【病因病机】

素体虚弱，痰湿内盛，阻于气道，气逆上冲；外邪侵袭，或接触某些物质（如花粉、绒毛、烟尘、鱼虾、油漆、寄生虫、螨等），或过食生冷、咸、酸、辣，引动伏痰，气逆上冲所致。

【临床表现】

（1）主症。气喘，喉间有哮鸣声，甚则张口抬肩，端坐喘息。

（2）兼症。咳嗽，痰多白沫，发冷无汗，脸色晦暗，四肢不温，口不渴或渴喜热饮；或发热面红，胸闷膈满，渴喜冷饮，小便黄，大便干结；或脸色青灰，神色疲倦，四肢发冷，头汗涔涔，张口抬肩，端坐呼吸，小便清长；或脚软无力，语声低微，动则心慌气喘。

【治疗原则】

补虚健体，祛痰定喘。

【内服验方】

（1）乳汁藤、瘦猪肉各 30 克。蒸服，每日 1 剂。

（2）鲜大肚柚皮、瘦猪肉各 50 克。水煎，五更时服，每日 1 剂。

（3）水蒲瓢 10 克。配瘦猪肉适量炖服，每日 1 剂。

（4）映山红、金香炉各 9 克，五指牛奶、矮地茶、夏枯草各 12 克。水煎，兑冰糖水服，每日 1 剂。

（5）小爬丛刺、牛大力、臭牡丹根、猪肺各 30 克，柠檬叶 15 克。水煎，加食盐调味服，每日 1 剂。

【外治疗法】

（1）针刺定喘、解喘、天突、大杼等穴，每日 1 次。适用于哮喘发作。

（2）耳针。针刺耳郭的喘点、内分泌、平喘等穴。

（3）推拿。依次横推胸腹部（以华盖、膻中为重点）、腰背部（自上而下，以肺俞、膈俞、命门为重点）、脊柱及其两旁。适用于哮喘缓解期，每 1～2 日 1 次，10～20 日为 1 个疗程。

五、小儿泄泻（嘞爷白冻 Lwgnyez baedungx）

【概述】

小儿泄泻壮医又称"小儿屙泻"，是以小儿大便次数增多，便下稀薄或如水样为主症的一种疾病。中医诊为"小儿泄泻"，西医的"急性肠炎"属此范畴。一年四季均可发生，以夏秋季多发，常见于 2 岁以下幼儿。

【病因病机】

本病多因喂养不当，乳食不洁，或乳食无度，或过食肥甘生冷，致谷道功能失常，清浊不分，夹杂而下；或外邪侵袭，谷道功能失调，水谷相杂而下；或脏腑娇弱，谷道运作无力，水反为湿，谷反为滞，水谷内阻，合污而下。

【临床表现】

（1）主症。大便次数增多，便下清稀多沫，色淡，臭气轻；或大便腐臭，状如败卵，泻后痛减；或大便如水样，完谷不化，色绿或黄，可有少许黏液；或时泻时止，或久泻不愈，大便稀或水谷不化，杂有白色乳块或食物残渣，每于食后厕泻。

（2）兼症。肚胀肚痛，哭闹，口臭，不思饮食，呕吐；或肠鸣肚痛，发热，鼻塞，流清涕，轻咳；或肛门灼热发红，小便黄；或脸色苍白，睡眼露睛，四肢冰冷，形体消瘦，怕冷，精神不振。

【治疗原则】

调理谷道，利湿止泻。

【内服验方】

（1）石榴皮 9 克。水煎，加适量红糖服，每日 1 剂。

（2）麻风草根（去表皮）250 克，田基黄 250 克，鹅不食草 250 克，神曲 120 克。煎取药液 500 毫升，每次服 1 羹，每日 3 次。

（3）三叶人字草 15 克。水煎服或代茶饮，每日 1 剂。

（4）石榴树心、山荆木心、稔子木心、金樱藤、枫木心各 6 克。捣烂，加生盐少许、米酒 1～2 滴，泡开水服，每日 1 剂。

（5）火炭母 60 克，地桃花 60 克，凤尾草 30 克。水煎服，每日 1 剂。

（6）枫树叶、铺地稔、酸藤根、毛算盘根、土党参、饿蚂蟥各 6 克。水煎服，每日 1 剂。

（7）稔子干、茶叶、土葛根各 6 克。共研末，开水泡，分 3 次服，每日 1 剂。

【外治疗法】

（1）推拿。从长强穴往上推至腰椎，先推 50 次，揉丹田 30 次，或加灸神阙穴。

（2）敷脐。

①香附适量。捣烂，用醋炒热敷肚脐。

②鲜鱼串草叶、鲜石榴叶、鲜黄荆树叶、鲜葱头各适量。共捣烂，调酒敷肚脐。

③葱头 3 个，酒饼半只，车前草 3 根。共捣烂成饼，煨热敷肚脐。

（3）药浴。草鞋根、金银花、生姜各适量。煎水洗浴。

（4）浴足。鬼针草 30 克。煎水，温热浴足，每日 1 次，连用 3 日。

（5）针灸。针刺足三里、气海、天枢、阴陵泉，艾灸神阙 10 分钟，每日 1 次。

（6）推拿。摩腹、揉脐各 5 分钟，揉足三里 10 次，向上推七节 50 次，捏脊 3～5 遍，擦脊柱以发热为度，揉龟尾 30 次，推脾土、三关各 300 次。每日按以上操作施治 1 次。

六、小儿疳积（嘞爷唪痄 Lwgnyez baenzgam）

【概述】

小儿疳积是以面色蜡黄，身体消瘦，肚子胀大，青筋暴露，或腹凹如舟，时有发热，心烦口渴，精神萎靡，头发稀疏，尿如米泔，食欲减退或嗜食异物为主症的一种病程较长的儿科慢性疾病。中医诊为"疳积、疳证"，西医的"营养不良、缺钙、缺锌"等属此范畴。一年四季均可发病，多见于 3 岁左右的婴幼儿。

【病因病机】

乳食不节，喂养不当，谷道失调，肌体失养所致。

【临床表现】

（1）主症。面色蜡黄或面白无华，头大颈细，形体枯瘦，肚子胀大或腹凹如舟，毛发稀疏、发结如穗或发黄干枯，精神不振，甚则精神萎靡，困倦喜卧，目无光彩，不思饮食，肚子胀满，手足心热，唇干口渴，烦躁易怒，睡眼露睛，夜卧不宁，大便溏薄、干结或完谷不化，小便黄浊如米泔。

（2）兼症。眼珠发红，迎风流泪，痛涩难睁，白膜遮睛，睛生云翳；或下肢足踝浮肿，重则延及脸部、眼睛及四肢，小便不利；或牙龈出血，时出时止，口唇色淡，皮肤出现瘀点或紫癜；或牙龈破溃流脓，口气腐臭，齿龈或口舌溃烂，小便黄少。

【治疗原则】

调理谷道。

【内服验方】

（1）山黄皮根、黄皮根、夜明砂各等分。共研末，每次取 3 克，蒸瘦猪肉适量服食，每日 2 次。

（2）白花丹、饿蚂蟥、田基黄、肾蕨、九龙藤、蜈蚣草、金线风各适量。水煎服，每日 1 剂。

（3）独脚金、望江南、石上七、铺地蜈蚣、小田基黄、葫芦茶、鬼针草各等分。晒干研末，每次取 2～3 克，配瘦猪肉适量蒸服，每日 1～2 次。

【外治疗法】

（1）外敷。

①龙船花叶 9 克，红薯叶 9 克，臭茉莉 12 克，菊花叶 90 克。捣烂敷囟门，4 小时换药 1 次。

②鲜疳积草 15 克，姜 30 克，葱 30 克。捣烂，加入鸡蛋 1 个搅匀，敷脚心，15 日为 1 个疗程。

（2）针灸。

针刺中脘、气海、足三里，行中等强度刺激，不留针。每日 1 次，治疗 5～7 次后，如效果不显，再将针刺改为艾灸，并加灸脾俞、胃俞、肾俞等穴。

（3）用三棱针刺两手四缝穴，进针 0.5～1.0 寸，出针后挤出黄色液体，用消毒棉签拭干，隔日 1 次。

（4）捏脊。两手背横压在长强穴处，两手拇指与食指将皮肤肌肉捏起，交替向上推进，推至大椎穴为 1 次，连续推捏 6 次，推捏第 5 次或第 6 次时，在腰部稍用力将肌肉提起，每次提 4～5 下，捏完后，再用两拇指从命门向肾俞推压 2～3 下，每日 1 次。

（5）药线点灸。点灸大敦、二间，每日 1 次，10 日为 1 个疗程。

七、小儿厌食症（嘞爷兵卟哏 Lwgnyez binghmbwqgwn）

【概述】

小儿厌食症是以小儿不思饮食，食而不化为主症的一种疾病。中医诊为"积滞"，西医的"消化不良"等属此范畴。一年四季均可发病。

【病因病机】

乳食不节，喂养不当，或乳食无度，过食肥甘，谷道积滞不畅；或体质虚弱，谷道功能失常，饮食停滞不化所致。

【临床表现】

（1）主症。不欲吮乳或纳食，肚子胀满，可呕吐酸腐或食物残渣。

（2）兼症。烦躁不安，哭闹，一侧或两侧腮红，面色青黄，大便臭秽；或面色蜡黄，困倦无力，肚痛喜按，大便溏薄，夜卧不安。

【治疗原则】

化积，导滞，通道。

【内服验方】

（1）鸡内金 30 克。用瓦片焙黄，研细末，开水冲服，每日 1 ～ 2 克。

（2）牵牛子 10 克。焙干研为细末，和面粉制成饼干，每日食数片。

（3）饭锅巴 1 块，如掌大。焙焦，煎汤送服。

（4）神曲 6 克，麦芽 6 克，山楂 6 克，槟榔 3 克。水煎服，每日 3 次。

【外治疗法】

（1）针刺足三里、中脘、大肠俞、气海等，每日 1 次。

（2）捏脊。两手背横压在长强穴处，两手拇指与食指将皮肤肌肉捏起，交替向上推进，推至大椎穴为 1 次，连续推捏 6 次，推捏第 5 次或第 6 次时，在腰部稍用力将肌肉提起，每次提 4 ～ 5 下，捏完后，再用两拇指从命门向肾俞推压 2 ～ 3 下，每日 1 次。

（3）药线点灸。点灸上脘、中脘、下脘、足三里、脾俞、胃俞、肝俞、合谷、四缝等穴，每日 1 次，10 ～ 14 日为 1 个疗程。

八、小儿虫症（胴西咪暖 Dungxsaej miznon）

【概述】

小儿虫症是以小儿脸色蜡黄，身体消瘦，食欲异常，脐周疼痛，时作时止，大便下虫或肛门瘙痒为特征的一种传染性疾病。中医诊为"小儿虫病"，西医诊为"小儿肠道寄生虫"。

【病因病机】

小儿在地上爬玩，双手接触不洁之物，吮指，未洗手而摄取食物，食用未洗净之生冷瓜果，饮用不洁之水等，吞入虫卵，使谷道受扰，功能异常所致。

【临床表现】

小儿反复阵发脐周疼痛或反复脐周隐痛，喜按，无压痛，有异常饮食嗜好，食欲不振，或食欲好而消瘦，夜寐不安，磨牙，因鼻痒而挖鼻，咬手指，面色蜡黄，身体消瘦，流清涎，大便带虫，恶心欲呕或呕吐，呕吐清水或黄苦水，肚子可触及肿块、按之可移动。

【治疗原则】

驱除虫邪，调理谷道。

【内服验方】

（1）荆芥穗研末，每次6～9克，开水送服，每日1～2次，连服3日。

（2）青矾30克，乌豆（炒熟）150克。研末，炼蜜为丸，每次15克，姜汤送服，每日2次。

（3）榧子肉9克，乌梅6克，花椒6克，老姜4.5克，白糖3克。水煎，空腹顿服，每日1剂，连服2日。

（4）雷丸6克，芜荑6克，鹤虱6克，使君子肉9克，川椒1.5克，雄黄0.9克。水煎，饭后服，每日1剂，连服2日。

（5）黑丝瓜子仁。儿童空腹嚼服30粒，每日1次，连服2日。

（6）炒使君子仁。小儿每岁服1～2粒，最多不超过15粒，嚼服，连服2～3日。

【外治疗法】

（1）针刺天枢、中脘、足三里、内关、阳陵泉等。适用于肚痛剧烈。

（2）配合新针疗法，先迎香透刺四白，并刺胆囊穴，后刺内关、足三里、中脘、人中。适用于蛔厥。

（3）针刺足三里、阑尾穴等。适用于蛔入阑尾。

九、小儿惊风（嘞爷狠风 Lwgnyez hwnjfung）

【概述】

小儿惊风是以小儿抽筋或伴神昏为主症的一种疾病。中医诊为"惊风、惊厥"，西医的"高热惊厥、中毒性脑病、化脓性脑膜炎、流行性乙型脑炎、结核性脑膜炎、破伤风、低血钙、低血糖、各种中毒、脑肿瘤"等疾病均可出现惊风。一年四季均可发病，以1～5岁小儿多见，年龄越小，发病率越高。

【病因病机】

（1）急惊风。外邪侵袭，阻滞火路，火路功能失调；或饮食不节，痰热积滞，上壅巧坞，巧坞功能失常；或误食毒物，郁结谷道，气机不利，三气不能同步；或暴受惊恐，惊悸不安所致。

（2）慢惊风。大吐大泻，或久吐久泻，或病后长期失调，或急惊风经治不愈，或温热病迁延未愈，致脏腑虚损，肢体失养，三气不能同步所致。

【临床表现】

（1）主症。

①急惊风：体热神昏，手足抽筋，唇口撮动，牙关紧闭，两目上视，颈项强直，甚则角弓反张。

②慢惊风：面色苍白，精神不振，抽筋无力，或吐或泻，嗜睡露睛，甚则昏睡唇青，四肢冰冷，角弓反张。

（2）兼症。急惊风。发热，头痛，咳嗽，流涕，咽红，烦躁，呕恶；或身热肢凉，手足心热；或不思饮食，呕吐，肚胀，肚痛，便闭，精神呆滞，面青，喉间痰鸣；或高热，谵妄，呕吐，肚痛，大便腥臭或夹脓血，神昏；或四肢欠温，夜卧不宁，甚则昏睡不醒，醒则时或啼哭、时或抽筋，面色时青时赤，大便色青。

【治疗原则】

祛邪化痰，镇惊止痉，补虚调养，行气通道。

【内服验方】

1. 急惊风

（1）四角草9克，草鞋根9克，古羊藤6克，路边菊6克，竹叶3克。水煎服，每日1剂。

（2）葫芦茶10克，决明子10克，满天星10克，旱莲草10克，两面针6克，山栀子2枚。水煎服，每日1剂。

（3）倒刺草、地桃花各10克。水煎服，每日1剂。

（4）七叶一枝花6克，八角莲6克，地蜈蚣9克。水煎服，每日1剂。

（5）水槟榔仁适量。嚼烂喂服，每日2～3次。

（6）双钩藤、四方藤、七叶一枝花、杠板归、土黄连各3克。水煎服，每日1剂。

2. 慢惊风

（1）金锁匙、金耳环、金不换各适量。水煎服，每日 1 剂。

（2）白花蛇舌草、叶下珠各适量。水煎服，每日 1 剂。

（3）路边菊、金锁匙、九龙胆、夜关门、细叶鼠曲草各适量。水煎服，每日 1 剂。

【外治疗法】

1. 急惊风

（1）针刺。

①点刺眉中、上关、颊车、人中、下颏、肩中、翳风、肋下、上臂阴、上臂阳、曲池、前臂阴、前臂阳、合谷、风市、丰隆、三阴交，每日 1 次。

②针刺人中、迎香、颊车、丝竹空，每日 1 次。

（2）灯火灸。灸耳尖、桡骨头隆起中点、外踝中点，每日 1 次。

（3）隔姜灸。灸天枢、少商、中脘各 1 壮，每日 1 次。

（4）药线点灸。点灸食指风关、气关、命关，人中旁一横指处，攒竹、头维、太阳、中宫、曲池、手三里、尺泽、天枢、肩峰、第四腰椎及尾椎骨旁开二横指处。

（5）指捏。捏人中、迎香、颊车、丝竹空，每日 1 次。

2. 慢惊风

（1）针刺内关、曲池、合谷、承山、太冲、下关、颊车，每日 1 次，10 日为 1 个疗程。

（2）刺血。刺攒竹、神庭、乳根、人中，使之微出血，隔日 1 次。

（3）艾灸。灸大椎、脾俞、命门、关元、气海、百会、足三里，每日 1 次，10 日为 1 个疗程。

（4）药线点灸。点灸附分、膏肓俞、腰俞、内关、神门、启闭、丰隆、内庭、公孙、足三里，每日 1 次，10 日为 1 个疗程。

十、小儿夜啼（嘞爷降很呲 Lwgnyez gyanghwnz daej）

【概述】

小儿夜啼是指小儿白天如常，入夜则啼哭不安，或每夜定时啼哭，甚则通宵达旦的一种疾病。中医诊为"小儿夜啼"。一年四季均可发病，半岁以下儿童多见。

【病因病机】

多为素体阳虚，肚子受凉，气机不畅则肚痛而哭；或恣食辛香燥热之品，或服用温热药，致火伏热郁，积热上炎，灼伤阴液，脏腑失润，脏躁而哭；或神气不足，心气怯弱，目视异物，耳闻异声，夜间受惊而哭。

【临床表现】

（1）主症。入夜则啼哭不安，或每夜定时啼哭，甚则通宵达旦。

（2）兼症。睡喜伏卧，曲腰而啼，四肢欠温，食少便溏，面色青白，唇舌淡白；或睡喜仰卧，见灯火则啼哭更甚，烦躁不安，小便黄少，大便难解，面红唇红；或睡时惊悸，口唇及面色乍青乍白，紧偎母怀。

【治疗原则】

清热补虚，安神定惊。

【内服验方】

（1）牛屎青根、麦冬、竹叶各9克。水煎服，每日1剂。

（2）灯花（花生油灯点燃结成的灯花）1枚。研末，温开水送服，每日2～3次。

（3）蝉蜕（去头足）5只，水煎取液，以拇指甲为勺，勺取蝉蜕末1勺，以煎液送服，每日1次。

（4）节节花适量。水煎服，每日1剂。

（5）蝉蜕末1克，薄荷适量。煎水取液送服。

【外治疗法】

（1）佩药。天竺黄、川芎、双钩藤、朱砂各9克。用布包好，佩挂于小儿胸前心尖部，啼哭停止即除去药。

（2）熏洗、热熨。艾绒、葱各适量。煎水洗肚子，再用艾绒烘热熨脐腹10余次。

十一、小儿虚弱（嘞爷耐亚 Lwgnyez naiqnyieg）

【概述】

小儿虚弱是以小儿消瘦、无力、生长发育迟缓、肌肉痿软为主症的一种疾病。中医诊为"五迟、五软"，西医诊为"小儿营养不良"。一年四季均可发病，以婴幼儿多见。

【病因病机】

先天禀赋不足，或后天失于调养，气血不足，肌体失养所致。

【临床表现】

（1）主症。消瘦，无力，坐迟，立迟，行迟，发迟，齿迟，语迟，智力不全，手足肌肉痿软无力。

（2）兼症。面色苍白或蜡黄，神情呆滞，懒动喜卧，发稀枯黄，发育迟缓，饮食减少或不思饮食，大便干结或大便溏烂。

【治疗原则】

补虚壮体。

【内服验方】

（1）黄花倒水莲、野娥眉豆根、虎杖各等分，猪肉或鸡蛋适量。水煎服，每日1剂。

（2）桐木寄生、葱各适量。炒干研末，蒸猪肝服，每日1剂。

（3）走马风根皮60克，糖20克。水煎，分早晚2次服，每日1剂。

（4）野桃花根9克，猪肉适量。水煎服，每日1剂。

【外治疗法】

（1）针刺大椎、安眠、哑门、陶道、百会、印堂、内关、合谷、足三里，每日1次。

（2）耳针。针刺耳郭的心、肾、脾、脑干、皮质下等穴，隔日1次。

（3）药线点灸。点灸中脘、命门、脾俞、肾俞、足三里、百会，每日1次。

（4）艾灸。

①灸两踝，每次3壮，每日1次。适用于语迟。

②灸心俞，每次3壮，每日1次。适用于语迟。

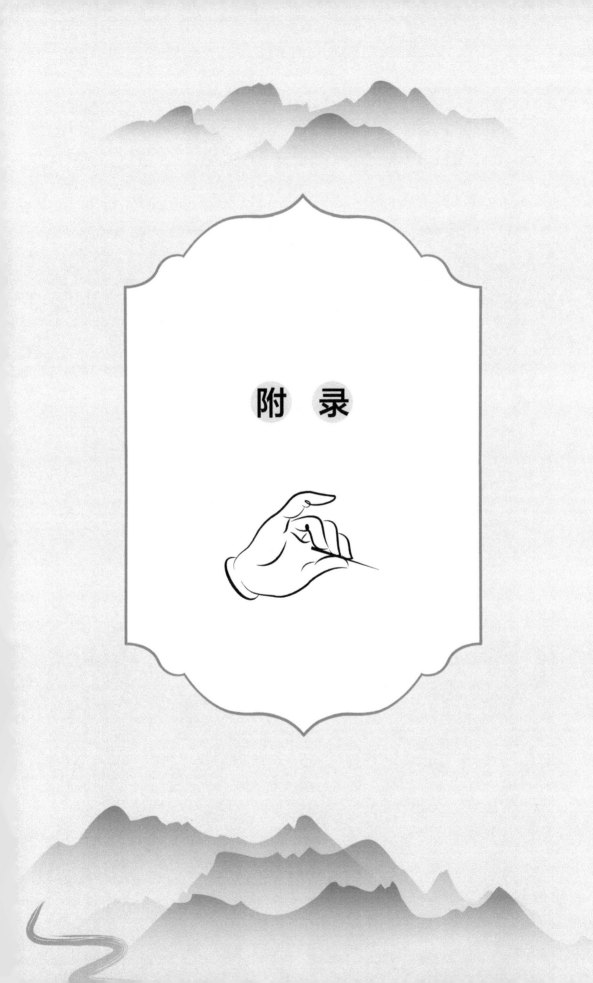

附　录

附录1　诊疗术语中文与壮文对照表

一、基础理论

1. 阴阳

编码	中文名	壮名	壮文
1-1-1	阴	阴	Yaem
1-1-2	阳	阳	Yiengz
1-1-3	阴阳	阴阳	Yaem yiengz
1-1-4	阴阳为本	阴阳咕国	Yaem yiengz guhgoek
1-1-5	阴盛	阴哄	Yaemhoengh
1-1-6	阴衰	阴弱	Yaemnyieg
1-1-7	阴虚	阴嘿	Yaemhaw
1-1-8	阴证	阴证	Yaemcingq
1-1-9	阳盛	阳哄	Yiengzhoengh
1-1-10	阳衰	阳弱	Yiengznyieg
1-1-11	阳虚	阳嘿	Yiengzhaw
1-1-12	阳证	阳证	Yiengzcingq
1-1-13	阴盛阳衰	阴哄阳弱	Yaemhoengh yiengznyieg
1-1-14	阳盛阴衰	阳哄阴弱	Yiengzhoengh yaemnyieg
1-1-15	阴盛阳盛	阴哄阳哄	Yaemhoengh yiengzhoengh
1-1-16	阴衰阳衰	阴弱阳弱	Yaemnyieg yiengznyieg

2. 三气

编码	中文名	壮名	壮文
1-2-1	三气	珊嘿	Samheiq
1-2-2	上部为天	部啃的门	Bouh gwnz dwg mbwn
1-2-3	中部为人	部降的文	Bouh gyang dwg vunz
1-2-4	下部为地	部蜡的地	Bouh laj dwg deih
1-2-5	天	门	Mbwn
1-2-6	天部病	病门部	Bingh mbwnbouh
1-2-7	天气不降	门嘿不吭	Mbwn heiq mbouj roengz
1-2-8	地	地	Deih
1-2-9	地部病	病地部	Bingh deihbouh
1-2-10	地气不升	地嘿不狠	Deih heiq mbouj hwnj

续表

编码	中文名	壮名	壮文
1-2-11	人	文	Vunz
1-2-12	人部病	病文部	Bingh vunzbouh
1-2-13	人气不和	文嘿不和	Vunz heiq mbouj huz
1-2-14	三气同步	珊嘿峒布	Samheiq doengzbouh
1-2-15	三气运动	珊嘿运动	Samheiq yinhdoengh
1-2-16	三气同步运行	珊嘿峒赛东	Samheiq doengz caez doengh
1-2-17	三气不能同步	珊嘿牟赛东	Samheiq mbouj caez doengh

3. 三道两路

编码	中文名	壮名	壮文
1-3-1	三道	珊壬	Samroen
1-3-2	气道	啰嘿	Roenheiq
1-3-3	谷道	根埃	Roenhaeux
1-3-4	水道	啰林	Roenraemx
1-3-5	两路	双啰	Songloh
1-3-6	龙路	啰垄	Lohlungz
1-3-7	龙脉	脉垄	Meglungz
1-3-8	血脉	脉勒	Meglwed
1-3-9	火路	啰虎	Lohhuj
1-3-10	以通为用	通村周佣	Doengswnh couh yungh
1-3-11	三道通畅	珊壬通村	Samroen doengswnh

4. 脏腑

编码	中文名	壮名	壮文
1-4-1	脏腑气血骨肉	胴虽嘿嘞骆诺	Dungxsaej heiq lwed ndok noh
1-4-2	脏腑	胴虽	Dungxsaej
1-4-3	大脑	巧坞	Gyaeujuk
1-4-4	心	心头	Simdaeuz
1-4-5	肺	笨 / 钵	Bwt
1-4-6	肝	叠	Daep
1-4-7	胆	楣	Mbei
1-4-8	肾	芒	Mak

续表

编码	中文名	壮名	壮文
1-4-9	胰	曼	Mamx
1-4-10	脾	隆	Mamx / Lumj
1-4-11	肠	虽	Saej
1-4-12	膀胱	弄幽	Rongznyouh
1-4-13	小肠	虽嫩	Saejnaeq
1-4-14	大肠	虽嘅	Saejgeq
1-4-15	胃	咪胴	Mehdungx
1-4-16	睾丸	恩壬	Aenraem
1-4-17	胞宫	虽华	Saejva

5. 骨肉气血

编码	中文名	壮名	壮文
1-5-1	骨肉	夺诺	Ndoknoh
1-5-2	气	嘿 / 嘘	Heiq
1-5-3	血	嘞	Lwed
1-5-4	有形之气	启嘿锐得懒	Gij heiq yawj ndaej raen
1-5-5	无形之气	启嘿锐不懒	Gij heiq yawj mbouj raen

二、病因病机

1. 病因

编码	中文名	壮名	壮文
2-1-1	病因	贫病原因	Baenzbingh yienzaen
2-1-2	毒	笃	Doeg
2-1-3	邪毒	邪笃	Sezdoeg
2-1-4	痧毒	痧笃	Sadoeg
2-1-5	瘴毒 / 疟疾	瘴笃	Ciengdoeg
2-1-6	蛊毒	蛊笃	Gyangqdoeg
2-1-7	风毒	隆笃	Rumzdoeg
2-1-8	湿毒	湿笃	Caepdoeg
2-1-9	蛇毒	额笃	Ngwzdoeg
2-1-10	食物毒	启肯笃	Gijgwndoeg

续表

编码	中文名	壮名	壮文
2-1-11	热毒	得笃	Ndatdoeg
2-1-12	寒毒	腻笃	Nitdoeg
2-1-13	瘀毒	瘀毒	Aeujdoeg
2-1-14	有形之毒	启笃锐得懒	Gij doeg yawj ndaej raen
2-1-15	无形之毒	启笃锐不懒	Gij doeg yawj mbouj raen
2-1-16	阴虚	阴嘿	Yaemhaw
2-1-17	阳虚	阳嘿	Yiengzhaw
2-1-18	毒虚致病	笃奈叮病	Doegnaiq dengbingh
2-1-19	瘀	瘀	Aeuj

2. 病机

编码	中文名	壮名	壮文
2-2-1	病机	发病原因	Fatbingh yienzaen
2-2-2	毒力大小	笃很来内	Doeg haenq lainoix
2-2-3	正气强弱	正气昂弱	Cingqheiq ak nyieg
2-2-4	正气大伤	正气叮相	Cingqheiq dengsieng
2-2-5	正气不足	正气不足	Cingqheiq mbouj cuk
2-2-6	正邪相争	正邪夺闪	Cingq sez doxcaenx
2-2-7	正不胜邪	正弱邪昂	Cingq nyieg sez ak
2-2-8	邪毒内侵	邪笃侵叽	Sez doeg ciemq haeuj
2-2-9	虚	奈	Naiq
2-2-10	正气虚	正气奈	Cingqheiq naig
2-2-11	气虚	嘘内	Heiqnoix
2-2-12	血虚	嘞奈	Lwednaiq
2-2-13	气血两虚	嘿嘞都奈	Heiqlwed duj naiq
2-2-14	气血失调	嘿嘞孬调	Heiqlwed nauq diuh
2-2-15	三道不通	珊壬不通	Samroen mbouj doeng
2-2-16	三道失于调节	珊壬孬调	Samroen nauq diuh
2-2-17	三道阻塞	珊壬叮塞	Saemroen dengsaek
2-2-18	三道两路不通	珊壬双啰孬通	Samroen songloh nauq doeng

三、诊法

1. 壮医望诊

编码	中文名	壮名	壮文
3-1-1	壮医望诊	壮医锐兵	Ywcuengh yawjbingh
3-1-2	望神	锐神	Yawjsaenz

续表

编码	中文名	壮名	壮文
3-1-3	得神	米神	Mizsaenz
3-1-4	神志清楚	神嘿清楚	Saenzheiq cingcuj
3-1-5	少神	内神	Noixsaenz
3-1-6	精神不振	精神不真	Cingsaenz mbouj cinh
3-1-7	反应迟钝	昏噩	Vunz ngunh
3-1-8	失神	失神	Saetsaenz
3-1-9	假神	咋神	Gyajsaenz
3-1-10	神乱	巧坞乱	Gyaeujuk luenh
3-1-11	神昏多言	神昏话睞	Saenzngunh vahlai
3-1-12	神志昏迷	迷给	Maezgae
3-1-13	望面色	锐色那	Yawj saeknaj
3-1-14	面色黄	色哪显	Saeknaj henj
3-1-15	面色淡黄	色哪限淡	Saeknaj henjdamh
3-1-16	面色晦暗	色哪晦暗	Saeknaj amq
3-1-17	面色黑	色哪昐	Saeknaj fonx
3-1-18	面色少华	色哪息	Saeknaj saep
3-1-19	面色白 / 面色白㿠白	色哪豪	Saeknaj hau
3-1-20	面部白斑	哪华豪	Naj vahau
3-1-21	面部白点	哪咪点豪	Naj miz diemjhau
3-1-22	体征	体征	Dijcwngh
3-1-23	望形体	锐朗体	Yawj ndangdaej
3-1-24	望姿态	锐姿态	Yawj swhdai
3-1-25	望手足	锐叮讽	Yawj din fwngz
3-1-26	肌肉润泽	能诺润尼	Ndangnoh nyinhndei
3-1-27	肌肉消损	能诺损	Ndangnoh sied
3-1-28	肌肉松软	能诺陇	Ndangnoh rungq
3-1-29	浮肿	笨浮 / 浮肿	Binghfoegfouz
3-1-30	半身不遂	邦郎胛	Bakndanggyaed
3-1-31	软瘫	胛榅	Gyaed'unq
3-1-32	抽筋	狠纠	Hwnjgeuq
3-1-33	痉厥	痉厥	Ginggez
3-1-34	四肢抽搐	叮讽狠纠	Dinfwngz hwnjgeuq
3-1-35	四肢震颤	叮讽伞	Dinfwngz saenz
3-1-36	四肢肿胀	叮讽浪浮	Dinfwngz raengfoeg
3-1-37	关节肿大	关节肿大	Hohfoeg
3-1-38	屈伸不利	屈伸不利	Ut iet mbouj bienh
3-1-39	站立不稳	耸不安	Soengz mboujonj
3-1-40	不耐久站	耸不南	Soengz mboujnanz
3-1-41	双手护心	双手护心	Songfwngz hoh sim

续表

编码	中文名	壮名	壮文
3-1-42	少气懒言	嘿内敬港	Heiqnoix gik gangj
3-1-43	气短懒言	嘿典敬港	Heiqdinj gik gangj
3-1-44	动作迟缓	动作棉	Dungcoz menh
3-1-45	烦躁不安	心神不安	Simgaenj mbouj onj
3-1-46	望皮肤	锐能诺	Yawj naengnoh
3-1-47	皮肤形态	能样态	Naengnoh
3-1-48	皮肤枯燥	能诺禾行	Naengnoh hohang
3-1-49	皮肤干枯	能扫	Naengnoh sauj
3-1-50	皮肤色泽	能色泽	Naengnoh saek nyinh
3-1-51	皮肤变红	能变红	Naengnoh bienq hoengz
3-1-52	皮肤发黄	能显	Naengnoh fat henj
3-1-53	皮肤发黑	能番	Naengnoh fat fonx
3-1-54	皮肤白斑	能花豪	Naengnoh vahau
3-1-55	斑疹	疹睐	Cimjraiz
3-1-56	斑	斑睐	Banqraiz
3-1-57	疹	疹	Cimj
3-1-58	斑疹红紫	斑疹红紫	Bingh cimj naeng hoengzaeuj
3-1-59	丘疹	疹恳能	Cimj gwnz naeng
3-1-60	风疹	麦蛮	Maekman
3-1-61	水痘	托喃/芒喃	Dokraemx / Makraemx
3-1-62	息肉	诺息肉	Noh sizyuz
3-1-63	溃疡	溃疡	Gveiyangz
3-1-64	壮医目诊	锐嘞嗒医病	Lwgda yawjbingh
3-1-65	眼睛	嘞嗒	Lwgda]
3-1-66	炯炯有神	精神恍恍	Cingsaenz gvaekgvaek
3-1-67	目光迟滞	嗒岁	Dasaw
3-1-68	眼胞浮肿	勃浮	Foegfouz
3-1-69	眼眶凹陷	眶嗒破峦	Gvaengzda mboeploemq
3-1-70	眼眶发黑	眶嗒吩	Gvaengzda fonx
3-1-71	眼睛突出	嘞嗒砣	Lwgda doed
3-1-72	眼睑震跳	那嗒蚕跳	Najda saenzdiuq
3-1-73	目赤	嗒咛	Da'nding
3-1-74	目赤肿痛	嗒咛	Da'nding
3-1-75	白睛红赤	嗒豪咛	Dahaunding
3-1-76	白睛黄染	嗒显	Dahenj
3-1-77	目眦淡白	昨嗒变豪	Com da bienq hau
3-1-78	目眶色黑	眶嗒色吩	Gvaengxda saek fonx
3-1-79	直视	锐说	Yawjsoh

续表

编码	中文名	壮名	壮文
3-1-80	斜视	留	Liuq
3-1-81	瞳仁缩小	危扁缩衣	Ngveihbaed sukiq
3-1-82	瞳仁散大	危扁松孩	Ngveihbaed soenghai
3-1-83	信号反应区	及米信号	Giz miz saenghauh
3-1-84	异变信号	信号米变	Saenghauh miz bienq
3-1-85	白睛	塔豪	Dahau
3-1-86	白睛红赤	塔豪咛	Dahaunding
3-1-87	白睛黄染	塔显	Dahenj
3-1-88	白睛暗淡	塔豪门	Dahau mon
3-1-89	白睛血脉稀少	塔豪嘞脉内	Dahau lwedmaeg noix
3-1-90	白睛血脉模糊不清	塔豪嘞脉朦	Dahau lwedmaeg mong
3-1-91	白睛血脉增粗弯曲	塔豪嘞脉尤佬尤弯	Dahau lwedmaeg youh laux youh van
3-1-92	白睛血脉根部粗大	塔豪嘞脉角老	Dahau lwedmaeg goek laux
3-1-93	白睛血脉螺旋状	塔豪嘞脉决	Dahau lwedmaeg gveux
3-1-94	白睛血脉贯瞳	塔豪嘞脉李垮危扁	Dahau lwedmaeg ronz gvaq ngveihbaed
3-1-95	白睛脉络末端瘀点	塔豪嘞脉其派米点	Dahau lwedmaeg giz byai miz diemj
3-1-96	白睛脉络散乱	塔豪嘞脉散乱	Dahau lwedmaeg sanjluenh
3-1-97	白睛脉络分布不规则	塔豪嘞脉乱	Dahau lwedmaeg luenh
3-1-98	白睛脉络细小	塔豪嘞脉衣	Dahau lwedmaeg iq
3-1-99	白睛黑色瘀点	塔豪米点吩	Dahau miz diemj fonx
3-1-100	壮医舌诊	锐林雅病	Yawj linz yw bingh
3-1-101	察舌质	锐林	Yawj linx
3-1-102	舌色	色林	Saeklinx
3-1-103	淡红舌	林峦红	Linx luenqhoengz
3-1-104	淡白舌	林峦豪	Linx luenqhau
3-1-105	红绛舌	林叮	Linx nding
3-1-106	红舌	林红	Linx hoengz
3-1-107	绛舌	林叮	Linx nding
3-1-108	青紫舌	林协呕	Linx heuaeuj
3-1-109	舌形	林样	Linxyiengh
3-1-110	老舌	林解	Linxgeq
3-1-111	苍老舌	林解革	Linx geqgoem
3-1-112	娇嫩舌	林嗯阿	Linx unqoiq
3-1-113	胖大舌	林皮哄	Linx bizhung
3-1-114	肿胀舌	林该	Linx gawh
3-1-115	瘦薄舌	林帮罗	Linx mbangroz

续表

编码	中文名	壮名	壮文
3-1-116	裂纹舌	林竟	Linx ging
3-1-117	芒刺舌	林嗯减	Linx oen'em
3-1-118	齿痕舌	林厘显	Linx rizheuj
3-1-119	舌态	林相	Linx siengq
3-1-120	强硬舌	林强	Linx geng
3-1-121	震颤舌	林神	Linx saenz
3-1-122	斜舌	林匹旁	Linx mbitmbiengj
3-1-123	短缩舌	林缩典	Linx sukdinj
3-1-124	吐弄舌	林道动	Linx ndaudoengh
3-1-125	望舌苔	锐爱林	Yawj ngawhlinx
3-1-126	舌苔	爱林	Ngawhlinx
3-1-127	染苔	爱林染色	Ngawhlinx yienzsaek
3-1-128	薄苔	爱林帮	Ngawhlinx mbang
3-1-129	厚苔	爱林拿	Ngawhlinx na
3-1-130	燥苔	爱林笋	Ngawhlinx roz
3-1-131	润苔	爱林润	Ngawhlinx nyinh
3-1-132	腻苔	爱林挪	Ngawhlinx nwk
3-1-133	腐苔	爱林挠	Ngawhlinx naeuh
3-1-134	剥落苔	爱林剥	Ngawhlinx bok
3-1-135	苔色	色爱林	Saek ngawhlinx
3-1-136	白苔	爱林豪	Ngawhlinx hau
3-1-137	黄苔	爱林显	Ngawhlinx henj
3-1-138	灰黑苔	爱林朦吩	Ngawhlinx mongfonx
3-1-139	灰苔	爱林朦	Ngawhlinx mong
3-1-140	黑苔	吝吩	Linx fonx
3-1-141	壮医指诊	锐哩讽雅病	yawj ribfwngz yw bingh
3-1-142	指白色	勒讽豪	Lwgfwngzhau
3-1-143	指黄色	勒讽显	Lwgfwngzhenj
3-1-144	指红色	勒讽红	Lwgfwngzhoengz
3-1-145	指青紫色	勒讽协偶	Lwgfwngz heuaeuj
3-1-146	指黑色	勒讽吩	Lwgfwngzfonx
3-1-147	指腹下陷	哩讽吩米科	Ribfwngz miz gumz
3-1-148	指头红肿	指头红肿	Gyaeujfwngz foeghoengz
3-1-149	手指弯曲	手指弯曲	Lwgfwngz goz
3-1-150	手指强直	手指强直	Lwgfwngz gengsoh
3-1-151	手指屈伸不利	手指屈伸不利	Lwgfwngz ut iet mbouj bienh
3-1-152	手指末端如杵	手指末端如杵	Gyaeujfwngzsoem
3-1-153	手指肌肉萎废不用	手指肌肉萎废不用	Lwgfwngz noh dairoz
3-1-154	壮医甲诊	锐哩雅病	Yawj rib yw bingh

续表

编码	中文名	壮名	壮文
3-1-155	甲色	色哩	Saekrib
3-1-156	正常甲色	色哩正常	Saekrib cingqciengz
3-1-157	甲色晦暗	哩吩	Ribfonx
3-1-158	甲色鲜红	哩红佛	Rib hoengzfwg
3-1-159	甲色绛红	哩红嘞	Rib hoengz lwed
3-1-160	甲色深红	哩红吩	Rib hoengz fonx
3-1-161	甲色青紫	色哩协偶	Saekrib heuaeuj
3-1-162	甲色紫黑	色哩偶吩	Saekrib aeujfonx
3-1-163	甲色淡白	哩豪朦	Rib haumon
3-1-164	甲色苍白	哩豪息	Rib hausaep
3-1-165	甲色黄	色哩显	Saekrib henj
3-1-166	甲床白点	哩咪典豪	Rib miz diemj hau
3-1-167	甲床白斑	哩来豪	Rib raizhau
3-1-168	甲床黑点	哩咪典吩	Rib miz diemj fonx
3-1-169	甲质	哩建程度	Rib geng cingzdoh
3-1-170	甲软	哩文	Rib'unq
3-1-171	甲体细小	哩衣儿	Rib iqet
3-1-172	指甲增厚	哩讽那	Ribfwngz na
3-1-173	指甲凹凸不平	哩讽模夺不平	Ribfwngz mboep doed mbouj bingz
3-1-174	月痕	案乱角哩	Aen ndwen goek rib
3-1-175	月痕暴露太多	案乱角哩哄来	Aen ndwen goek rib hung lai
3-1-176	月痕暴露太少	案乱角哩衣来	Aen ndwen goek rib iq lai
3-1-177	月痕全无	案乱角哩缩水	Aen ndwen goek rib ndup caez
3-1-178	甲襞	闲哩	Henz rib
3-1-179	甲襞颜色异常	闲哩变色	Henz rib bienq saek
3-1-180	葱管甲	哩管从	Ribgonjcoeng
3-1-181	蒜头甲	哩巧蒜	Ribgyaeujsuenq
3-1-182	竹笋甲	哩让啊	Ribrangzoiq
3-1-183	鱼鳞甲	哩甲把	Ribgyaepbya
3-1-184	壮医耳诊	锐叻雅病	Yawj rwz yw bingh
3-1-185	耳尖发凉	派叻发凉	Byairwz fatliengz
3-1-186	耳尖潮红	派叻潮红	Byairwz cauzhoengz
3-1-187	耳尖色暗	派叻色暗	Byairwz saekamq
3-1-188	耳郭苍白	发叻豪卅	Faj rwz hau saep
3-1-189	耳郭色淡	发叻色朦	Faj rwz saek mon
3-1-190	耳郭潮红	发叻潮红	Fwj rwz cauzhoengz
3-1-191	耳根发凉	个叻发凉	Goekrwz fatliengz

2. 壮医闻诊

编码	中文名	壮名	壮文
3-2-1	壮医闻诊	叮呕医病	Dingqaeu yw bingh
3-2-2	闻发声	叮嗯邢	Dingq oksing
3-2-3	闻语言	叮罡话	Dingq gangjvah
3-2-4	闻呼吸	叮盯嘿	Dingq diemheiq
3-2-5	闻咳嗽	叮埃	Dingq sing ae
3-2-6	闻呕吐	叮鹿	Dingq rueg
3-2-7	闻呃逆	叮沙呃	Dingq saekhwk
3-2-8	闻嗳气	叮嘿唉	Dingq heiqae
3-2-9	闻叹息	叮啖嘿	Dingq danqheiq
3-2-10	闻喷嚏	叮领揪	Dingq haetcwi
3-2-11	闻呵欠	叮啊咙	Dingq hajrumz
3-2-12	闻肠鸣	叮虽养	Dingq saej yiengj
3-2-13	肠鸣	虽养	Saej yiengj
3-2-14	声音嘶哑	声哑	Singhep
3-2-15	失音	音失	Yaemsaet
3-2-16	呻吟	讲	Gyangz
3-2-17	谵语	谵语	Vahmoengx
3-2-18	独语	罡港花	Gag gangjvah
3-2-19	狂语	狂语	Vahguengz
3-2-20	喘/哮喘/喘息	唉澳拍	Ae' ngaebbak
3-2-21	哮喘/哮	哈催	Haebgyawh
3-2-22	呼吸困难	盯嘿钦	Diemheiq hoj
3-2-23	呼吸短促	店嘿典紧	Diemheiq dinjdet
3-2-24	张口抬肩	阿吧擎旁巴	Ajbak giengz bangzmbaq
3-2-25	鼻翼煽动	吧囊动	Bakndaeng doengh
3-2-26	鸣笛样声音	鸣笛样声音	Sing ci dig
3-2-27	咳嗽	埃病	Ae
3-2-28	咳声重浊	咳声重浊	Sing' ae conwt
3-2-29	咳声不扬	咳声不扬	Sing' ae naek
3-2-30	咳声清脆	咳声清脆	Sing' ae sep
3-2-31	咳声低微	咳声低微	Sing' ae daemqiq

续表

编码	中文名	壮名	壮文
3-2-32	干咳阵作	干咳阵作	Aehoengq
3-2-33	呕吐	鹿	Rueg
3-2-34	吐势徐缓	鹿相偭	Rueg siengqmenh
3-2-35	吐势猛烈	鹿相狠	Rueg siengqhaenq
3-2-36	朝食暮吐	哈肯罕鹿	Haet gwn haemh rueg
3-2-37	暮食朝吐	罕肯哈鹿	Haemh gwn haet rueg
3-2-38	呃逆	沙呃	Saekwk
3-2-39	胃气上逆	咪胴嘘	Miz dungx heiq
3-2-40	嗳气	呃	Wij
3-2-41	叹息	唉嘿	Danqheiq
3-2-42	鼻鼾	倩谋	Gyaenmou
3-2-43	喷嚏	哈罪	Haetcwi
3-2-44	呵欠	阿咙	Hajrumz
3-2-45	口气	嘿吧	Heiqbak
3-2-46	口臭	吧后	Bakhaeu
3-2-47	口气酸臭	嘿吧后孙	Heiqbak haeusoemj
3-2-48	口气臭秽	嘿吧后澳	Heiqbak haeungauq
3-2-49	口气腐臭	嘿吧后恼	Heiqbak haeunaeuh
3-2-50	鼻气	嘿囊	Heiqndaeng
3-2-51	鼻渊	木哩	Mug rih
3-2-52	体气	嘿朗	Heiqndang
3-2-53	狐臭	后严麻	Haeunyaenma
3-2-54	腥膻气味	后泼	Haeubox
3-2-55	排出物气味	后嘿	Haeuheiq
3-2-56	大便臭秽	后嗨	Haeuhaex
3-2-57	带下臭秽	白带后澳	Bwzdai haeungauq
3-2-58	带下味腥	白带后腥	Bwzdai haeusing
3-2-59	带下颜色异常	白带变色	Bwzdai bienqsaek
3-2-60	恶露臭秽	生勒夸愣喔喃后澳	Senglwg gvaqlaeng ok raemx haeungauq

3. 壮医询诊

编码	中文名	壮名	壮文
3-3-1	壮医询诊	卅病	Cam bingh
3-3-2	症状	症状	Cwng cang
3-3-3	主症	病头号	Bingh daeuzhauh
3-3-4	伴随症	病搬灵	Bingh buenxriengz
3-3-5	发病和治疗经过	发病绸雅病经过	Fatbingh caeuq ywbingh ginggvaq
3-3-6	一般情况	一般情况	Itbuen cingzgvang
3-3-7	寒热	诺坛劳腻	Nohndat lau nit
3-3-8	汗/盗汗/汗症	汗/优平	Hanh
3-3-9	疼痛	尹	In
3-3-10	胀痛	堮尹	Raeng in
3-3-11	刺痛	竦尹	Coeg in
3-3-12	冷痛	尹恁	In nit
3-3-13	灼痛	尹蛮	In manh
3-3-14	隐痛	尹永	In nyumj
3-3-15	重痛	尹鳘	In naek
3-3-16	绞痛	尹脈	In niuj
3-3-17	天部疼痛	天部尹疼	Mbwnbouh indot
3-3-18	人部疼痛	人部尹疼	Vunzbouh indot
3-3-19	地部疼痛	地部尹疼	Deihbouh indot
3-3-20	四肢疼痛	叮讽尹	Dinwfz in
3-3-21	饮食口味	哏断习惯	Gwndonq sibgvenq
3-3-22	口渴	吧呵	Bakhawq
3-3-23	口不渴	吧孬呵	Bak mbouj hawq
3-3-24	口渴欲饮	吧呵想哏	Bakhawq siengj gwn raemx
3-3-25	食欲	讷哏	Ngahgwn
3-3-26	食量	喂己睐	Gwn geijlai
3-3-27	食欲减退	不爱哏	Mbouj ngahgwn
3-3-28	厌食	孬想哏	Mbwqgwn (Mbouj siengj gwn)
3-3-29	二便	意幽	Haex nyouh
3-3-30	便秘	阿意桶	Okhaexndongj
3-3-31	泄泻/腹泻/肠炎	白冻	Baedungx

续表

编码	中文名	壮名	壮文
3-3-32	尿量异常	幽睐内不正常	Nyouh lainoix mbouj cingqciengz
3-3-33	尿量增多	幽睐	Nyouh lai
3-3-34	尿量减少	幽内	Nyouh noix
3-3-35	尿次异常	喔幽陪数不正常	Oknyouh baez soq mbouj cingqciengz
3-3-36	癃闭	幽卡	Nyouhgaz
3-3-37	排尿感异常	喔幽咯因不正常	Ok nyouh roxnyinh mbouj cingqciengz
3-3-38	余沥不尽	幽峦	Nyouh lon
3-3-39	遗尿	幽穿	Nyouhconh
3-3-40	睡眠	年	Ninz
3-3-41	失眠	年闹诺	Ninz nauq ndaek
3-3-42	嗜睡	爱年	Ngahninz
3-3-43	专科情况	专科情况	Conhgoh cingzgvang
3-3-44	一般项目	一般项目	Itbuen hanghmoeg
3-3-45	主诉	卟病港	Bouxbingh gangj
3-3-46	现病史	贫病经过	Baenzbingh ginggvaq
3-3-47	起病情况	贫病情况	Fatbingh cingzgvang
3-3-48	病变过程	病变经过	Binghbienq ginggvaq
3-3-49	现在症状	现在症状	Seizneix cwngcang
3-3-50	远病史	病同陪	Bingh doenghbaez
3-3-51	既往健康情况	同陪得病情况	Doenghbaez ndangdaej cingzgvang
3-3-52	既往患病情况	同陪贫病情况	Doenghbaez baenzbingh cingzgvang
3-3-53	个人生活史	本文经历	bonjvunz ginglig
3-3-54	家族病史	内兰米病情况	Ndawranz miz bingh cingzgvang
3-3-55	头晕/眩晕/高血压眩晕	兰奔	Ranzbaenq
3-3-56	耳鸣	叭哄	Rwzhongz
3-3-57	耳聋	叭拵	Rwznuk

续表

编码	中文名	壮名	壮文
3-3-58	重听	叻拂冇	Rwz nuk mbaeu
3-3-59	目痒	喀晗	Dahumz
3-3-60	目痛	喀尹	Dain
3-3-61	目眩	喀睐	Daraiz
3-3-62	目昏	喀昏	Da'ngunh
3-3-63	雀盲	喀防给	Dafangzgaeq
3-3-64	歧视	喀留	Daliuq
3-3-65	胸闷	噩焖	Aekmoen
3-3-66	胸痞	胸痞	Aekoem
3-3-67	心悸	心头跳	Simdaeuzdiuq
3-3-68	惊悸/怔忡	心慌	Simvueng
3-3-69	胁胀	立胴良	Rikdungxraeng
3-3-70	脘痞	胴浪/权至	Dungxraeng/Genxaek
3-3-71	腹胀/食滞肠道/食欲不振	胴浪	Dungxraeng
3-3-72	焦虑	又嘿	Youheiq
3-3-73	恐惧	的劳	Dwglau
3-3-74	阳痿	委哟/萎哟	Viznyoj
3-3-75	阳强	委杆	Vizgaenz
3-3-76	遗精	漏累	Laeuhrae
3-3-77	早泄	呀估周喔累	Yaek guh couh ok rae
3-3-78	月经	德色	Dawzsaeg
3-3-79	月经周期	德色合期	Dawzsaeg hopgeiz
3-3-80	行经天数	德色呃数	Dawzsaeg ngoenzsoq
3-3-81	月经量	德色来内	Dawzsaeg lainoix
3-3-82	月经颜色	德色颜色	Dawzsaeg yienzsaek
3-3-83	月经性质	德色性质	Dawzsaeg singqcaet
3-3-84	闭经	京瑟	Gingsaek
3-3-85	行经腹痛	德色胴尹	Dawzsaeg dungxin
3-3-86	初潮	德色辈台一	Dawzsaeg baez daih'it
3-3-87	绝经	经断	Gingduenh
3-3-88	月经先期	德色斗贯	Dawzsaeg daeujgonq

续表

编码	中文名	壮名	壮文
3-3-89	月经后期	德色斗浪	Dawzsaeg daeujlaeng
3-3-90	痛经	经尹	Ging' in
3-3-91	白带/带下/白带多	隆白呆	Roengz begdai

4. 壮医按诊

编码	中文名	壮名	壮文
3-4-1	壮医按诊	论么医病	Lumh maeg yw bingh
3-4-2	切按脉搏	切按脉搏	Gaem gen lumh maeg
3-4-3	触按病体	触按病体	Fwngz lumh bouxbingh
3-4-4	单手三指四肢脉诊法	单手三指四肢脉诊法	Fwngz ndeu sam lwgfwngz seiqguengq lumh maeg banhfap
3-4-5	布指	呕勒讽把脉	Aeu lwgfwngz bajmaeg
3-4-6	寻脉	喇脉	Ra maeg
3-4-7	按脉	论论脉	Lumh maeg
3-4-8	正常脉象	脉派正常派	Maeg byaij cingqciengz
3-4-9	急脉	脉紧紧	Maeggaenj
3-4-10	慢脉	脉面面	Maegmenh
3-4-11	大脉	脉洪	Maeghung
3-4-12	小脉	脉宏衣	Maeg' iq
3-4-13	上脉	脉肯肯	Maeggwnz
3-4-14	下脉	脉拉辣	Maeglaj
3-4-15	冷脉	脉噎	Maeggyoet
3-4-16	热脉	脉坛坛	Maegndat
3-4-17	按头颈/按颈部	辗合妖	Naenx hoziu
3-4-18	按头部	辗恩巧	Naenx aen' gyaeuj
3-4-19	瘿肿	达莫拖	Da' mboet
3-4-20	肉瘤	恩勃内诺	Aenfoeg ndaw noh
3-4-21	筋瘤	恩勃内云	Aenfoeg ndaw nyinz
3-4-22	血瘤	恩勃内嘞	Aenfoeg ndaw lwed
3-4-23	气瘤	恩勃内合总	Aenfoeg ndaw hozgyongx
3-4-24	骨瘤	恩勃内骆	Aenfoeg ndaw ndok
3-4-25	结节	活大	Hot da

续表

编码	中文名	壮名	壮文
3-4-26	瘰疬	呗奴	Baeznou
3-4-27	四肢冷	叮讽腻	Infwngznit
3-4-28	按胸胁	辗罖些	Naenx aeksej
3-4-29	按胸部	辗罖	Naenx aek
3-4-30	按胁部	辗骆些	Naenx ndoksej
3-4-31	按脘腹	辗胴罖	Naenx dungxaek
3-4-32	脘腹凉热	胴罖嘟坛	Dungxaek gyoet ndat
3-4-33	脘腹胀满	胴浪胴常	Dungxraeng dungxcaengz
3-4-34	脘腹痞满	减罖胴常	Genxaek dungxcaengz
3-4-35	臌胀	浪常	Raengcaengz
3-4-36	积聚癥瘕	妇女拉胴贫勃	Mehmbwk laj dungx baenz foeg
3-4-37	按肌腹	辗能胴	Naenx naengdungx

5. 壮医腹诊

编码	中文名	壮名	壮文
3-5-1	壮医腹诊	锐胴雅病	Yawj dungx yw bingh
3-5-2	农氏腹诊法	姓农锐胴雅病	Singq nungz yawj dungx yw bingh
3-5-3	壮医探诊	壮医查病	ywcuengh caz bingh
3-5-4	痧病探诊	查病贫痧	Caz bingh baenzsa
3-5-5	跌打探诊	查病叮相	Caz bingh dengsieng
3-5-6	预后探诊	查病呃嘟	Caz bingh ngoenzlaeng

6. 壮医表里反应诊法

编码	中文名	壮名	壮文
3-6-1	壮医表里反应诊法	锐内罗反应雅病	Yawj ndaw rog fanjying yw bingh
3-6-2	口淡	吧吋	Bakcwt
3-6-3	口苦	吧啥	Bakhaemz
3-6-4	口甜	吧脘	Bakvan
3-6-5	口酸	吧森	Baksoemj
3-6-6	口咸	吧嘡	Bakndaengq
3-6-7	口麻	吧嘛	Bakmaz

续表

编码	中文名	壮名	壮文
3-6-8	小便赤黄	幽咛	Nyouhnding
3-6-9	小便频数	幽堆	Nyouhdeih
3-6-10	小便涩痛	幽涩	Nyouhsep
3-6-11	小便浑浊	幽咚	Nyouhdoengq
3-6-12	小便淋漓	幽俩	Nyouhrengz
3-6-13	小便失禁	幽哩	Nyouhrih
3-6-14	淋证 / 湿热淋 / 膀胱结石 / 淋浊 / 砂淋 / 小便不畅 / 尿路感染	幽扭 / 肉扭	Nyouhniuj
3-6-15	血精	血精	Lwed cing
3-6-16	精冷	精冷	Cing gyoet
3-6-17	手足心热	降讽降叮坛	Gyang fwngz gyang din ndat
3-6-18	手足厥冷	叮讽噘	Din fwngz gyoet
3-6-19	证	证	Cwng
3-6-20	证候	证候	Cwnghou
3-6-21	寒证	证噘	Cwnggyoet
3-6-22	热证	证坛	Cwngndat
3-6-23	虚证	证虚	Cwnghaw
3-6-24	实证	证实	Cwngsaed
3-6-25	阳证	阳证	Yiengzcwng
3-6-26	阴证	阴证	Yaemcwng
3-6-27	阳虚证	阳虚证	Yiengzhaw cwng
3-6-28	阴虚证	阴虚证	Yaemhaw cwng
3-6-29	血瘀证	嘞色证	Lwedsaek cwng

四、治则治法

编码	中文名	壮名	壮文
4-1-1	调气	调嘿 / 调嘘	Diuzheiq
4-1-2	解毒	解毒	Gaijdoeg
4-1-3	补虚	补嘿 / 补嘘	Boujhaw
4-1-4	清热毒	清笃坛	Cing doegndat
4-1-5	散寒毒	散毒腻	Sanq doegnit

续表

编码	中文名	壮名	壮文
4-1-6	除湿毒	除笃霉	Cawz doegmbaeq
4-1-7	润燥毒	润笃扫	Nyinh doegsauj
4-1-8	化痰毒	解笃	Gej doeg
4-1-9	祛风毒	排笃咙	Baiz doegrumz
4-1-10	解瘴毒	解笃瘴	Gaj doegcieng
4-1-11	解蛊毒	解笃降	Gaj doeggyangq
4-1-12	温补	温补	Unqbouj
4-1-13	补阳虚	补阳虚	Bouj yiengzhaw
4-1-14	补阴虚	补阴虚	Bouj yaemhaw
4-1-15	补血虚	补嘞嘿/补嘞嘘	Bouj lwedhaw
4-1-16	补气虚	补嘿/补嘘	Bouj heiqhaw
4-1-17	补心	补心	Boujsim
4-1-18	补肺	补咪笨	Bouj mehbwt
4-1-19	补脾	补咪隆	Bouj mehlumz
4-1-20	补肾	补咪腰	Bouj mehmak
4-1-21	补肝	补咪瞪	Bouj mehdaep
4-1-22	通气血	通嘿嘞	Doeng heiqlwed
4-1-23	通道路	通壬啰	Doeng roenloh
4-1-24	通调龙路	通调啰垄	Doengdiuz lohlungz
4-1-25	通调火路	通调啰虎	Doengdiuz lohhuj
4-1-26	通调气道	通调条啰嘿	Doengdiuz roenheiq
4-1-27	通调谷道	通调条根埃	Doengdiuz roenhaeux
4-1-28	通调水道	通调条啰林	Doengdiuz roenraemx
4-1-29	杀虫	卡暖	Gaj non
4-1-30	化食积	消食	Siuswg
4-1-31	止咳嗽	雅唉	Yw ae
4-1-32	安胎气	保勒内胴	Bauj lwg ndaw dungx
4-1-33	催乳	治指	Ci cij
4-1-34	灌肠法	灌虽法	Guenqsaejfap
4-1-35	手术疗法	手术雅病	Soujsuz yw bingh
4-1-36	火针疗法	针肥雅病	Cim feiz yw bingh
4-1-37	壮医针挑疗法	针挑医病	Cim deu yw bingh

续表

编码	中文名	壮名	壮文
4-1-38	壮医陶针疗法	眠卦雅病	Meng gvej yw bingh
4-1-39	壮医麝香针疗法/麝针疗法	针灸麝香雅病	Cimgiuj seyangh yw bingh
4-1-40	壮医皮肤针疗法	佣针色能雅病	Yungh cim saek naeng yw bingh
4-1-41	壮医油针疗法	针油雅病	Cim youz yw bingh
4-1-42	壮医刺血疗法	色嘞雅病	Saek lwed yw bingh
4-1-43	壮医神针疗法	针神雅病	Cim saenz yw bingh
4-1-44	壮医药线点灸疗法	药线点灸雅病	Senq denj giuj yw bingh
4-1-45	壮医四方木热叩疗法	美浪麻坛碰得雅病	Meizlangmax ndat bongxdwk yw bingh
4-1-46	壮医无药棉纱灸疗法	眉白针灸不佣雅雅病	Maefaiq cimgiuj mbouj yungh yw yw bingh
4-1-47	壮医水火吹灸疗法	喃肥玻针灸雅病	Raemx feiz boq cimgiuj yw bingh
4-1-48	壮医灯草灸疗法	灯草针灸雅病	Daengcauj cimgiuj yw bingh
4-1-49	壮医灯花灸疗法	灯花针灸雅病	Daeng' va cimgiuj yw bingh
4-1-50	壮医打灯草疗法	打灯草雅病	Daj daengcauj yw bingh
4-1-51	明灯灸疗法	明灯灸疗法	Mingz dwnghgiuj liuzfaz
4-1-52	阴灯灸疗法	阴灯灸疗法	Yinh dwnghgiuj liuzfaz
4-1-53	壮医火功疗法	肥功雅病	Feiz gung yw bingh
4-1-54	壮医艾灸疗法	艾灸雅病	Ai giuj yw bingh
4-1-55	壮医香灸疗法	香灸雅病	Yangh giuj yw bingh
4-1-56	艾炷灸	艾炷灸	Ai cu giuj
4-1-57	艾卷灸	艾卷灸	Ai genj giuj
4-1-58	温和灸	温村针灸	Unqswnh cimgiuj
4-1-59	回旋灸	针灸回转	Cimgiuj hoiz cienj
4-1-60	雀啄灸	针灸耸夺	Cimgiuj roeg dot
4-1-61	实按灸	针灸辗实	Cimgiuj naenxsaed
4-1-62	保健灸	针灸保健	Cimgiuj baujgen
4-1-63	壮医刮痧疗法	奴朗雅发痧	Nu ndang yw fatsa
4-1-64	壮医药物熏蒸疗法	囊雅李文	Naengj yw roemz vunz
4-1-65	壮医药物熏洗疗法	呕雅李岁	Aeu yw roemz swiq
4-1-66	烟火熏法	焕李雅病	Oenq roemz yw bingh
4-1-67	蒸气熏法	囊雅嘿坛李病	Naengj yw heiqndat roemz bingh

续表

编码	中文名	壮名	壮文
4-1-68	全身熏洗法	孪岁恩朗	Roemz swiq aen ndang
4-1-69	手足熏洗法	孪岁叮讽	Roemz swiq din fwngz
4-1-70	头面熏洗法	孪岁恩巧恩哪	Roemz swiq aen gyaeuj aen naj
4-1-71	坐浴法	喃雅渗朗	Raemxyw caemx ndang
4-1-72	壮医佩药疗法	肯朗辣雅	Gwnzndang raek yw
4-1-73	壮医敷贴疗法	邦雅雅病	Baeng yw yw bingh
4-1-74	药物外敷法	掰咯邦雅	Baihrog baeng yw
4-1-75	穴位贴药法	穴位邦雅	Hezvei baeng yw
4-1-76	药膏药散外敷法	雅膏药葩邦又罗能	Ywgau ywmba baeng youq rognaeng
4-1-77	壮医点穴疗法	点穴疗雅病	Diemj hezvei yw bingh
4-1-78	点法	点法	Diemj fap
4-1-79	按法	辗法	Naenx fap
4-1-80	拍法	碰法	Bongx fap
4-1-81	掐法	掩法	Nyaenj fap
4-1-82	叩法	特法	Ndaek fap
4-1-83	捶法	突法	Dub fap
4-1-84	旋转法	扭转法	Niujcienj fap
4-1-85	壮医滚蛋疗法	灵随雅病	Ringx gyaeq yw bingh
4-1-86	热滚法	灵随坛	Ringx gyaeqndat
4-1-87	冷滚法	灵随嘌	Ringx gyaeqgyoet
4-1-88	壮医药物竹罐疗法	壮医药物竹罐疗法	Mbokyw yw bingh fap
4-1-89	壮医浴足疗法	壮医浴足疗法	Swiq din ywbingh fap
4-1-90	壮医热熨疗法	壮医热熨疗法	Ndat oemq yw bingh fap
4-1-91	壮医接骨术	壮医接骨术	Ciepswnj ndokraek fap
4-1-92	壮医按摩疗法	壮医按摩疗法	Naenxrub yw bingh fap
4-1-93	摩法	摩法	Rubfap
4-1-94	推法	推法	Gaexfap
4-1-95	掌推法	掌推法	Fajfwngz gaexfap
4-1-96	拳推法	拳推法	Gaemgienz gaexfap
4-1-97	指推法	指推法	Lwgfwngz gaexfap
4-1-98	壮医经筋疗法	壮医经筋疗法	Fap gaemh lumh megnyinz

续表

编码	中文名	壮名	壮文
4-1-99	经筋	经筋	Ging nyinz
4-1-100	查灶	查病角	Caz binghgoek
4-1-101	消灶	雅病角	Yw binghgoek
4-1-102	经筋针刺	经筋针刺	Cim saek megyinz
4-1-103	经筋拔罐	经筋拔罐	Gaep mbokfeiz yw megyinz
4-1-104	熏蒸治痧	熏蒸治痧	Roemz naengj yw fatsa
4-1-105	捏痧	捏痧	Nyaenj ndang yw fatsa
4-1-106	挑痧法	挑痧法	Cim dik yw fatsa
4-1-107	刮痧法	刮痧法	Nu ndang yw fatsa
4-1-108	割治法	割治法	Gvej naeng yw fatsa
4-1-109	点痧法	点痧法	Diemj hezvei yw fatsa
4-1-110	绞痧法	绞痧法	Niuj naengnoh yw fatsa
4-1-111	拖烫法	拖烫法	Ringx yw ndat gvaq gwnzndang bae yw bingh
4-1-112	拔罐法	拔罐法	Gaep mbokfeiz yw bingh

五、壮医内科

1. 痧病

编码	中文名	壮名	壮文
5-1-1	痧	痧	Sa
5-1-2	发痧	发痧	Fatsa
5-1-3	痧病/感冒发热/伤风/风热感冒/流行性感冒/上呼吸道感染	贫痧/本麻	Baenzsa / Baenzmaz
5-1-4	痧毒	笃痧	Doegsa
5-1-5	痧气	嘿痧	Heiqsa
5-1-6	痧麻	麻痧	Mazsa
5-1-7	轻痧麻	麻痧冇	Mazsa' mbaeu
5-1-8	重痧麻	麻痧呐	Mazsanaek
5-1-9	寒痧	痧腻	Sanit
5-1-10	热痧	痧坛	Sa' ndat

续表

编码	中文名	壮名	壮文
5-1-11	暑痧	痧横	Sahwngq
5-1-12	风痧	痧隆	Sarumz
5-1-13	红毛痧	痧笨红	Sabwnhoengz
5-1-14	标蛇痧	痧额票	Sa'ngwzbiu
5-1-15	绞肠痧	痧九虽	Sageujsaej
5-1-16	哑巴痧	痧鄂	Sa'ngoemx
5-1-17	蚂蟥痧	痧堵平	Saduzding

2. 瘴病

编码	中文名	壮名	壮文
5-2-1	瘴	瘴	Cieng
5-2-2	瘴病 / 疟疾	病瘴	Binghcieng
5-2-3	瘴气	嘿瘴	Heiqcieng
5-2-4	瘴毒	笃瘴	Doegcieng
5-2-5	闷头拜	闷头拜	Mwndaeuzbai
5-2-6	冷瘴	瘴噎	Cienggyoet
5-2-7	热瘴	瘴坛	Ciengndat
5-2-8	哑瘴	瘴协	Cienghep
5-2-9	青草瘴	瘴哈撩	Cienghazheu
5-2-10	黄梅瘴	瘴芒每	Ciengmakmoiz
5-2-11	新禾瘴	瘴猴莫	Cienghaeuxmoq
5-2-12	黄茅瘴	瘴哈显	Cienghazhenj

3. 蛊病

编码	中文名	壮名	壮文
5-3-1	蛊	降	Gyangq
5-3-2	蛊病 / 肝脾肿大	贫降	Baenzgyangq
5-3-3	水蛊 / 肝硬化腹水 / 膨胀	水蛊	Suijguj
5-3-4	虫蛊	虫蛊	Cungzguj
5-3-5	蛊毒	蛊笃	Gujdoeg
5-3-6	发	发	Fat

续表

编码	中文名	壮名	壮文
5-3-7	弄	弄	Loengh
5-3-8	噩害	噩害	Ngwzhai
5-3-9	闷	闷	Mwn

4. 毒病

编码	中文名	壮名	壮文
5-4-1	毒病	病叮笃	Binghdengdoeg
5-4-2	食物中毒	根东洋叮笃	Gwndoenghyiengh dengdoeg
5-4-3	药物中毒	根雅叮笃	Gwnyw dengdoeg
5-4-4	蛇毒中毒	叮额笃	Dengngwzdoeg
5-4-5	其他毒中毒	叮笃摁	Deng gij doeg' wnq

5. 风毒病

编码	中文名	壮名	壮文
5-5-1	隆风	隆风	Lungzfungh
5-5-2	风毒病	病隆笃	Binghrumzdoeg
5-5-3	风疹	麦蛮	Maekman
5-5-4	中风/半身不遂/偏瘫	麻邦/郎胛/中风	Mazbang / Ndanggyaed / Cungfungh
5-5-5	肚痛风	肚痛风	Dudungfungh
5-5-6	急惊风/小儿高热惊风/小儿惊风/高热抽搐	嘞爷狠风	Lwgnyez hwnjfung
5-5-7	慢惊风	狠风	Hwnjfung
5-5-8	哎迷风	哎迷风	Aimizfungh
5-5-9	撒手风	撒手风	Sazsoujfungh
5-5-10	鲫鱼风	鲫鱼风	Cizyizfungh
5-5-11	马蹄风	马蹄风	Majdizfungh
5-5-12	天吊风	天吊风	Denhdiufungh
5-5-13	看地风	看地风	Gandifungh
5-5-14	弯弓风	弯弓风	Vanhgunghfungh
5-5-15	夜啼风	夜啼风	Yedizfungh
5-5-16	蚂蟥痧风	蚂蟥痧风	Majvangzsahfungh
5-5-17	疳风	疳风	Ganhfungh
5-5-18	上吐下泻风	唷鹿腊细	Gwnz rueg laj siq

续表

编码	中文名	壮名	壮文
5-5-19	鸡爪风	鸡爪风	Gihcaujfungh
5-5-20	地倒风	地倒风	Didaujfungh
5-5-21	水泻风	水泻风	Suijsefungh
5-5-22	黑沙风	黑沙风	Hwzsahfungh
5-5-23	肝痛风	肝痛风	Ganhdungfungh
5-5-24	呃逆风	呃逆风	Wznizfungh
5-5-25	肝胀风	肝胀风	Ganhcangfungh
5-5-26	潮热风	潮热风	Cauzyezfungh
5-5-27	昏迷风	昏迷风	Mwnhmizfungh
5-5-28	发冷风	发冷风	Fazlwngjfungh
5-5-29	迷魂风	迷魂风	Mizvwnzfungh
5-5-30	羊风	羊风	Yangzfungh
5-5-31	马风	马风	Majfungh
5-5-32	鹦鹉风	鹦鹉风	Yinghvujfungh
5-5-33	猪母风	猪母风	Cuhmujfungh
5-5-34	老鸦风	老鸦风	Laujyahfungh
5-5-35	鹊惊风	鹊惊风	Cozginghfungh
5-5-36	蛇风	蛇风	Sezfungh
5-5-37	癫痫	发北谋	Fatbagmou
5-5-38	癫猪风	癫猪风	Denhcuhfungh
5-5-39	路鸟子邪风	路鸟子邪风	Luniujswjsezfungh
5-5-40	鱼口风	鱼口风	Yizgoujfungh
5-5-41	螺蛳风	螺蛳风	Lozswhfungh
5-5-42	寒风	寒风	Hanzfungh
5-5-43	五鬼风	五鬼风	Vujgveijfungh
5-5-44	散惊风	散惊风	Sanginghfungh
5-5-45	乌缩风	乌缩风	Vuhsuzfungh
5-5-46	虎口风	虎口风	Hujgoujfungh
5-5-47	内吊风	内吊风	Neidiufungh
5-5-48	缩沙风	缩沙风	Suzsahfungh

6. 湿病

编码	中文名	壮名	壮文
5-6-1	湿病	兵湿	Binghcaep
5-6-2	风湿病	发旺 / 本风	Fatvuengz / baenzfung
5-6-3	风手风脚	风手风脚	Funghsouj funghgyoz
5-6-4	风湿骨痛	风湿骆尹	Funghciz ndokin
5-6-5	黄疸	能显 / 能蚌	Naenghenj / Naengboengz

7. 气道病

编码	中文名	壮名	壮文
5-7-1	气道病	兵啰嘿	Binghroenheiq
5-7-2	咳嗽	奔埃 / 埃病	Bingh'ae
5-7-3	气喘	奔墨 / 墨病	Baenzmaeg / Maegbingh
5-7-4	咳痰	比耐来	Biqmyaizlai
5-7-5	肺结核 / 肺痈	钵脓 / 钵农	bwtnong

8. 谷道病

编码	中文名	壮名	壮文
5-8-1	谷道病	兵根埃	Bingroenhaeux
5-8-2	咽痛 / 咽喉炎 / 扁桃体炎 / 咽喉疼痛	货烟妈	Hozinma
5-8-3	胃痛 / 胃炎	胴尹	Dungxin
5-8-4	腹痛	腊胴尹	Lajdungxin
5-8-5	吐泻 / 腹痛吐泻 / 急性胃肠炎	胴尹鹿西	Dungxin rueg siq
5-8-6	呕吐	奔鹿 / 鹿	Baenzrueg / Rueg
5-8-7	食滞	东郎	Dungxraeng
5-8-8	泄泻	白冻 / 屙细	Baedungx / oksiq
5-8-9	痢疾	屙利	Okleih
5-8-10	便秘	屙嘿嘎 / 屙意囊	Okhaexgaz / Okhaexndangj
5-8-11	便血	屙嘿嘞 / 屙意嘞	Okhaexlwed / Okhaexlwed

9. 水道病

编码	中文名	壮名	壮文
5-9-1	水道病	兵啰林	Binghroenraemx
5-9-2	尿多 / 尿频	幽赖	Nyouhlai

续表

编码	中文名	壮名	壮文
5-9-3	尿不畅	幽扭	Nyouhniuj
5-9-4	尿血	幽嘞	Nyouhlweg
5-9-5	癃闭	幽卡	Nyouhgaz
5-9-6	水肿	笨浮	Baenzfoeg

10. 龙路病

编码	中文名	壮名	壮文
5-10-1	龙路病	兵啰垄	Binghlohlungz
5-10-2	脉漏	脉漏	Maeglaeuh
5-10-3	咯血/吐血	鹿嘞	Rueglwed
5-10-4	紫斑	紫斑	Raizbanq
5-10-5	鼻衄	楞嘞	Ndaenglwed
5-10-6	齿衄	嚎嘞	Heujlwed
5-10-7	偏瘫	邦郎胛	Bakndanggyaed

11. 火路病

编码	中文名	壮名	壮文
5-11-1	火路病	兵啰虎	Binghlohhuj
5-11-2	痛证	朗尹/兵尹	Ndang' in / Baenzin
5-11-3	头痛	巧尹/巧坞尹	Gyaeujin
5-11-4	胸痛	亚尹/阿冈/阿尹	Aekin
5-11-5	胁痛	邦印/榭尹	Sejin
5-11-6	腰痛	核尹	Hwetin
5-11-7	下肢麻痛	嘎麻尹	Gamazin
5-11-8	四肢麻木/肢体麻木/感觉异常	麻抹	Mazmwnh
5-11-9	虚病	兵奈	Binghnaiq
5-11-10	气虚	嘿奈/嘘奈	Heiqnaiq
5-11-11	血虚/贫血	嘞内	Lwednaiq
5-11-12	气血虚弱	嘞内嘘内	Lwednoix hawnyieg

12. 大脑病

编码	中文名	壮名	壮文
5-12-1	大脑病	兵巧坞	Binghgyaeujuk
5-12-2	失眠	年闹诺	Ninzmboujndaek
5-12-3	眩晕	兰奔	Ranzbaenq
5-12-4	癫狂	巧坞乱 / 发癫	Ukgyaeuj luenh

13. 杂病

编码	中文名	壮名	壮文
5-13-1	杂病	杂兵	Binghcab
5-13-2	汗病	优平 / 汗病	Youhbingz
5-13-3	寝汗	寝汗	Hanhheu
5-13-4	多汗	多汗	Hanhlai
5-13-5	缩汗	缩汗	Hanhsup
5-13-6	痿证 / 四肢软弱	缩印糯哨	Sukinnohsauj
5-13-7	发热	发得	Fatndat
5-13-8	消渴 / 糖尿病	扄幽脘	Oknyouhvan
5-13-9	大颈病 / 瘿瘤	奔埃 / 笨埃	Baenzai
5-13-10	尫痹 / 类风湿性关节炎	滚克 / 骆滚供	Ndokgut / Ndok ngutgung
5-13-11	骨痹 / 骨关节炎	骆芡	Ndokcip
5-13-12	强直性脊柱炎 / 大偻	令扎	Lingzcah
5-13-13	系统性红斑狼疮	那花	Najva
5-13-14	痛风	隆芡	Lungzcenh
5-13-15	燥痹 / 干燥综合征	奔扫 / 笨扫	Baenzsauj
5-13-16	银屑病	奔毕 / 笨毕	Baenzbiz
5-13-17	硬皮病	能坚	Naenggeng
5-13-18	肌炎	诺芡绸囊花	Nohcenj caeuq naeng'va
5-13-19	纤维肌痛综合征	囊芡	Nohcenj
5-13-20	高血压	血压嗓	Hezyazsang
5-13-21	甲状腺肿大	奔埃	Baenzai

六、壮医外科

编码	中文名	壮名	壮文
6-1	无名肿毒／丹毒／疮	呗	Baez
6-2	痈疽／痈疮／痈肿／痈疮肿毒	呗脓／呗农	Baeznong
6-3	有头疽	呗脓巧／呗农巧	Baeznonggyaeuj
6-4	无头疽	呗连	Baezlienz
6-5	疔疮	呗疔／呗叮／呗丁	Baezding
6-6	瘰疬	呗奴	Baeznou
6-7	黄水疮	呗脓显／呗农显	Baeznonghenj
6-8	臁疮	能嘎累	Naenggalaih
6-9	冻疮	唉唠北	Oemqlauxbaeg
6-10	痔疮／痔疮出血	仲嘿唏尹	Conghhaex baenzin
6-11	裂痔	仲嘿杰	Conghhaexget
6-12	脱肛	尊寸	Gyoenjconh
6-13	肛瘘	仲嘿奴	Conghhaex
6-14	盲肠炎／肠痈	兵西弓	Binghsaejgungz
6-15	疝气／小肠气	兵嘿细嘞／兵嘿细勒	Binghheiqsaejlwg
6-16	烧烫伤	渗裆相	Coemhndangsieng
6-17	毒蛇咬伤	额哈	Ngwz haeb
6-18	颈椎病	活邀尹	Hoziuin（Binghlaenghoz）
6-19	肩痹／肩周炎	旁巴尹／邦巴尹	Bangzmbaqin
6-20	扭挫伤	扭像	Niujsieng
6-21	骨折	夺扼／骆扔	Ndokraek
6-22	跌打损伤／跌打肿痛	林得叮相	Laemzdwkdengsieng
6-23	鹤膝风	鹤膝风	Gyaeujho foeg
6-24	筋伤	吟相／兵吟	Nyinzsieng/Binghnyinz
6-25	肌筋膜炎	诺吟尹	Nohnyinzin
6-26	腰椎间盘突出	夺核拖	Ndokhwetdoed
6-27	骨髓炎	骨痈	Ndokyungz
6-28	骨镰	柔活唏痨	Gyaeujhoq baenzlauz
6-29	湿疹／皮肤瘙痒	能晗能累／能含能累	Naenghaenz naengloij
6-30	风疹	麦蛮／笨隆	Maekman
6-31	癣／手足癣／疥癣	痂	Gyak

续表

编码	中文名	壮名	壮文
6-32	牛皮癣	痂怀	Gyakvaiz
6-33	带状疱疹/蛇串疮	唪呗啷	Baenz baezlangh
6-34	白癜风/白驳风	唪能豪	Baenznaenghaux
6-35	花柳病	兵花留	Binghvaliuzx
6-36	淋病/花柳毒淋	幽尹	Nyouh' in
6-37	疖肿	狠尹	Hwnjin
6-38	脱发	泵栾	Byoemloenq

七、壮医妇科

编码	中文名	壮名	壮文
7-1	月经不调	约京乱	Yezginghluenh
7-2	月经先期	约京斗贯	Yezginghdaeujgonq
7-3	月经后期	约京斗浪	Yezginghdaeujlaeng
7-4	闭经	京瑟	Gingsaek
7-5	痛经	经尹	Ging' in
7-6	崩漏/功能性子宫出血	兵淋嘞	Binghlwed
7-7	胎气上冲	咪裆噜	Mizndangrueg
7-8	胎漏/胎损	呔偻	Daihlaeuh
7-9	妊娠腹痛	咪裆胴尹	Mizndangdungxin
7-10	滑胎	呔柔/呋柔	Dai raeuz
7-11	妊娠咳嗽	咪裆贫埃	Mizndang baenzae
7-12	妊娠尿淋	咪裆幽堆	Mizndang nyouhdeih
7-13	产后缺乳	产呱嘻馁	Canj gvaq cij noix
7-14	产后虚弱	产呱耐	Canj gvaq naiq
7-15	产后风湿	产呱风穑	Canjgvaq fungcaep
7-16	恶露不绝	产呱忍嘞卟叮	Canj gvaq lwed mbouj dingz
7-17	奶疮/乳痈/乳腺炎	北嘻	Baezcij
7-18	阴挺/子宫脱垂	牟寸	Ndagconh
7-19	不孕症	卟很裆	Mboujhwnjndang
7-20	带下病	乒白呆	Binghbwzdai
7-21	阴痒/阴道炎/霉菌性阴道炎	歇含	Cedhaenz

续表

编码	中文名	壮名	壮文
7-22	胎动不安	咪裆噜	Mizndangrueg
7-23	子宫肌瘤	子宫唪北	Swjgungh baenzndaek

八、壮医儿科

编码	中文名	壮名	壮文
8-1	小儿感冒/小儿伤风	嘞爷叮凉	Lwgnyez dengliengz
8-2	小儿咳嗽	嘞爷贫埃	Lwgnyez baenzae
8-3	小儿高热	嘞爷发得	lwgnyez fatndat
8-4	小儿泄泻	嘞爷白冻	Lwgnyez baedungx
8-5	小儿湿疹	嘞爷能晗能累	Lwgnyez naenghaenz naengloij
8-6	小儿夜啼	嘞爷降很哋	Lwgnyez gyanghwnz daej
8-7	小儿癫痫	嘞爷发佰谋	Lwgnyez fat bagmou
8-8	小儿麻痹后遗症	嘞爷顽瓦	Lwgnyez ngvanhngvaz
8-9	百日咳	嘞爷唪埃百银/唉百银	Lwgnyez baenz aebakngoenz
8-10	小儿营养不良	嘞爷耐议	Lwgnyez naiqnyieg
8-11	溢奶	嘞爷鹿嘻/嘞爷噜嘻	Lwgnyez ruegcij
8-12	疫毒痢	嘞爷兵细笃	Lwgnyez binghsiqdoeg
8-13	肺炎喘嗽	唪墨/嘿参	Baenzmwq
8-14	哮喘	墨病/哈加	Haebgyawh
8-15	麻疹	笃麻	Dokmaz
8-16	水痘	喔芒	Okmak
8-17	疟腮/猪头肥	航靠谋	Hangzgauqmou
8-18	惊风	小儿狠风/很风	Lwgnyez hwnjfung
8-19	小儿遗尿	嘞爷幽哩	Lwgnyez nyouhlih
8-20	初生儿黄疸	呔显	Daihhenj
8-21	疳积	唪疳	Baenzgam
8-22	肠道寄生虫病/小儿虫症	胴西咪暖	Dungxsaej miznon
8-23	积滞/厌食症	卜哏/兵卜哏	mboujgwn/Binghmboujgwn
8-24	鹅口疮	呗傍/贝傍寒	Baezbak/Baezbakhanq

九、壮医五官科

编码	中文名	壮名	壮文
9-1	急性结膜炎/火眼	嘞嗒咛	Lwgda' nding
9-2	鼻渊/鼻炎	楞瑟/楞涩	Ndaengsaek
9-3	牙周炎	诺嚎哒	Nohheuj ndat
9-4	口腔溃疡	吧尹	Bakin
9-5	咽炎/咽痛口腔溃疡/咽喉炎/扁桃体炎/咽喉疼痛/口腔炎	货烟妈/货尹蛮	Hozinmanh
9-6	中耳炎	叻脓	Rwznong
9-7	面瘫	哪胛	Najgyad
9-8	白喉	兵霜火豪/冰霜火豪	Binghsienghozhau
9-9	牙痛	嚎尹	Heujin
9-10	视力下降	嘞嗒化/嘞嗒网	Lwgdavaq

十、壮医骨伤科

编码	中文名	壮名	壮文
10-1	骨折	夺扼/骆扔	Ndokraek
10-2	损伤	叮相	Dengsieng
10-3	折伤	相骆扔	Siengndokraek
10-4	折骨列肤	骆扔	Ndokraek
10-5	折骨绝筋	骆扔吟关	Ndokraek nyinzgoenq
10-6	折疡	折疡	Cezyang
10-7	蹉跌	蹉跌	Vohdez
10-8	骨骺分离	骨骺分离	Guzgou faenliz
10-9	锁骨骨折	锁骨骆扔	Sojguz ndokraek
10-10	肩胛骨骨折	肩胛骨骆扔	Genhgyazguz ndokraek
10-11	肱骨外科颈骨折	肱骨外科颈骆扔	Gunghguz vaigoh gingjguz ndokraek
10-12	肱骨髁上骨折	肱骨髁上骆扔	Gunghguz gohsang ndokraek
10-13	肱骨髁间骨折	肱骨髁间骆扔	Gunghguz gohgenh ndokraek
10-14	肱骨外髁骨折	肱骨外髁骆扔	Gunghguz vaigoh ndokraek
10-15	肱骨内上髁骨折	肱骨内上髁骆扔	Gunghguz neisanggoh ndokraek
10-16	尺骨鹰嘴骨折	尺骨鹰嘴骆扔	Cizguz yinghsuij ndokraek

续表

编码	中文名	壮名	壮文
10—17	桡骨头骨折	桡骨头骆扔	Yauzguzdouz ndokraek
10—18	青枝骨折	青枝骆扔	Cinghcih ndokraek
10—19	裂缝骨折	裂缝骆扔	Lezfungz ndokraek
10—20	桡尺骨干双骨折	桡尺骨干双骆扔	Yauzcizguzgansangh ndokraek
10—21	尺骨干骨折	尺骨干骆扔	Cizguzgan ndokraek
10—22	桡骨干骨折	桡骨干骆扔	Yauzguzgan ndokraek
10—23	尺骨上三分之一骨折合并桡骨头脱位	尺骨上三分之一骨折合并桡骨头脱位	Cizguzsang sam fwnh cih it guz cezhoz bing yauzguzdouz dozvei
10—24	桡骨下三分之一骨折合并桡尺骨关节脱位	桡骨下三分之一骨折合并桡尺骨关节脱位	Yauzguzya sam fwnh cih it guz cezhoz bingq yauzcizguz gvanhcez dozvei
10—25	桡骨下端骨折	桡骨下端骆扔	Yauzguz yadonh ndokraek
10—26	腕舟骨骨折	腕舟骨骆扔	Vanjcouhguz ndokraek
10—27	掌骨骨折	掌骨骆扔	Cangjguz ndokraek
10—28	指骨骨折	指骨骆扔	Cijguz ndokraek
10—29	股骨颈骨折	股骨颈骆扔	Gujguzgingj ndokraek
10—30	股骨粗隆间骨折	股骨粗隆间骆扔	Gujguzcuhlungzgenh ndokraek
10—31	股骨干骨折	股骨干骆扔	Gujguzgan ndokraek
10—32	股骨髁上骨折	股骨髁上骆扔	Gujguzgohsang ndokraek
10—33	股骨髁部骨折	股骨髁部骆扔	Gujguzgohbu ndokraek
10—34	髌骨骨折	髌骨骆扔	Binguz ndokraek
10—35	胫骨髁骨折	胫骨髁骆扔	Gingguzgoh ndokraek
10—36	胫腓骨干双骨折	胫腓骨干双骆扔	Gingfeizguzgansangh ndokraek
10—37	腓骨干骨折	腓骨干骆扔	Feizguzgan ndokraek
10—38	踝部骨折	踝部骆扔	Vaizbu ndokraek
10—39	距骨骨折	距骨骆扔	Giguz ndokraek
10—40	跟骨骨折	跟骨骆扔	Gwnhguz ndokraek
10—41	足舟骨骨折	足舟骨骆扔	Cuzcouhguz ndokraek
10—42	跖骨骨折	跖骨骆扔	Cizguz ndokraek
10—43	趾骨骨折	趾骨骆扔	Cijguz ndokraek
10—44	肋骨骨折	肋骨骆扔	Lwzguz ndokraek

续表

编码	中文名	壮名	壮文
10-45	颈椎单纯骨折	颈椎单纯骆扔	Gingjcuih danhcunz ndokraek
10-46	寰枢椎骨折	寰枢椎骆扔	Vanzsuhcuih ndokraek
10-47	胸腰椎骨折	胸腰椎骆扔	Yunghyauhcuih ndokraek
10-48	脊柱骨折	脊柱骆扔	Cizcu ndokraek
10-49	外伤性截瘫	外伤性截瘫	Vaisanghsing cezdanh
10-50	骨盆骨折	骨盆骆扔	Guzbwnz ndokraek
10-51	脱位	脱位	Dozvei
10-52	下颌关节脱位	下颌关节脱位	Yahoz gvanhcez dozvei
10-53	胸锁关节脱位	胸锁关节脱位	Yunghsoj gvanhcez dozvei
10-54	肩关节脱位	肩关节脱位	Genhgvanhcez dozvei
10-55	肘关节脱位	肘关节脱位	Coujgvanjcez dozvei
10-56	小儿桡骨头半脱位	嘞爷桡骨头半脱位	Lwgnyez yauzguzdouz bandozvei
10-57	拇指腕掌关节脱位	拇指腕掌关节脱位	Mujcij vanjcangj gvanhcez dozvei
10-58	掌指关节脱位	掌指关节脱位	Cangjcij gvanhcez dozvei
10-59	拇指掌指关节脱位	拇指掌指关节脱位	Mujcij cangjcij gvanhcez dozvei
10-60	指间关节脱位	指间关节脱位	Cijgenh gvanhcez dozvei
10-61	髋关节脱位	髋关节脱位	Gvanhgvanhcez dozvei
10-62	膝关节脱位	膝关节脱位	Cizgvanhcez dozvei
10-63	髌骨脱位	髌骨脱位	Binguz dozvei
10-64	距骨脱位	距骨脱位	Giguz dozvei
10-65	距跗关节脱位	距跗关节脱位	Cizfu gvanhcez dozvei
10-66	趾跖趾关节脱位	趾跖趾关节脱位	Cijciz cijgvanhcez dozvei
10-67	足趾间关节脱位	足趾间关节脱位	Cuzcijgenh gvanhcez dozvei
10-68	成骨不全	骆码不齐	Ndok maj mbouj caez
10-69	软骨发育不全	骆甲码不齐	Ndokgyaed maj mbouj caez
10-70	先天性斜颈	先天性合品	Senhdenhsing hozmbit
10-71	脊柱裂	脊柱裂	Cizculez
10-72	椎弓峡部裂及脊柱滑脱	椎弓峡部裂及脊柱滑脱	Cuihgunghyazbu caeuq cizcu vazdoz
10-73	先天性髋关节脱位	先天性髋关节脱位	Senhdenhsing gvanhgvanhcez dozvei

续表

编码	中文名	壮名	壮文
10-74	先天性胫骨假关节	先天性胫骨假关节	Senhdenhsing gingguz gyajgvanhcez
10-75	膝内翻	膝内翻	Cizneifanh
10-76	膝外翻	膝外翻	Cizvaifanh
10-77	拇外翻	拇外翻	Mujvaifanh
10-78	先天性马蹄内翻足	先天性马蹄内翻足	Senhdenhsing majdiz neifanhcuz
10-79	急性化脓性骨髓炎	急性化脓性骨髓炎	Gizsing vanungzsing guzsuijyenz
10-80	慢性化脓性骨髓炎	慢性化脓性骨髓炎	Mansing vanungzsing guzsuijyenz
10-81	硬化性骨髓炎	硬化性骨髓炎	Ying' vasing guzsuijyenz
10-82	化脓性关节炎	化脓性关节炎	Vanungzsing gvanhcezyenz
10-83	骨与关节梅毒	骆绸关节梅毒	Ndok caeuq gvanhcez meizduz
10-84	骨关节结核 / 骨痨	巧货勃	Gyaeujhoq foeg
10-85	骨关节炎	骆芡 / 骨关节炎	Ndokcip / guzgvanhcezyenz
10-86	类风湿性关节炎	滚克 / 骆滚供	Ndokgut / Ndok ngutgung
10-87	强直性脊柱炎	令扎 / 强直性脊柱炎	Lingzcah / gyangzcizsing cizcuyenz
10-88	痛风性关节炎	隆芡 / 痛风性关节炎	Lungzcenh / Dungfunghsing gvanhcezyenz
10-89	神经性关节炎	神经性关节炎	Sinzginghsing gvanhcezyenz
10-90	小儿麻痹后遗症	嘞爷顽瓦	Lwgnyez ngvanhngvaz
10-91	大脑性瘫痪	大脑性瘫痪	Danaujsing danhvan
10-92	筋挛	吟拼	Nyinzbengq
10-93	筋缩	吟缩收	Nyinzsupsou
10-94	筋歪	吟品	Nyinzmbit
10-95	骨质疏松症	骆送	Ndoksoeng
10-96	骨瘤	骆狠勃	Ndokhwnjfoeg
10-97	骨肉瘤	骆诺狠勃	Ndoknoh hwnjfoeg
10-98	骨软骨瘤	骆文骆勃	Ndokunq ndokfoeg
10-99	骨巨细胞瘤	骨巨细胞瘤	Guzgiq sibauhliuz
10-100	骨髓瘤	骨髓瘤	Guzsuijliuz
10-101	氟骨病	氟骨病	Fuzguzbing

续表

编码	中文名	壮名	壮文
10-102	筋伤	吟相/兵吟	Nyinzsieng/Binghnyinz
10-103	筋断	吟关	Nyinzgoenq
10-104	筋粗	吟佬	Nyinzlaux
10-105	肩部扭挫伤	旁巴叮相/邦巴叮相	Bangzmbaq dengsieng
10-106	牵拉肩	旁巴拼尹	Bangzmbaq bengqin
10-107	旋前圆肌综合征	旋前圆肌综合征	Senzcezyenzgih cunghhozcwng
10-108	肩袖损伤	肩袖损伤	Genhciu niujsangh
10-109	旋后肌综合征	旋后肌综合征	Senzhougih cunghhozcwng
10-110	肱骨内上髁炎	肱骨内上髁炎	Gunghguz neisanggohyenz
10-111	肱骨外上髁炎	肱骨外上髁炎	Gunghguz vaisanggohyenz
10-112	肘关节扭挫伤	肘关节扭挫伤	Coujgvanhcez niujcosangh
10-113	桡侧伸腕肌腱周围炎	桡侧伸腕肌腱周围炎	Yauzcwz sinhvanj gihgen couhveizyenz
10-114	腕管综合征	腕管综合征	Vanjgvanj cunghhozcwng
10-115	腕关节扭伤	腕关节扭伤	Vanjgvanhcez niujsangh
10-116	弹响指	弹响指	Danzyangjcij
10-117	腱鞘囊肿	腱鞘囊肿	Gensiuq nangzcungj
10-118	梨状肌综合征	梨状肌综合征	Lizcanggih cunghhozcwng
10-119	臀肌挛缩症	臀肌挛缩症	Dunzgih lonzsuzcwng
10-120	腘窝囊肿	腘窝囊肿	Gozvoh nangzcungj
10-121	髌骨软化症	髌骨软化症	Binguz yonjvacwng
10-122	膝关节创伤性滑膜炎	膝关节创伤性滑膜炎	Cizgvanhcez cangsanghsing vazmozyenz
10-123	半月板损伤	半月板损伤	Banyezbanj sunjsangh
10-124	膝交叉韧带损伤	膝交叉韧带损伤	Cizgyauhcah yindai sunjsangh
10-125	跟痛症	叮久尹	Dingiujin
10-126	跖痛症	跖痛症	Cizdungcwng
10-127	颈椎病	活邀尹	Hoziuin
10-128	胸椎小关节错缝	胸椎小关节错缝	Yunghcuih siujgvanhcez cofungz
10-129	胸廓出口综合征	胸廓出口综合征	Yunghgoz cuzgouj cunghhozcwng
10-130	腰椎间盘突出症	夺核拖/骆核拖	Ndokhwetdoz
10-131	慢性腰肌劳损	慢性腰肌劳损	Mansing yauhgih lauzsunj

续表

编码	中文名	壮名	壮文
10-132	第三腰椎横突综合征	第三腰椎横突综合征	Daihsam yauhcuih hwngzduz cunghhozcwng
10-133	腰椎椎管狭窄症	腰椎椎管狭窄症	Yauhcuih cuihgvanj gyazcwzcwng
10-134	急性腰扭伤	急性腰扭伤	Gizsing yauhniujsangh
10-135	骶髂关节损伤	骶髂关节损伤	Dijyaz gvanhcez sunjsangh
10-136	骶尾部挫伤	骶尾部挫伤	Dijveijbu cosangh
10-137	臂丛神经损伤	臂丛神经损伤	Bizcungz sinzgingh sunjsangh
10-138	桡神经损伤	桡神经损伤	Yauzsinzgingh sunjsangh
10-139	尺神经损伤	尺神经损伤	Cizsinzgingh sunjsangh
10-140	正中神经损伤	正中神经损伤	Cwngcungh sinzgingh sunjsangh
10-141	腓总神经损伤	腓总神经损伤	Feizcungjsinzgingh sunjsangh
10-142	胫神经损伤	胫神经损伤	Gingsinzgingh sonjsangh
10-143	坐骨神经损伤	坐骨神经损伤	Coguz sinzgingh sunjsangh
10-144	扭伤	扭像	Niujsieng
10-145	断裂伤	断裂伤	Donlezsangh
10-146	撕裂伤	撕裂伤	Swhlezsangh
10-147	碾挫伤	碾挫伤	Nenjcosangh
10-148	开放性损伤	开放性损伤	Gaihfanghsing sunjsangh
10-149	闭合性损伤	闭合性损伤	Bihozsing sunjsangh
10-150	持续劳损	持续劳损	Lienzdaemh lauzsunj
10-151	颞颌关节紊乱症	颞颌关节紊乱症	Nezhoz gvanhcez vwnloncwng
10-152	骨错缝	骨错缝	Guzcufungz
10-153	筋出槽	筋出槽	Ginhcuzcauz
10-154	腰椎退行性滑脱	腰椎退行性滑脱	Yauhcuih duihingzsing vazdoz

附录 2 骨度折量寸表

部位	起止点	折量寸	度量表	用法
头面部	前发际正中→后发际正中	12寸	直寸	用于确定头部经穴的纵向距离
	眉间（印堂）→前发际正中	3寸	直寸	用于确定前后发际不明时及头部经穴的纵向距离
	第七颈椎棘突下（大椎）→后发际正中	3寸	直寸	
	眉间（印堂）→后发际正中→第七颈椎棘突下（大椎）	18寸	直寸	
	两额角（头维）之间	9寸	横寸	用于确定头前部经穴的横向距离
	两乳突之间	9寸	横寸	用于确定头后部经穴的横向距离

续表

部位	起止点	折量寸	度量表	用法
胸腹胁部	胸骨上窝→胸剑联合中点	9寸	直寸	用于确定胸部任脉穴的纵向距离
	胸剑联合中点→脐中	8寸	直寸	用于确定上腹部经穴的纵向距离
	脐中→耻骨联合上缘	5寸	直寸	用于确定下腹部经穴的纵向距离
	两乳头之间	8寸	横寸	用于确定胸腹部经穴的横向距离
	腋窝顶点→第11肋游离端	12寸	直寸	用于确定胁肋部经穴的纵向距离
腰背部	肩胛骨内缘→后正中线	3寸	横寸	用于确定背腰部经穴的横向距离
	肩峰外缘→后正中线	8寸	横寸	用于确定肩背部经穴的横向距离
上肢部	腋前后纹头→肘横纹（平肘尖）	9寸	直寸	用于确定上臂部经穴的纵向距离
	肘横纹（平肘尖）→腕掌（背）侧横纹	12寸	直寸	用于确定前臂部经穴的纵向距离
下肢部	耻骨联合上缘→股骨内上髁上缘	18寸	直寸	用于确定下肢内侧足三阴经穴的纵向距离 用于确定下肢外侧足三阴经穴的纵向距离
	胫骨内侧髁下方→内踝尖	13寸	直寸	
	臀横纹→腘横纹	14寸	直寸	
	股骨大转子→腘横纹	19寸	直寸	
	腘横纹→外踝尖	16寸	直寸	

附录3　壮医外治常用腧穴

一、壮医特有经验穴

1.梅花穴

[**定位**] 按照局部皮肤肿块的形状和大小，沿其周边和中部选取一组穴位，此组穴位组成梅花形。

[**主治**] 壮医外科病证及内科肿块。

2.莲花穴

[**定位**] 按照局部皮损的形状和大小，沿皮损周边选取一组穴位，此组穴位组成莲花形。

[**主治**] 癣证和皮疹类疾病。

3. 葵花穴

［**定位**］按照局部皮损的形状和大小，沿皮损周边取一组穴位，此组穴位组成葵花形。

［**主治**］比较顽固的癣类和皮疹类疾病；叩刺。

4. 痔顶穴

［**定位**］以外痔顶部为穴。

［**主治**］外痔。

5. 脐周穴

［**定位**］以脐中为中心，旁开 1.5 寸，上下左右各取一穴。

［**主治**］谷道肠胃病变。

6. 下关元穴

［**定位**］脐下 3.5 寸处。

［**主治**］腹痛、妇人带下等疾病。

7. 关常穴

［**定位**］各关节周围是穴。

［**主治**］风湿病、关节肿痛等。

8. 下迎香穴

［**定位**］迎香与巨髎连线的中点。

［**主治**］痧病、伤风、鼻齄等。

9. 鼻通穴

［**定位**］于鼻梁两侧突出的高骨处取穴。

［**主治**］伤风鼻塞、鼻齄等。

10. 耳尖穴

［**定位**］耳尖上。

［**主治**］偏正头痛、鼻齄等。

11. 止呕穴

［**定位**］鸠尾和膻中连线的中点。

［**主治**］恶心呕吐。

12. 膀胱穴

[定位] 尿潴留时隆起的膀胱上缘左中右 3 点。

[主治] 尿潴留。

13. 食背穴

[定位] 在手背，食指近端指间关节的中点。

[主治] 胃肠道疾病。

14. 中背

[定位] 在手背，中指近端指间关节的中点。

[主治] 胃病。

15. 食魁穴

[定位] 在手背，食指远端指间关节的中点上 5 分处。

[主治] 前额头痛。

16. 中魁穴

[定位] 在手背，中指远端指间关节的中点上 5 分处。

[主治] 巅顶头痛。

17. 无魁穴

[定位] 在手背，无名指远端指间关节的中点上 5 分处。

[主治] 后部头痛。

18. 拇宣穴

[定位] 拇指尖端，距指甲约 0.5 寸处。

[主治] 点刺 0.1 ～ 0.2 寸。

19. 外劳宫穴

[定位] 在手背，与劳宫穴相对。

[主治] 落枕。

20. 上长强穴

[定位] 长强穴上方凹陷中央。

[主治] 泄泻、痔疮、发热等。

21. 趾背穴

[定位] 在趾背，拇趾趾间关节处。

[主治] 胃肠道疾病。

22. 燕口穴

[定位] 两拇指相对之指尖处。

[主治] 癫狂。

23. 背八穴

[定位] 风门至大肠俞连线，分为 5 等分，每两等分交界处取穴，每边四穴，共八穴。

[主治] 各种发热疾病。

24. 断红穴

[定位] 第 2、第 3 掌骨间，指端下 1 寸处。

[主治] 血崩证。

二、龙路、火路浅表反应点（阿是穴）

[定位] 病患部位。

[主治] 各种痛证、肿块或皮肤病等。

三、中医针灸腧穴

（一）手太阴肺经穴

中府、尺泽、列缺、鱼际、少商。

1. 中府

[定位] 在胸部外侧，云门下 1 寸，平第 1 肋间隙，距前正中线 6 寸。

[解剖] 当胸大肌、胸小肌处，内侧深层为第 1 肋间内肌和第 1 肋间外肌；上外侧有腋动脉、腋静脉，胸肩峰动脉、胸肩峰静脉；布有锁骨上神经中间支，胸前神经分支及第 1 肋间神经外侧皮支。

[主治] 咳嗽，气喘，胸痛，肩背痛。

[配伍] 配尺泽治咳嗽，配肩髎治肩痛。

2. 尺泽

[定位] 在肘横纹中，肱二头肌腱桡侧凹陷处。

[解剖] 在肘关节，当肘二头肌腱之外方，肱桡肌起始部；有桡侧返动脉分支及头静脉；布有前臂外侧皮神经，直下为桡神经。

[**主治**] 咳嗽，气喘，咳血，低热，小儿惊风，吐泻，肘臂痛。

[**配伍**] 配太渊、经渠治咳嗽、气喘，配孔最治咳血、潮热，配曲池治肘臂痛。

3. 列缺

[**定位**] 在前臂桡侧缘，桡骨茎突上方，腕横纹上 1.5 寸，当肱桡肌与拇长展肌腱之间。

简便取穴法：两手虎口自然垂直交叉，一手食指按在另一手桡骨茎突上，指尖下凹陷处是穴。

[**解剖**] 在肱桡肌腱与拇长展肌腱之间，桡侧腕长伸肌腱内侧；有头静脉和桡动脉、桡静脉分支；布有前臂外侧皮神经和桡神经浅支的混合支。

[**主治**] 伤风，头痛，咳嗽，气喘。

[**配伍**] 配合谷治伤风、头痛，配肺俞治咳嗽、气喘。

4. 鱼际

[**定位**] 在手外侧，第 1 掌骨桡侧中点赤白肉际处。

[**解剖**] 有拇短展肌和拇指对掌肌，有拇指静脉回流支，布有前臂外侧皮神经和桡神经浅支混合支。

[**主治**] 咳嗽，咳血，发热。

[**配伍**] 配孔最、尺泽治咳嗽、咳血，配少商治咽喉肿痛。

5. 少商

[**定位**] 在拇指末节桡侧，距指甲角 0.1 寸。

[**解剖**] 有指掌固有动脉、静脉形成的动静脉网，布有前臂外侧皮神经和桡神经浅支混合支、正中神经的掌侧固有神经的末梢神经网。

[**主治**] 咽喉肿痛，咳嗽，鼻衄，发热，昏迷，癫狂。

[**配伍**] 配合谷治咽喉肿痛，配中冲治昏迷、发热。

（二）手阳明大肠经穴

商阳、二间、合谷、阳溪、曲池、肩髃、迎香。

1. 商阳

[**定位**] 在食指末节桡侧，距指甲角 0.1 寸。

[**解剖**] 有指及掌背动静脉网，布有来自正中神经的指掌侧固有神经、桡神经的指背侧神经。

[**主治**] 耳聋，齿痛，咽喉肿痛，颌肿，青盲，手指麻木，热病，昏迷。

[**配伍**] 配少商治热病、昏迷。

2. 二间

[定位] 微握拳，第2掌指关节桡侧远端凹陷中。

[解剖] 有指浅屈肌腱、指深屈肌腱，有来自桡动脉的指背及掌侧动脉、静脉，布有桡神经的指背侧固有神经、正中神经的指掌侧固有神经。

[主治] 鼻衄，口歪，齿痛，热病。

[配伍] 配合谷治齿痛。

3. 合谷

[定位] 在手背，第1、第2掌骨间，第2掌骨桡侧中点处。

简便取穴法：一手拇指的指间关节放在另一手拇指与食指之间的指蹼缘上，拇指尖下是穴。

[解剖] 在第1、第2掌骨之间，第1骨间背侧肌中，深层有拇收肌横头；有手背静脉网，为头静脉的起部，腧穴近侧正当桡动脉从手背穿向手掌之处；布有桡神经浅支的掌背侧神经，深部有正中神经的指掌侧固有神经。

[主治] 头痛，鼻衄，牙关紧闭，口眼㖞斜，猪头肥，咽喉肿痛，腹痛，便秘，滞产。

[配伍] 配太阳治头痛，配迎香治鼻疾，配少商治咽喉肿痛，配三阴交治滞产，配地仓颊车治眼㖞斜。

4. 阳溪

[定位] 在腕背横纹桡侧，拇指向上翘时，拇短伸肌腱与拇长伸肌腱之间的凹陷中。

[解剖] 拇短伸肌腱与拇长伸肌腱之间，有头静脉、桡动脉的腕背支，布有桡神经浅支。

[主治] 头痛，手腕痛。

[配伍] 配合谷治头痛。

5. 曲池

[定位] 在肘横纹外侧端，屈肘，尺泽与肱骨外上髁连线的中点。

[解剖] 桡侧腕长伸肌起始部，肱桡肌的桡侧；有桡返动脉的分支；布有前臂背侧皮神经，内侧深层为桡神经本干。

[主治] 风疹，上肢不遂，手臂肿痛，腹痛吐泻，癫狂。

[配伍] 配血海、足三里治风疹，配手三里治上肢不遂。

6. 肩髃

[**定位**] 在臂外侧，三角肌上，臂外展或向前平伸时，肩峰前下方凹陷处。

[**解剖**] 有旋肱后动脉、静脉，布有锁骨上神经、腋神经。

[**主治**] 肩臂疼痛、不遂，风疹。

[**配伍**] 配肩髎治肩臂疼痛。

7. 迎香

[**定位**] 在鼻翼外缘中点旁，鼻唇沟中。

[**解剖**] 在上唇方肌中，深部为梨状孔的边缘；有面动脉、静脉及眶下动脉、静脉分支；布有面神经与眶下神经的吻合丛。

[**主治**] 鼻塞，衄血，口歪，谷道虫症。

（三）足阳明胃经穴

颊车、乳根、梁门、天枢、髀关、足三里、上巨虚、丰隆、解溪、内庭、历兑。

1. 颊车

[**定位**] 在面颊部，下颌角前上方约 1 横指（中指），咀嚼时咬肌隆起，按之凹陷处。

[**解剖**] 在下颌角前上方，有咬肌；有咬肌动脉、静脉；布有耳大神经，面神经及咬肌神经。

[**主治**] 口歪，猪头肥。

[**配伍**] 配地仓治口眼㖞斜。

2. 乳根

[**定位**] 在胸部，乳头直下，乳房根部，第 5 肋间隙，距前正中线 4 寸。

[**解剖**] 在第 5 肋间隙，胸大肌下部，深层有肋间内肌、肋间外肌；有肋间动脉，胸壁浅静脉；有第 5 肋间神经外侧皮支，深层为肋间神经干。

[**主治**] 咳嗽，气喘，打嗝，胸痛，产后缺乳。

[**配伍**] 配少泽、足三里治产后缺乳。

3. 梁门

[**定位**] 在上腹部，脐中上 4 寸，距前正中线 2 寸。

[**解剖**] 在腹直肌及其鞘处，深层为腹横肌；有第 7 肋间动脉、静脉分支及腹壁上动脉、静脉；当第 8 肋间神经分支处（右侧深部为肝下缘、胃幽门部）。

[**主治**] 胃痛，呕吐，厌食，腹胀，泄泻。

［配伍］配梁丘、中脘、足三里治胃痛。

4. 天枢

［定位］在腹中部，平脐中，距脐中 2 寸。

［解剖］在腹直肌及其鞘处；有第 9 肋间动脉、静脉分支及腹壁下动脉、静脉分支；布有第 10 肋间神经分支（内部为小肠）。

［主治］腹痛，便秘，泄泻，红白痢，月经不调。

［配伍］配足三里、气海治腹痛，配上巨虚、下巨虚治便秘、泄泻。

5. 髀关

［定位］在大腿前面，髂前上棘与髌底外侧端的连线上，屈髋时，平会阴，居缝匠肌外侧凹陷处。

［解剖］在缝匠肌和阔筋膜张肌之间；深层有旋股外侧动脉、静脉分支；布有股外侧皮神经。

［主治］腰痛，风湿病，腹痛。

［配伍］配伏兔治风湿病。

6. 足三里

［定位］在小腿前外侧，犊鼻下 3 寸，距胫骨前缘一横指（中指）。

［解剖］在胫骨前肌与趾长伸肌之间；有胫前动脉、静脉；为腓肠外侧皮神经及隐神经的皮支分布处，深层有腓深神经。

［主治］胃痛，打嗝，腹胀，泄泻，红白痢，便秘，下肢痹痛，水肿，癫狂，虚劳羸瘦。

［配伍］配中脘、梁丘治胃痛，配内关治呕吐，配气海治腹胀，配阳陵泉、悬钟治下肢痹痛。

7. 上巨虚

［定位］在小腿前外侧，犊鼻下 6 寸，距胫骨前缘一横指（中指）。

［解剖］在胫骨前肌中；有胫前动脉、静脉；布有腓肠外侧皮神经及隐神经的皮支，深层有腓深神经。

［主治］肠鸣，腹痛，泄泻，便秘，下肢痿痹。

［配伍］配足三里、气海治便秘、泄泻。

8. 丰隆

［定位］在小腿前外侧，外踝尖上 8 寸，条口外侧，距胫骨前缘二横指（中指）。

［解剖］在趾长伸肌外侧和腓骨短肌之间，有胫前动脉分支，当腓浅神经处。

［主治］头痛，头晕旋转，咳嗽痰多，呕吐，便秘，水肿，癫狂，下肢痿痹。

［配伍］配风池治头晕旋转，配膻中、肺俞治痰多咳嗽。

9. 解溪

［定位］在足背与小腿交界处的横纹中央凹陷处，姆长伸肌腱与趾长伸肌腱之间。

［解剖］在姆长伸肌膜与趾长伸肌胫之间；有胫前动脉、静脉；浅层有腓浅神经，深层有腓深神经。

［主治］头痛，头晕旋转，癫狂，腹胀，便秘，下肢痿痹。

［配伍］配阳陵泉、悬钟治下肢痿痹。

10. 内庭

［定位］在足背第2、第3跖骨结合部前方凹陷处。

［解剖］有足背静脉网，布有腓浅神经足背支。

［主治］口歪，鼻衄，胃痛，腹胀，泄泻，红白痢，便秘。

［配伍］配地仓、颊车治口歪。

11. 厉兑

［定位］在足第2趾末节外侧，距趾甲角0.1寸。

［解剖］有趾背动脉形成的动脉网，布有腓浅神经的足背支。

［主治］鼻衄，多梦，癫狂。

［配伍］配内关、神门治多梦。

（四）足太阴脾经穴

隐白、公孙、三阴交、阴陵泉、血海。

1. 隐白

［定位］在足大趾末节内侧，距趾甲角0.1寸。

［解剖］有趾背动脉，布有腓浅神经的足背支及足底内侧神经。

［主治］便血，尿血，月经过多，崩漏，癫狂，抽风。

［配伍］配地机、三阴交治出血证。

［刺血法］点刺0.1寸。

［附注］足太阴经所出为"井"。

2. 公孙

[**定位**] 在足内侧缘，第1跖骨基底部前下方。

[**解剖**] 在拇展肌中，有跗内侧动脉分支及足背静脉网，布有隐神经及腓浅神经分支。

[**主治**] 胃痛，呕吐，腹痛，泄泻，痢疾。

[**配伍**] 配中脘、内关治胃酸过多、胃痛。

3. 三阴交

[**定位**] 在小腿内侧，足内踝尖上3寸，胫骨内侧缘后方。

[**解剖**] 在胫骨后缘和比目鱼肌之间，深层有屈趾长肌；有大隐静脉和胫后动脉、静脉；布有小腿内侧皮神经，深层后方有胫神经。

[**主治**] 肠鸣腹胀，泄泻，月经不调，带下，滞产，遗精，阳痿，遗尿，失眠，下肢痿痹。

[**配伍**] 配足三里治肠鸣泄泻，配中极治月经不调，配内关、神门治失眠。

4. 阴陵泉

[**定位**] 在小腿内侧，胫骨内侧髁后下方凹陷处。

[**解剖**] 在胫骨后缘和腓肠肌之间，比目鱼肌起点上；前方有大隐静脉、膝最上动脉，最深层有胫后动脉、静脉；布有小腿内侧皮神经本干，最深层有胫神经。

[**主治**] 腹胀，泄泻，水肿，黄病，尿不通，膝痛。

[**配伍**] 配肝俞、至阳治黄疸，阴陵泉透阳陵泉治膝痛。

[**刺血法**] 点刺 0.2 ～ 0.4 寸，叩刺。

5. 血海

[**定位**] 在大腿内侧，屈膝，髌底内侧端上2寸，股四头肌内侧头的隆起处。

简便取穴法：患者屈膝，医者以左手掌心按于患者右膝髌骨上缘，二至五指向上伸直，拇指约呈45°斜置，拇指尖下是穴。对侧取法仿此。

[**解剖**] 在股骨内上髁上缘，股内侧肌中间；有股动脉、静脉肌支；布有股前皮经及股神经肌支。

[**主治**] 月经不调，血山崩，经闭，风疹，湿疹，丹毒。

[**配伍**] 配三阴交治月经不调，配曲池治风疹。

（五）手少阴心经穴

极泉、神门、少冲。

1. 极泉

[**定位**] 在腋窝顶点，腋动脉搏动处。

[**解剖**] 在胸大肌外下缘，深层为喙肱肌；外侧为腋动脉；布有尺神经、正中神经、前臂内侧皮神经及臂内侧皮神经。

[**主治**] 心痛，咽干烦渴，胁痛，瘰疬，肩臂疼痛。

[**配伍**] 配肩髃、曲池治肩臂痛。

2. 神门

[**定位**] 在腕部，腕掌侧横纹尺侧端，尺侧腕屈肌腱桡侧凹陷处。

[**解剖**] 在尺侧腕屈肌与指浅屈肌之间，深层为指深屈肌；有尺动脉通过；布有前臂内侧皮神经，尺侧为尺神经。

[**主治**] 心痛，心烦，失眠，癫狂，胸胁痛。

[**配伍**] 配内关、心俞治心痛，配内关、三阳交治失眠。

3. 少冲

[**定位**] 在小指末节桡侧，距指甲角 0.1 寸。

[**解剖**] 有指掌侧固有动脉、静脉形成的动静脉网，布有指掌侧固有神经。

[**主治**] 心悸，心痛，胸胁痛，癫狂，中暑，昏迷。

[**配伍**] 配太冲、中冲、大椎治中暑、昏迷。

（六）手太阳小肠经穴

少泽、后溪、天宗。

1. 少泽

[**定位**] 在小指末节尺侧，距指甲角 0.1 寸。

[**解剖**] 有指掌侧固有动脉、静脉和指背动脉形成的动静脉网，布有尺神经手背支。

[**主治**] 头痛，咽喉肿痛，乳痈，产后缺乳，昏迷，热病。

[**配伍**] 配膻中、乳根治产后缺乳、乳痈。

2. 后溪

[**定位**] 在手掌尺侧，微握拳，小指掌指关节（第 5 掌指关节）远端赤白肉际处。

[**解剖**] 在小指尺侧，第 5 掌骨小头后方，小指展肌起点外缘；有指背动脉、静脉，手背静脉网；布有尺神经手背支。

[**主治**] 头项强痛，目赤，耳聋，咽喉肿痛，腰背痛，癫狂痫，疟疾，手指及肘臂挛痛。

［配伍］配列缺、悬钟治项强痛，配人中治急性腰扭伤。

3. 天宗

［定位］在肩胛部，冈下窝中央凹陷处，与第 4 胸椎相平。

［解剖］在冈下窝中央冈下肌中，有旋肩胛动脉、静脉肌支，布有肩胛神经。

［主治］肩疼痛，气喘，乳痈。

［配伍］配肩外俞治肩痛，配膻中、足三里治乳痈。

（七）足太阳膀胱经穴

攒竹、大杼、风门、肺俞、心俞、膈俞、肝俞、胆俞、脾俞、胃俞、肾俞、大肠俞、次髎、会阳、殷门、委阳、委中、膏肓、秩边、承山、昆仑、申脉、至阴。

1. 攒竹

［定位］在面部，眉头凹陷中，眶上切迹处。

［解剖］有额肌及皱眉肌，额动脉、静脉处，布有额神经内侧支。

［主治］头痛，口眼㖞斜，流泪，目赤肿痛。

［配伍］配阳白治口眼㖞斜。

2. 大杼

［定位］在背部，第 1 胸椎棘突下，后正中线旁开 1.5 寸。

［解剖］有斜方肌、菱形肌、上后锯肌，最深层为最长肌；有第 1 肋间动脉、静脉后支；布有第 1 胸神经后支的皮支，深层为第 1 胸神经后支外侧支。

［主治］咳嗽，发热，项强，肩背痛。

［配伍］配肩中俞、肩外俞治肩背痛。

3. 风门

［定位］在背部，第 2 胸椎棘突下，后正中线旁开 1.5 寸。

［解剖］有斜方肌、菱形肌、上后锯肌，深层为最长肌；有第 2 肋间动脉、静脉后支；布有第 2、第 3 胸神经后支的皮支，深层为第 3 胸神经后支外侧支。

［主治］伤风，咳嗽，发热头痛，项强，胸背痛。

［配伍］配肺俞、大椎治咳嗽、气喘，配合谷治伤风咳嗽。

4. 肺俞

［定位］在背部，第 3 胸椎棘突下，后正中线旁开 1.5 寸。

［解剖］有斜方肌、菱形肌，深层为最长肌；有第 3 肋间动脉、静脉后支；布有第

3 或第 4 胸神经后支的皮支，深层为第 3 胸神经后支外侧支。

[**主治**] 咳嗽，气喘，吐血，骨蒸，潮热，盗汗，鼻塞。

[**配伍**] 配风门治咳嗽、气喘，配合谷、下迎香治鼻疾。

5. 心俞

[**定位**] 在背部，第 5 胸椎棘突下，后正中线旁开 1.5 寸。

[**解剖**] 有斜方肌、菱形肌，深层为最长肌；有第 5 肋间动脉、静脉后支；布有第 5 或第 6 胸神经后支的皮支，深层为第 5 胸神经后支外侧支。

[**主治**] 心痛，咳嗽，吐血，夜不寐，癫痫。

[**配伍**] 配巨阙、内关治心痛、惊悸，配内关、神门治夜不寐。

6. 膈俞

[**定位**] 在背部，第 7 胸椎棘突下，后正中线旁开 1.5 寸。

[**解剖**] 在斜方肌下缘，有背阔肌、最长肌；有第 7 肋间动脉、静脉后支；布有第 7 或第 8 胸神经后支的皮支，深层为第 7 胸神经后支外侧支。

[**主治**] 呕吐，打嗝，气喘，咳嗽，吐血。

[**配伍**] 配内关、足三里治呕吐、打嗝。

7. 肝俞

[**定位**] 在背部，第 9 胸椎棘突下，后正中线旁开 1.5 寸。

[**解剖**] 在背阔肌、最长肌和髂肋肌之间；有第 9 肋间动脉、静脉后支；布有第 9 或第 10 胸神经后支的皮支，深层为第 9 胸神经后支外侧支。

[**主治**] 黄病，胁痛，吐血，红眼病，癫狂，背痛。

[**配伍**] 配支沟、阳陵泉治胁痛。

8. 胆俞

[**定位**] 在背部，第 10 胸椎棘突下，后正中线旁开 1.5 寸。

[**解剖**] 在背阔肌、最长肌和腱肋肌之间；有第 10 肋间动脉、静脉后支；布有第 10 胸神经后支的皮支，深层为第 10 胸神经后支的外侧支。

[**主治**] 黄病，口苦，胁痛。

[**配伍**] 配阳陵泉、太冲治黄病。

9. 脾俞

[**定位**] 在背部，第 11 胸椎棘突下，后正中线旁开 1.5 寸。

[**解剖**] 在背阔肌、最长肌和髂肋肌之间；有第 11 肋间动脉、静脉后支；布有第

11 胸神经后支的皮支，深层为第 11 胸神经后支肌支。

［主治］腹痛，黄病，呕吐，泄泻，红白痢，便血，便秘，水肿，背痛。

［配伍］配足三里治便秘。

10. 胃俞

［定位］在背部，第 12 胸椎棘突下，后正中线旁开 1.5 寸。

［解剖］在腰背筋膜、最长肌和髂肋肌之间；有肋下动脉、静脉后支；布有第 12 胸神经后支的皮支，深层为第 12 胸神经后支外侧支。

［主治］胸胁痛，胃脘痛，呕吐，腹痛。

［配伍］配中脘、梁丘治胃痛。

11. 肾俞

［定位］在腰部，第 2 腰椎棘突下，后正中线旁开 1.5 寸。

［解剖］在腰背筋膜、最长肌和髂肋肌之间；有第 2 腰动脉、静脉后支；布有第 1 腰神经后支的外侧支，深层为第 1 腰丛。

［主治］阳痿，月经不调，白带，水肿，腰痛。

［配伍］配太溪、三阴交治月经不调。

12. 大肠俞

［定位］在腰部，第 4 腰椎棘突下，后正中线旁开 1.5 寸。

［解剖］在腰背筋膜、最长肌和髂肋肌之间；有第 4 腰动脉、静脉后支；布有第 3 腰神经皮支，深层为腰丛。

［主治］腹胀，泄泻，便秘，腰痛。

［配伍］配气海、足三里、支沟治便秘。

13. 次髎

［定位］在骶部，髂后上棘内下方，正对第 2 骶后孔。

［解剖］在臀大肌起始部，骶外侧动脉、静脉后支处，有第 2 骶神经后支通过。

［主治］月经不调，痛经，带下，小便不利，腰痛，下肢痿痹。

［配伍］配三阴交、中极、肾俞治遗尿，配血海治痛经。

14. 会阳

［定位］在骶部，尾骨端旁开 0.5 寸。

［解剖］有臀大肌；有臀下动脉、静脉分支；布有尾骨神经，深部有阴部神经干。

［主治］泄泻，便血，痔疾，阳痿，带下。

[**配伍**] 配承山治痔疾。

15. 殷门

[**定位**] 在大腿后面，承扶与委中的连线上，承扶下 6 寸。

[**解剖**] 在半腱肌与股二头肌之间，深层为大收肌；外侧为股深动脉、静脉第 3 穿支；布有股后皮神经，深层正当坐骨神经。

[**主治**] 腰痛，下肢痿痹。

[**配伍**] 配大肠俞治腰痛。

16. 委阳

[**定位**] 在腘横纹外侧端，股二头肌腱内侧。

[**解剖**] 在股二头肌腱内侧；有膝上外侧动脉、静脉；布有股后皮神经，正当腓总神经。

[**主治**] 腹满，小便不利，腰背痛，下肢痛。

[**配伍**] 配三焦俞、肾俞治小便不利。

17. 委中

[**定位**] 在腘横纹中点，股二头肌腱与半腱肌腱中间。

[**解剖**] 在腘窝正中，有腘筋膜；皮下有股腘静脉，深层内侧为腘静脉，最深层为腘动脉；有股后皮神经，正当胫神经处。

[**主治**] 腰痛，下肢痿痹，腹痛，吐泻，小便不利，丹毒。

[**配伍**] 配大肠俞治腰痛。

18. 膏肓

[**定位**] 在背部，第 4 胸椎棘突下，后正中线旁开 3 寸。

[**解剖**] 在肩胛骨脊柱缘，有斜方肌、菱形肌，深层为髂肋肌；有第 4 肋间动脉、静脉背侧支及颈横动脉降支；布有第 3、第 4 胸神经后支。

[**主治**] 咳嗽，气喘，肺痨，健忘，遗精，完谷不化。

[**配伍**] 配尺泽、肺俞治咳喘。

[**刺血法**] 点刺 0.2～0.3 寸，叩刺。

19. 秩边

[**定位**] 在臀部，平第 4 骶后孔，骶正中嵴旁开 3 寸。

[**解剖**] 有臀大肌，在梨状肌下缘；正当臀下动脉、静脉；深层为臀下神经及股后皮神经，外侧为坐骨神经。

［**主治**］小便不利，便秘，痔疮，腰痛，下肢痿痹。

20. 承山

［**定位**］在小腿后面正中，委中与昆仑之间，伸直小腿或足跟上提时腓肠肌肌腹下出现尖角凹陷处。

［**解剖**］在腓肠肌两肌腹交界下端；有小隐静脉，深层为股后动脉、静脉；布有腓肠内侧皮神经，深层为腓神经。

［**主治**］痔疮，便秘，腰腿拘急疼痛。

21. 昆仑

［**定位**］在足外踝后方，外踝尖与跟腱之间的凹陷处。

［**解剖**］有腓骨短肌，有小隐静脉及外踝后动脉、静脉，布有腓肠神经。

［**主治**］头痛，癫痫，滞产，腰骶疼痛。

［**配伍**］配风池治头痛。

22. 申脉

［**定位**］在足外侧部，外踝直下方凹陷中。

［**解剖**］在腓骨长肌腱和腓骨短肌腱上缘，有外踝动脉网及小隐静脉，布有腓肠神经的足背外侧皮神经分支。

［**主治**］头痛，头晕眩转，癫狂，腰腿酸痛，红眼病，夜不寐。

［**配伍**］配肾俞、肝俞、百会治头晕眩转。

23. 至阴

［**定位**］在小趾末节外侧，距趾甲角 0.1 寸。

［**解剖**］有趾背动脉及趾跖侧固有动脉形成的动脉网，布有趾跖侧固有神经及足背外侧皮神经。

［**主治**］头痛，目痛，鼻塞，鼻衄，滞产。

［**配伍**］配太冲、百会治头痛。

（八）足少阴肾经穴

涌泉、照海、复溜。

1. 涌泉

［**定位**］在足底部，卷足时足前部凹陷处，约在第 2、第 3 趾趾缝纹头端与足跟连线的前 1/3 与后 2/3 的交点上。

［解剖］有趾短屈肌腱、趾长屈肌腱、第 2 蚓状肌，深层为骨间肌；有来自胫前动脉的足底弓；布有足底内侧神经支。

［主治］头痛，头晕旋转，咽喉肿痛，舌干，小便不利，便秘，小儿抽风，癫狂，昏厥。

［配伍］配然谷治喉痹，配阴陵泉治热病挟脐急痛、胸胁满，配水沟、照海治癫痫，配太冲、百会治头痛。

2. 照海

［定位］在足内侧，内踝尖下方凹陷处。

［解剖］在踇趾外展肌止点；后方有胫后动脉、静脉；布有小腿内侧皮神经，深部为胫神经本干。

［主治］咽喉肿痛，目赤肿痛，月经不调，痛经，赤白带下，夜不寐。

［配伍］配列缺、天突、太冲、廉泉治咽喉病，配神门、风池、三阴交治失眠。

3. 复溜

［定位］在小腿内侧，太溪直上 2 寸，跟腱前方。

［解剖］在比目鱼肌下端移行于跟腱内侧；前方有胫后动脉、静脉；布有腓肠内侧皮神经、小腿内侧皮神经，深层为胫神经。

［主治］泄泻，水肿，尿不通，足痿，腰脊强痛。

［配伍］配中极、阴谷治尿不通。

（九）手厥阴心包经穴

曲泽、间使、内关、劳宫、中冲。

1. 曲泽

［定位］在肘横纹中，肱二头肌腱的尺侧缘。

［解剖］在肱二头肌腱的尺侧，肱动脉、静脉处，布有正中神经的本干。

［主治］胸痛，胃通，呕吐，热病，烦躁，肘臂痛，咳嗽。

［配伍］配神门、鱼际治吐血，配内关、大陵治胸痛，配少商、尺泽、曲池治肩臂痛。

2. 间使

［定位］在前臂掌侧，腕横纹上 3 寸，曲泽与大陵的连线上，掌长肌腱与桡侧腕屈肌腱之间。

［解剖］在桡侧腕屈肌腱与掌长肌腱之间，有指浅屈肌，深部为指深屈肌；有前臂

正中动脉、静脉，深层为前臂掌侧骨间动脉、静脉；布有前臂内侧皮神经、前臂外侧皮神经，其下为正中神经掌皮支，最深层为前臂掌侧骨间神经。

［**主治**］心头痛，呕吐，热病，疟疾，癫狂，臂痛。

［**配伍**］配支沟治疟疾，配尺泽治反胃、呕吐、打嗝。

3. 内关

［**定位**］在前臂掌侧，腕横纹上 2 寸，曲泽与大陵的连线上，掌长肌腱与桡侧腕屈肌腱之间。

［**解剖**］在桡侧腕屈肌腱与掌长肌腱之间，有指浅屈肌，深层为指深屈肌；有前臂正中动脉、静脉，深层为前臂掌侧骨间动脉、静脉；布有前臂内侧皮神经，下为正中神经掌皮支，最深层为前臂掌侧骨间神经。

［**主治**］胸痛，心头痛，呕吐，打嗝，失眠，癫狂，眩晕，偏瘫，哮喘，偏头痛，热病，产后血晕，肘臂挛痛。

［**配伍**］配公孙治腹痛，配膈俞治胸痛，配中脘、足三里治心头痛、呕吐、打嗝，配外关、曲池治上肢不遂、手震颤，配患侧悬厘治偏头痛，配建里除胸闷。

4. 劳宫

［**定位**］在手掌心，第 2、第 3 掌骨间偏于第 3 掌骨，握拳屈指时中指尖处。

［**解剖**］在第 2、第 3 掌骨间，下为掌腱膜，第 2 蚓状肌及指浅屈肌腱、指深屈肌腱，深层为拇指内收肌横头的起端，有骨间肌；有指掌侧总动脉；布有正中神经的第二指掌侧总神经。

［**主治**］中风昏迷，中暑，癫狂，口疮。

［**配伍**］配后溪治黄病，配涌泉治中风昏迷。

5. 中冲

［**定位**］在中指末节尖端中央。

［**解剖**］有指掌侧固有动脉、静脉所形成的动静脉网，为正中神经之指掌侧固有神经分布处。

［**主治**］中风昏迷，舌强不语，中暑，昏厥，小儿抽风，热病。

［**配伍**］配内关、水沟治小儿惊风、中暑、中风昏迷等，配金津、玉液、廉泉治舌强不语。

（十）手少阳三焦经穴

关冲、中渚、阳池、肩髎、角孙。

1. 关冲

[定位] 在环指末节尺侧，距指甲角 0.1 寸。

[解剖] 有指掌固有动脉、静脉形成的动静脉网，布有来自尺神经的指掌侧固有神经。

[主治] 头痛，目赤，咽喉肿痛，舌强，热病，心烦。

[配伍] 配内关、人中治中暑、昏厥。

2. 中渚

[定位] 在手背部，第 4、第 5 掌骨间，第 4 掌指关节近端凹陷处。

[解剖] 有第 4 骨间肌，皮下有手背静脉网及第 4 掌背动脉，布有来自尺神经的手背支。

[主治] 头痛，目赤痛，咽喉肿痛，热病，肩背肘臂酸痛，肩背痛，手指不能屈伸。

[配伍] 配太白治便秘，配支沟、内庭治咽喉肿痛。

[刺血法] 点刺 0.1～0.2 寸。

3. 阳池

[定位] 在腕背横纹中，指总伸肌腱尺侧缘凹陷处。

[解剖] 皮下有手背静脉网、第 4 掌背动脉，布有尺神经手背支及前臂背侧皮神经末支。

[主治] 腕痛，肩臂痛，疟疾，咽喉肿痛。

[配伍] 配合谷、尺泽、曲池、中渚治手臂拘挛。

4. 肩髎

[定位] 在肩部，肩髃后方，臂外展时，肩峰后下方凹陷处。

[解剖] 在三角肌中，有旋肱后动脉，布有腋神经肌支。

[主治] 臂痛，肩重不能举。

[配伍] 配天宗治肩背疼痛，配肩井、天池、养老治上肢不遂、肩周炎。

5. 角孙

[定位] 在头部，折耳廓向前，耳尖直上入发际处。

[解剖] 有耳上肌，有颞浅动脉、静脉耳前支，布有耳颞神经分支。

[主治] 目赤肿痛，齿痛，头痛。

[配伍] 率谷透角孙配足临泣治头晕眩转。

（十一）足少阳胆经穴

头窍阴、风池、肩井、辄筋、带脉、环跳、阳陵泉。

1. 头窍阴

［**定位**］在头部，耳后乳突的后上方，天冲与完骨的弧形连线的上 2/3 与下 1/3 交点处。

［**解剖**］有耳后动脉、静脉之支，布有枕大神经和枕小神经会合支。

［**主治**］头痛，头晕眩转，胸胁痛，口苦，耳鸣，耳聋，耳痛。

［**配伍**］配强间治头痛，配支沟、太冲、风池治肝胆火盛之偏头痛或巅顶痛。

2. 风池

［**定位**］在项部，枕骨之下，胸锁乳突肌与斜方肌上端之间的凹陷处，与风府相平。

［**解剖**］在胸锁乳突肌与斜方肌上端附着部之间的凹陷中，深层为头夹肌；有枕动脉、静脉分支；布有枕小神经分支。

［**主治**］头痛，头晕眩转，目赤痛，鼻渊，鼻衄，耳聋，中风，口眼㖞斜，疟疾，热病，痧病。

［**配伍**］配合谷、丝竹空治偏正头痛，配脑户、玉枕、风府、上星治目痛不能视，配百会、太冲、水沟、足三里、十宣治中风。

3. 肩井

［**定位**］在肩上，前直乳中，大椎与肩峰端连线的中点。

［**解剖**］有斜方肌，深层为肩胛提肌与冈上肌；有颈横动脉、静脉分支；布有腋神经分支，深层上方为桡神经。

［**主治**］肩背痹痛，手臂不举，颈项强痛，乳痈（特效穴），中风，瘰疬，难产，诸虚百损。

［**配伍**］配肩髃、天宗治肩背痹痛，配乳根、沙泽治乳汁不足、乳痈。

4. 辄筋

［**定位**］在侧胸部，第 4 肋间隙中，渊腋前 1 寸，平乳头。

［**解剖**］在胸大肌外缘，有前锯肌和肋间内肌、肋间外肌；有胸外侧动脉、静脉；布有第 4 肋间神经外侧皮支。

［**主治**］胸胁痛，哮喘，呕吐，肩臂痛。

［**配伍**］配肺俞、定喘治胸闷喘息不得卧，配阳陵泉、支沟治胸胁痛。

5. 带脉

[定位] 在侧腹部，章门下 1.8 寸，第 12 肋游离端下方垂线与脐水平线的交点上。

[解剖] 有腹内斜肌、腹外斜肌及腹横肌，有第 12 肋间动脉、静脉，布有第 12 肋间神经。

[主治] 月经不调，赤白带下，腰胁痛。

[配伍] 配关元、气海、三阴交、白环俞、间使治赤白带下；配关元、足三里、肾俞、京门、次髎治肾气虚带下；配中极、次髎、行间、三阴交治湿热下注之带下。

6. 环跳

[定位] 在股外侧部，侧卧屈股，股骨大转子最凸点与骶管裂孔连线的外 1/3 与内 2/3 交点处。

[解剖] 在臀大肌、梨状肌下缘；内侧为臀下动脉、静脉；布有臀下皮神经，臀下神经，深部正当坐骨神经。

[主治] 腰胯疼痛，半身不遂，下肢痿痹，遍身风疹。

[配伍] 配风市治风痹，配太白、足三里、阳陵泉、丰隆、飞扬治下肢水肿、静脉炎，配风市、膝阳关、阳陵泉、丘墟治胆经型下肢痛证，配居髎、风市、中渎治股外侧顽癣，配髀关、伏兔、风市、犊鼻、足三里、阳陵泉、太冲、太溪治小儿麻痹后遗症、痿证、中风半身不遂。

7. 阳陵泉

[定位] 在小腿外侧，腓骨小头前下方凹陷处。

[解剖] 在腓骨长肌、腓骨短肌中，有膝下外侧动脉、静脉，位于腓总神经分为腓浅神经及腓深神经处。

[主治] 半身不遂，下肢痿痹、麻木，膝肿痛，胁肋痛，口苦，呕吐，黄病，小儿抽风，破伤风。

[配伍] 配曲池治半身不遂，配日月、期门、胆俞、至阳治黄病，配足三里、上廉治胸胁痛。

（十二）足厥阴肝经穴

大敦、行间、太冲、中都、章门、期门。

1. 大敦

[定位] 在足大指末节外侧，距趾甲角 0.1 寸。

[解剖] 有足趾背动脉、静脉，布有腓神经的趾背神经。

[主治] 月经不调，血山崩，尿不痛，癫狂，腹痛。

[配伍] 配内关、水沟治癫狂。

2. 行间

[定位] 在足背，第1、2趾间，趾蹼缘后方赤白肉际处。

[解剖] 有足背静脉网，第1趾背侧动脉、静脉；位于腓神经的跖背侧神经分出趾背神经的分歧处。

[主治] 月经过多，闭经，痛经，白带，胸胁痛，打嗝，咳嗽，泄泻，头痛，眩晕，目赤痛，夜不寐，下肢内侧痛。

[配伍] 配太冲、合谷、风池、百会治头痛、眩晕、血证，配中脘、肝俞、胃俞治肝气犯胃之心头痛，配中府、孔最治肝火犯肺之干咳或咯血。

3. 太冲

[定位] 在足背，第1跖骨间隙后方凹陷处。

[解剖] 在踇长伸肌腱外缘；有足背静脉网、第1跖背侧动脉；布有腓深神经的跖背侧神经，深层为胫神经足底内侧神经。

[主治] 头痛，眩晕，月经不调，尿不通，小儿抽风，癫狂，胁痛，黄病，呕逆，咽痛，目赤肿痛，下肢痿痹。

[配伍] 配合谷为"开四关"，又治四肢抽筋；配肝俞、膈俞、太溪、血海治羸瘦；配间使、鸠尾、心俞、肝俞治癫狂。

4. 中都

[定位] 在小腿内侧，足内踝尖上7寸，胫骨内侧面中央。

[解剖] 在胫骨内侧面中央，其内后侧有大隐静脉，布有隐神经中支。

[主治] 胁痛，腹胀，泄泻，腹痛，崩漏。

[配伍] 配合谷、次髎、三阴交治痛经，配脾俞、阴陵泉治白带症，配足三里、梁丘治肝木乘土之腹胀、泄泻，配三阴交、阴陵泉、膝阳关、膝关、伏兔、箕门治下肢痿痹瘫痛。

5. 章门

[定位] 在侧腹部，第11肋游离端下方。

[解剖] 有腹内斜肌、腹外斜肌及腹横肌，有肋间动脉末支，布有第10、第11肋间神经；右侧为肝脏下缘，左侧为脾脏下缘。

[主治] 腹痛，泄泻，呕吐，胸胁痛，黄病，痞块，疳积，腰脊痛。

[配伍] 配足三里治风疹，配天枢、脾俞、中脘、足三里治肝脾不和之胁痛、泄泻。

6. 期门

[定位] 在胸部，乳头直下，第6肋间隙，前正中线旁开4寸。

[解剖] 有腹直肌、肋间肌，有肋间动脉、静脉；布有第6、第7肋间神经。

[主治] 胸胁胀满疼痛，呕吐，打嗝，泄泻，咳喘，疟疾。

[配伍] 配肝俞、公孙、中脘、太冲、内关治胁痛、食少、乳少、心头痛、呕吐、打嗝、泄泻等。

（十三）督脉穴

长强、腰阳关、命门、中枢、神道、身柱、陶道、大椎、百会。

1. 长强

[定位] 在尾骨端下，当尾骨端与肛门连线的中点处。

[解剖] 在肛尾膈中；有肛门动脉、静脉的分支，棘间静脉丛之延续部；布有尾神经及肛门神经。

[主治] 泄泻，红白痢，便秘，便血，痔疾，癫狂，腰脊、尾骶部疼痛。

[配伍] 配二白、阴陵泉、上巨虚、三阴交治痔疾（湿热下注型），配精宫、二白、百会（灸）治痔疾（中气下陷型）。

2. 腰阳关

[定位] 在腰部，后正中线上，第4腰椎棘突下凹陷中。

[解剖] 在腰背筋膜、棘上韧带及棘间韧带中，有腰动脉后支、棘间皮下静脉丛，布有腰神经后支内侧支。

[主治] 腰骶疼痛，下肢痿痹，月经不调，赤白带下，阳痿，便血。

[配伍] 补腰阳关、肾俞、次髎，泻委中治腰脊痛、四肢厥冷、小便频数；配腰夹脊、秩边、承山、飞扬治坐骨神经痛、腰腿痛；配膀胱俞、三阴交治遗尿、尿频。

3. 命门

[定位] 在腰部，后正中线上，第2腰椎棘突下凹陷中。

[解剖] 在腰背筋膜、棘上韧带及棘间韧带中，有腰动脉后支、棘间皮下静脉丛，布有腰神经后支内侧支。

[主治] 虚损腰痛，遗尿，尿频，泄泻，阳痿，赤白带下，头晕，癫痫，手足逆冷。

[配伍] 配百会、筋缩、腰阳关治破伤风抽搐，配关元、肾俞治五更泄。

4. 中枢

［**定位**］在背部，后正中线上，第 10 胸椎棘突下凹陷中。

［**解剖**］在腰背筋膜、棘上韧带及棘间韧带中，有第 10 肋间动脉后支、棘间皮下静脉丛，布有第 10 胸神经后支内侧支。

［**主治**］黄病，呕吐，腹满，心头痛，食欲不振，腰背痛。

［**配伍**］配命门、腰眼、阳陵泉、后溪治腰脊痛。

5. 神道

［**定位**］在背部，后正中线上，第 5 胸椎棘突下凹陷中。

［**解剖**］在腰背筋膜、棘上韧带及棘间韧带中，有第 5 肋间动脉后支、棘间皮下静脉丛，布有第 5 胸神经后支内侧支。

［**主治**］失眠，癫痫，腰脊强，肩背痛，咳嗽，气喘。

［**配伍**］配关元治身热头痛，配百会、三阴交治失眠、小儿抽风，配心俞、厥阴俞、内关、通里、曲泽治胸痛。

6. 身柱

［**定位**］在背部，后正中线上，第 3 胸椎棘突下凹陷中。

［**解剖**］在腰背筋膜、棘上韧带及棘间韧带中，有第 3 肋间动脉后支、棘间皮下静脉丛；布有第 3 胸神经后支内侧支。

［**主治**］头痛，咳嗽，气喘，抽风，癫狂，腰脊强痛，疔疮。

［**配伍**］配水沟、内关、丰隆、心俞治癫狂，配风池、合谷、大椎治咳嗽，配灵台、合谷、委中（泻法）治疔毒。

7. 陶道

［**定位**］在背部，后正中线上，第 1 胸椎棘突下凹陷中。

［**解剖**］在腰背筋膜、棘上韧带及棘间韧带中，有第 1 肋间动脉后支、棘间皮下静脉丛，布有第 1 胸神经后支内侧支。

［**主治**］头痛项强，恶寒发热，咳嗽，气喘，胸痛，脊背酸痛，疟疾，癫狂。

［**配伍**］配丰隆、水沟、神门、心俞治癫狂，配大椎、间使、后溪治疟疾，配合谷、曲池、风池治外感病，配肾俞、腰阳关、委中治胸背痛。

8. 大椎

［**定位**］在后正中线上，第 7 颈椎棘突下凹陷中。

［**解剖**］在腰背筋膜、棘上韧带及棘间韧带中，有颈横动脉分支、棘间皮下静脉丛，

布有第 8 颈神经后支内侧支。

[主治] 热病，疟疾，咳嗽，喘逆，肩背痛，腰脊强，小儿抽风，癫狂，中暑，呕吐，黄病，风疹。

[配伍] 配间使、乳根治疟疾，配膈俞、胆俞治百日咳，配大椎、定喘、孔最治哮喘，配曲池、合谷泻热，配腰奇、间使治癫痫。

9. 百会

[定位] 在头部，前发际正中直上 5 寸，或两耳尖连线中点处。

[解剖] 在帽状腱膜中，有左右颞浅动脉、静脉及左右枕动脉、静脉吻合网，布有枕大神经及额神经分支。

[主治] 头痛，眩晕，癫狂，鼻塞，脱肛，痔疾，泄泻。

[配伍] 配养老、百会、风池、足临泣治梅尼埃病，配天柱治脑血管痉挛、偏头痛。

（十四）任脉穴

中极、关元、气海、神阙、下脘、中脘、上脘、膻中、天突、承浆。

1. 中极

[定位] 在下腹部，前正中线上，脐中下 4 寸。

[解剖] 在腹白线上，深部为乙状结肠；有腹壁浅动脉、静脉分支和腹壁下动脉、静脉分支；布有髂腹下神经的前皮支。

[主治] 阳痿，早泄，月经不调，痛经，带下，崩漏，水肿。

[配伍] 配大赫、肾俞、阴交、三阴交、次髎治阳痿、月经不调、痛经、崩漏，配水分、三焦俞、三阴交、气海、委阳治水肿。

2. 关元

[定位] 在下腹部，前正中线上，脐中下 3 寸。

[解剖] 在腹白线上，深部为小肠；有腹壁浅动脉、静脉分支和腹壁下动脉、静脉分支；布有第 12 肋间神经前皮支内侧支。

[主治] 腹痛，吐泻，痢疾，便血，尿闭，阳痿，月经不调，闭经，痛经，赤白带下，崩漏，眩晕。

[配伍] 配足三里、脾俞、公孙、大肠俞治腹痛，配三阴交、血海、中极、阴交治月经不调，配太溪、肾俞治泻痢不止、五更泄。

3. 气海

[定位] 在下腹部，前正中线上，脐中下 1.5 寸。

[**解剖**] 在腹白线上，深部为小肠；有腹壁浅动脉、静脉分支和腹壁下动脉、静脉分支；布有第 11 肋间神经前皮支的内侧支。

[**主治**] 绕脐腹痛，水肿，大便不通，泻痢不禁，阳痿，疝气，月经不调，痛经，闭经，崩漏，带下。

[**配伍**] 配足三里、脾俞、胃俞、天枢、上巨虚治胃腹胀痛、呃逆、呕吐、大便不通、泻痢不止。

4. 神阙

[**定位**] 在腹中部，脐中央。

[**解剖**] 浅层主要有第十胸神经前支的前皮支和腹壁脐周静脉网，深层有第十一胸神经前支的分支。

[**主治**] 脾胃疾患及急救，如急慢性肠炎、细菌性痢疾、肠粘连、脐腹冷痛、水肿臌胀、便秘脱肛及中风脱症、四肢厥冷、休克等。

[**配伍**] 神阙穴禁刺，可灸。配关元治久泄不止、肠鸣腹痛，配百会、膀胱俞治脱肛，配石门治大腹水肿、小便不利，配灸百会、关元治虚脱。

5. 下脘

[**定位**] 在上腹部，前正中线上，脐中上 2 寸。

[**解剖**] 在腹白线上，深部为横结肠；有腹壁上动脉、静脉和腹壁下动脉、静脉交界处的分支；布有第 8 肋间神经前皮支的内侧支。

[**主治**] 脘痛，腹胀，呕吐，呃逆，完谷不化，肠鸣，泄泻，痞块，虚肿。

[**配伍**] 配天枢、气海、关元、足三里（针灸并用）治红白痢。

6. 中脘

[**定位**] 在上腹部，前正中线上，脐中上 4 寸。

[**解剖**] 在腹白线上，深部为胃幽门部；有腹壁上动脉、静脉；布有第 7、第 8 肋间神经前皮支的内侧支。

[**主治**] 心头痛，腹胀，呕吐，打嗝，痞积，黄疸，肠鸣，泄利，便秘，便血，胁下坚痛，吐血，哮喘，头痛，失眠，脏躁，癫狂，抽风，产后血晕。

[**配伍**] 配百会、足三里、神门治失眠、脏躁，配膻中、天突、丰隆治哮喘，配梁丘、下巨虚治腹痛，配肝俞、太冲、三阴交、公孙治心头痛，配上脘、梁门治谷道蛔虫症，配阳池治腰痛、痛经、月经不调。

7. 上脘

[**定位**] 在上腹部，前正中线上，脐中上 5 寸。

[解剖] 在腹白线上，深部为肝下缘及胃幽门部；有腹壁上动脉、静脉分支；布有第 7 肋间神经前皮支的内侧支。

[主治] 心头痛，腹胀，呕吐，打嗝，黄疸，泄利，吐血，咳嗽痰多。

[配伍] 配天枢、中脘治嗳气腹胀、肠鸣、泄泻。

8. 膻中

[定位] 在胸部，前正中线上，平第 4 肋间，两乳头连线的中点。

[解剖] 在胸骨体上，有胸廓（乳房）内动脉、静脉的前穿支，布有第 4 肋间神经前皮支的内侧支。

[主治] 咳嗽，气喘，胸痛，产后缺乳。

[配伍] 配曲池、合谷（泻法）治急性乳痛，配中脘、气海治呕吐，配天突治哮喘，配乳根、合谷、三阴交、少泽、膻中（灸）治产后缺乳，配肺俞、丰隆、内关治咳嗽痰喘。

9. 天突

[定位] 在颈部，前正中线上胸骨上窝中央。

[解剖] 在左右胸锁乳突肌之间，深层左右为胸骨舌骨肌和胸骨甲状肌；皮下有颈静脉弓、甲状腺下动脉分支，深部为气管，再向下，在胸骨柄后方为无名静脉及主动脉弓；布有锁骨上神经前支。

[主治] 咳嗽，哮喘，咽喉肿痛。

[配伍] 配定喘、鱼际治哮喘，配膻中、列缺治咳嗽，配内关、中脘治打嗝，配少商、天容治咽喉肿痛。

10. 承浆

[定位] 在面部，颏唇沟正中凹陷处。

[解剖] 在口轮匝肌和颏肌之间，有下唇动脉、静脉分支，布有面神经及颏神经分支。

[主治] 口眼㖞斜，齿痛，齿衄，龈肿，口舌生疮，暴喑不言，癫痫。

[配伍] 配委中治衄血不止，配风府治头项强痛、齿痛。

参考文献

［1］黄汉儒，黄景贤，殷昭红. 壮族医学史［M］. 南宁：广西科学技术出版社，1998.

［2］黄汉儒. 中国壮医学：第2版［M］. 南宁：广西民族出版社，2016.

［3］黄汉儒，黄冬玲. 发掘整理中的壮医［M］. 南宁：广西民族出版社，1994.

［4］吕琳. 壮医刺血疗法技术操作规范与应用研究［M］. 南宁：广西科学技术出版社，
2007.

［5］吕琳. 壮医药线点灸疗法技术操作规范与应用研究［M］. 南宁：广西科学技术出
版社，2007.

［6］曾振东，吕琳. 壮医药物竹筒拔罐疗法技术操作规范与应用研究［M］. 南宁：广
西科学技术出版社，2007.

［7］庞声航，王柏灿，莫滚. 中国壮医内科学［M］. 南宁：广西科学技术出版社，
2004.

［8］王柏灿. 历代壮族医药史料荟萃［M］. 南宁：广西民族出版社，2006.

［9］叶庆莲. 壮医基础理论［M］. 南宁：广西民族出版社，2006.

［10］庞宇舟，林辰，黄冬玲. 壮医药学概论［M］. 南宁：广西民族出版社，2006.

［11］黄瑾明，宋宁，黄凯. 中国壮医针灸学［M］. 南宁：广西民族出版社，2010.

［12］钟鸣. 中国壮医病证诊疗规范［M］. 南宁：广西科学技术出版社，2009.

［13］李珪，李彤. 壮医目诊诊断技术规范与应用研究［M］. 南宁：广西科学技术出
版社，2008.

［14］李珪，容小翔. 实用壮医目诊［M］. 南宁：广西民族出版社，2013.

［15］覃保霖，覃自容. 观甲诊病［M］. 南宁：广西民族出版社，1988.

［16］黄福开. 民族医药名老专家典型医案集［M］. 北京：中国中医药出版社，2013.

［17］王柏灿. 桂派名老中医·学术卷·黄汉儒［M］. 北京：中国中医药出版社，
2011.

［18］黄汉儒，滕红丽. 壮医药基本名词术语规范［M］. 南宁：广西科学技术出版社，
2020.